심장발작, 왜 생기는가?

의학박사 정 윤 섭

관상동맥이 아니라
심근이 문제다

이모션북스

심장발작, 왜 생기는가?

초판인쇄 2020년 12월 31일
초판발행 2020년 12월 31일

지은이 정윤섭

발행처 (주)이모션티피에스 TEL : 02-2263-6414 / 홈페이지 : www.emotiontps.com
펴낸곳 이모션북스
주 소 서울시 중구 퇴계로213 일흥빌딩 408호
등 록 2016년 10월 1일 제571-92-00230호
전 화 02)381-0706 | 팩스 02)371-0706
이메일 emotion_books@naver.com

ISBN 979-11-89876-33-3
값 28,000원

이 도서의 국립중앙도서관 출판예정도서목록(CIP)은 서지정보유통지원시스템 홈페이지(http://seoji.nl.go.kr)와
국가자료공동목록시스템(http://www.nl.go.kr/kolisnet)에서 이용하실 수 있습니다. (CIP제어번호 : CIP2020051520)

심장발작,
왜 생기는가?

의학박사 정 윤 섭

CONTENTS

서론

나는 젊은 시절 심장외과학을 공부했다. 그 당시 나는 심장발작이 관상동맥이 좁아지거나 막혀서 심근으로 피가 가지 못하기 때문에 생기는 현상이라 배웠다. 그래서 그런 환자들을 막힌 관상동맥을 넓히거나 그 부분을 우회하는 통로를 만들어주는 방식으로 치료하는 것이 옳다고 배웠다. 그리고 관상동맥이 좁아지거나 막히는 이유가 죽상동맥경화증이라서 혈중 콜레스테롤 레벨을 낮추고 혈전이 생기지 않도록 아스피린 같은 항혈액응고제를 사용하는 것이 과학적인 표준 치료인 줄 알고 지내왔다. 그러다가 내 자신의 경험을 통해 콜레스테롤과 죽상동맥경화증이 상호연관성이 없음을 체험적으로 알게 되어 “콜레스테롤과 포화지방에 대한 오해풀기”와 “콜레스테롤은 적이 아니다”란 책을 써서 콜레스테롤 가설이 잘못되었음을 지적한 바 있다.

이번에는 인체의 순환 과정에서 평소 내가 늘 의문을 갖고 있던 점이 모세혈관 레벨에서의 순환 기전이었는데 이에 관한 자료를 찾고 있던 중에 인터넷에서 독일 의사인 크눗 스로카(Dr. Knut Sroka)의 웹사이트(http://heartattacknew.com)를 발견하고 그 내용에 몹시 흥분하여 ‘혈액순환의 원동력’이란 책을 집필하기 전에 심장발작에 대한 새로운 관점을 제시하는 책을 먼저 쓰는 것이 사람들이 알고 있는 심장병에 관한 패러다임을 바꾸는데 도움이 될 것 같아 이 책을 먼저 쓰게 되었다. 그리고 그렇게 하는 것이 자연스럽게 사람들로 하여금 혈액순환의 원동력에 대한 의구심내지 호기심을 불러 일으키는 계기가 될 수 있을 것 같다는 생각을 하게 되었다.

내가 평소 혈액순환에 대해 가지고 있던 의구심은 과연 혈액순환이 전적으로 심장의 박출에 의해서 이루어지는 현상인가 하는 점이다. 현대 주류의학에서는 심장 박동이 혈액순환의 원동력이라고 가르치고 있고 나도 그렇게 배웠다. 그러나 그것이 동맥시스템을 지나 모세혈관 레벨까지 내려와서도 심장 박동에 의해 혈액이 작은 모세혈관 속을 통과하여 정맥시스템으로 넘어간다고 하는 점은 도저히 납득이 잘 안되는 부분이었다. 그래서 나는 모세혈관 네트워크나 정맥시스템 속에 분명 혈액순환을 도와주는 어떤 보이지 않는 힘이 있다고 생각하게 되었고 그것이 심장의 양압 펌프와 대비되는 음압 펌프의 형태일 것이라고 추정하게 되었다. 그래서 이런 식의 개념을 정리하려고 하던 참에 닥터 스로카의 웹사이트 설명을 읽고 많은 부분에 공감하게 되어 심장발작에 대한 새로운 개념을 먼저 정리하는 것이 좋겠다고 판단하였다.

나는 닥터 스로카의 웹사이트에서 병리적 소견에 기반한 주장을 읽고 심장발작이 관상동맥의 질환이 아니라 심근 질환이라는 사실을 확실히 깨달았다. 이것은 평소 내가 혈액순환에 대해 모세혈관 음압 펌프의 역할을 주장하려고 하던 참에 발견한 사실이어서 아주 쉽게 나의 머리 속으로 들어왔다. 나도 심장 발달 및 해부학을 배울 때 원시적 형태의 심장에서는 혈관 내부로부터 직접 심근세포 속으로 혈액이 공급된다고 배운 기억이 있다. 그러다가 심내막이 생기고 심근벽이 두꺼워지면서 혈액순환이 점차 관상동맥에 의존하는 형태로 바뀌게 된다는 사실도 기억이 났다. 그러나 실제 심장외과학에서는 이런 사실을 염두에 두지 않고 오로지 관상동맥의 역할과 그 중요성만을 강조하였기 때문에 나도 모르게 심근 속에 원시적 형태의 자연적인 혈액 통로가 존재한다는 사실을 까맣게 잊고 있었던 것이다. 그런데 닥터 스로카의 웹사이트를 통해 나는 이탈리아의 병리학자인 바롤디가 심근의 혈액순환이 관상동맥보다 그 밑의 하부 단계에서 자연스레 존재하는 모세혈관 네트워크의 기능 여하에 크게 의존한다는 사실을 알게 되었고 그것이 바로 내가 평소 생각하던 혈액순환에 있어서의 모세혈관 역할론을 응원해주는 지지(支持) 소견이라고 판단하여 "유레카"를 외치게 된 것이다.

그래서 나는 이 책을 통해 병리학자들이 발견한 심장의 혈액순환에 대한 소중한 과학적 소견들을 자세히 소개하고자 한다. 그래야만 우리가 심장 혈액순환이 관상동맥에만 의존한다는 기존의 고정된 사고의 틀에서 벗어날 수 있을 것 같아 이를 충분히 소개할 필요성을 강하게 느꼈다. 그리고 관상동맥의 병변은 심근의 모세혈관 네트워크가 기능을 잃고 피를 받아들이려 하지 않기 때문에 오는 이차적 현상이란 점도 강조하고자 한다. 다시 말해 심근 모세혈관의 기능저하가 먼저 오고 이로 인해 나중에 관상동맥의 혈류에 정체와 울혈이 생기면서 그 내피세포층에 손상이 가해져 죽상 플레이크가 형성된다는 이야기인 것이다. 그렇기 때문에 현대 주류 심장의학에서 주장하듯 관상동맥이 막혀서 혈액을 말초 심근세포들에게 공급하지 못해서 심장발작이 온다는 주장은 마치 전체 이야기의 전개 과정을 놓고 보았을 때 기승전결 중 '기승전' 부분은 떼어 놓고 '결'에 해당되는 내용만을 강조하는 경우와 같다고 할 수 있다.

그래서 나는 심장발작에 관한 이야기 중에서 우리가 그동안 빼놓고 잊고 지낸 '기승전" 부분을 다시 꺼내 살펴보는 일을 하기로 했다. 그러므로 나는 여러분이 이 책을 통해 심장발작이 일어나서 한참 진행된 결과만을 보고 그것이 전부인양 생각하는 잘못된 사고의 틀에서 벗어나 그런 상황이 오기까지 이전의 과정을 추적하여 전체 퍼즐 그림을 완성하는 지적 탐험을 흥미롭게 체험하는 계기가 될 것이라 확신한다.

그리고 만약 여러분이 기존의 '관상동맥 막힘설'에서 벗어나 심근 중심으로 사고 패러다임을 갖게 된다면 진정으로 심장발작을 예방하는 방법도 저절로 터득하게 될 것이라 예상한다. 왜냐하면 심장발작에 대한 전체적 이야기를 알게 되면 그것이 왜 생기는지 이해할 수 있어서 자연스레 그것을 예방하는 법과 그것을 치료하는 가장 좋은 방법이 무엇인지도 쉽게 깨달을 수 있을 것이기 때문이다.

여러분도 잘 알다시피 나는 합성 약물과 수술적 치료보다는 몸속을 청소하고 영양을 보충하여 '**몸 속 환경**'을 최적의 상태로 만들어 건강한 몸과 마음을 유지시키는 것을 지고의 선으로 여기는 양생(養生) 의사다. 그러므로 당연히 (과거와 달리) 나는 현행 주류 심장의학이 권장하는 표준 치료법에 거의 동의하지 않고 있다. 그래서 나는 심장발작을 포함한 성인들의 허혈성 심혈관질환 전체에 관해서도 여러분에게 맨 마지막 결론 부분만을 뺀 나머지 이야기를 다 들려주고 맨 마지막 부분의 시나리오를 여러분 스스로가 어떻게 결론을 맺을 것인지 결정하도록 허락하는 방침을 고수하고 있다. 기존 주류 심장의학의 말만 믿고 그들의 처방대로 시(수)술을 받고 평생 약물을 먹으며 살 것인지 아니면 내가 이 책에서 알려준 내용대로 자신의 심근세포들이 피를 받아들일 수 있도록 모세혈관을 이완시키는 방법을 추구할 것인지 여부는 결국 여러분이 선택할 결정이라서 나도 어쩔 수 없는 부분이다. 여러분이 어떤 결정을 내린다고 해도 나는 이 책을 통해 여러분에게 다른 대안의 길도 있음을 알려주었기에 나름 행복하고 나의 소임을 다했다고 생각한다.

양생 의사 정윤섭

추가

모든 사람이 높은 수준의 지성과 능력을 다 가지고 있지 못하다. 사람들 중에는 내가 말하는 내용을 이해하는 사람이 있는 반면 무슨 내용인 줄 모르고 아픈 곳만 고쳐 달라는 사람도 많이 있다. 그래서 일반 의료는 항상 후자의 방향으로 진행하는 경향을 띨 수밖에 없다. 그래서 병이 참을 수 없을 정도로 급성이 되어야 치료를 시작하고 그것도 증상 치료 방식으로 진행되게 된다. 그러나 나는 이와 같은 증상 치료 방식은 전시 상황이 아닌 한 개, 돼지 등을 치료하는 축산 의료와 같은 수준이라고 생각한다. 인격을 중시하며 건강 본연의 행복권을 추구하는 고급 의료를 지향하는 양생 의사의 관점에서 보면 그와 같은 의료는 참으로 저급한 수준의 의료라 하지 않을 수 없다. 문제는 이런 저급한 의료가 전부이며 표준이고 그것 이외의 다른 방법이 없는 줄 알고 있는 사람들이 이 세상에는 너무나도 많다는 사실이다. 그로 인해 고급 의료를 원하는 높은 수준의 지성과 능력을 가진 사람들마저 덩달아 많은 피해를 입고 있다. 이들에게는 올바른 대안의 길을 알려주면 충분히 이를 따라 자신의 건강을 스스로 지킬 수 있을 텐데 이를 제대로 알려주는 사람이 없어서 모두가 저급 의료에만 의존하는 방식으로 살고 있는 것이다. 그래서 양생 의사로서 참으로 안타까운 마음에 이런 소회의 글을 추가로 적어본다.

심장발작이란?

제1장

심장은 매우 독특한 장기라서 산소와 영양분이 공급되는 한 계속 해서 박동할 수 있는 근육으로 구성되어 있다. 심장 근육은 조직학적으로는 골격근처럼 횡문근(striated muscle)이고 기능적으로는 자율신경의 지배를 받기 때문에 평활근처럼 불수의근에 속한다. 발생 과정에서도 가장 먼저 기능을 발휘하여 발생 초기부터 수축을 시작하여 평생 동안 잠시도 쉬지 않고 수축 작용을 한다. 심지어 심장을 몸 밖으로 떼어내 그것에 산소와 영양분만 공급해 주면 그 박동 상태를 계속 유지시킬 수 있다. (참고: 20세기 초반에 미국 뉴욕 록펠러 의학 연구소의 알렉시스 카렐 박사팀은 병아리 태아의 심장세포를 현미경으로 관찰하는 실험을 계속하였다. 실험실 접시에 병아리의 태생기 심장세포를 넣고 이것을 매일 영양액이 담긴 새로운 용액으로 씻어주고 갈아주었더니 29년 동안 심장세포가 계속 살아 수축할 수 있다는 사실을 발견하였다. 불행하게도 어느 해 겨울에 눈이 많이 와서 실험실의 담당 조수가 출근을 하지 못해 몇일 동안 새로운 용액으로 갈아주는 작업을 하지 못한 결과 병아리 심장세포가 죽은 상태로 발견되어 이 실험이 더 이상 진행되지 못하고 중단되었다.)

포유류 동물에서 심장이 왜 박동하는가에 대해서는 의견이 분분하다. 많은 사람들이 심장이 박동하는 이유를 혈압을 만들어서 혈액을 멀리 말초로 송출하기 위한 것이라고 생각하지만 그것은 매우 단순한 결과론적 생각이다. 실제 심장이 박동하는 중요한 이유는 폐쇄된 회로에서 혈류 흐름을 조절하는 역할을 수행하기 위해 박동하는 것이다. 다시 말해 동물의 몸 속 제한된 공간 속에서 혈류 흐름을 효율적으로 유지하기 위해서는 지속적인 패턴보다 주기적인 패턴으로 전체 시스템에 역동적인 자극과 싸이클을 제공하는 것이 해당 동물이 다양한 환경에 적응하는데 더 많은 도움을 줄 수 있기 때문에 그렇게 하는 것이다. 그래서 우리는 심장을 단순히 양압(positive pressure)을 만들어내는 펌프로만 볼 것이 아니라 주기 또는 싸이클을 조절하는 페이스메이커(pacemaker) 또는 리듬 조절자의 역할로 바라볼 필요가 있다. 실제로 심장의 박동 주기로 인해 각 동물에서 각종 생리적 리듬이 만들어지는 계기가 조성되었다.

사람의 심장은 하루 10만번 정도 박동하면서 약 7200리터의 혈액을 박출시킨다. (분당 약 5리터 정도) 이렇게 많은 일을 하기 위해서는 항상 심근세포에 충분한 산소와 영양을 담은 혈액이 공급되고 세포내 대사노폐물들이 꾸준히 배출되어야 한다. 그런데 만약 심근세포 주위의 모세혈관들이 수축되어 혈액순환이 원활하지 못하게 되면 산소 부족과 노폐물(특히 젖산) 축적으로 인해 세포가 대사 산증(metabolic acidosis)에 빠지게 된다. 이 때 상황이 즉시 개선되면 심근세포는 다시 그 기능을 회복할 수 있지만 만약 지속될 경우 세포는 죽고 그 안에서 괴사가 일어나게 된다. 그러면 그 주위 세포들에까지 영향을 주고 주변 모세혈관들이 수축됨으로써 일정 영역의 심장세포들이 강한 산성 노폐물 더미에 둘러싸여 신선한 산소와 영양분을 담은 혈액을 공급받지 못하는 위험한 상황으로 발전하게 된다. 이런 상황을 병리학적으로 **심근경색**(myocardial infarction) 또는 심근괴사(myocardial necrosis)라 부르고 임상적으로는 **심장발작**(heart attack)이라 부른다.

참고적으로 심장 박동이 갑자기 멈추는 급성 **심정지**(cardiac arrest)와 **심장발작**과는 약간 다르다. 급성 심정지는 심장내 전기전도 시스템의 이상으로 인해 페이스메이커 기능을 잃고 갑자기 심장 박동이 사라지는 경우다. 그래서 전신 혈액순환 중 심장에 의한 양압 펌프의 역할이 중단되어 의식을 잃고 쓰러지게 되는 경우다. 반면 심장발작의 경우는 심장 박동은 유지되면서 심근의 수축기능이 감소하여 전신 혈액 순환기능도 그에 따라 동반 감소하는 상황이 연출되는 경우다. 그래서 미약하지만 전신 혈액순환은 어느 정도 유지되는 상태라서 의식을 잃고 쓰러지는 일은 잘 일어나지 않는다. 심장 근육 전체에서 모세혈관 수축이 일어난 부분을 제외한 다른 부분의 심장 근육들에게는 혈액 공급이 정상적으로 유지되고 있기 때문에 심장 기능이 완전 마비된 상태는 아닌 것이다. 그래서 심장발작으로 혈압이 떨어지고 식은 땀이 나며 가슴이 조이고 아픈 흉부통증을 느끼는 등의 자각 증상을 경험할 수 있지만 심장 박동의 기능이 완전 멈추게 되는 것은 아니다. 물론 심장발작이 진행되면서 심장의 전기전도 시스템도 침범을 당하게 되면 급성 심정지를 일으킬 가능성은 언제든지 존재한다. 그렇지만 일반적으로 심장발작은 심장 근육세포에 혈액 공급이 충분하지 못해서 오는 허혈성 근육질환이고 급성 심정지는 심장 전기전도 시스템의 기능 마비로 인해 오는 전도 장애로 구분해서 알고 있는 것이 바람직하다. 이는 마치 사지 근육 조직에서 근육이 피로하여 수축 작용을 못하는 경우와 근육을 지배하는 신경 가닥이 끊어져서 근육이 수축하지 못하는 경우의 차이와 같다고 이해하면 된다. 심장 속에도 신경 조직과 비슷한 전기 전도 시스템이 있기 때문에 이들이 전해질 불균형에 의한 부정맥, 전도 회로에 이상을 초래하는 심근병증이나 심부전증의 발생 등으로 그 기능을 상실할 경우 심정지가 올 수 있다. 그러나 보통의 심장발작의 경우에는 심장내의 전기전도 시스템은 침범되지 않아서 심정지는 오지 않는 편이지만 간혹 심장발작의 범위가 크거나 또는 재발성일 경우에는 전기전도 시스템까지 침범 당해 심한 부정맥 또는 심정지까지 올 수 있다.

오늘날 우리가 살고 있는 현대 사회에서는 심장발작 케이스가 계속 증가하고 있다. 물론 과거에도 심장발작은 어느 정도 있었을 것이라 짐작된다. 그렇지만 최근에 심장발작의 건수 및 환자수가 급격하게 늘어나게 된 이유를 살펴보면 의료 수준의 발달로 인해 진단을 받게 되는 경우의 수가 늘어나게 된 점말고도 현대 사회의 과중한 스트레스, 친염증성 가공식품의 과다 섭취, 흡연, 지나친 음주, 운동부족과 실내 공간에서 보내는 시간의 증가 등과 같은 잘못된 식생활스타일로 인한 요인들이 더 많이 작용하여 심장발작의 발생 건수를 증가시키게 되었다고 할 수 있다.

심장발작이 일어나면 해당 심근 부위가 혈액 공급을 거부하고 조직 괴사와 염증으로 부종이 발생하기 때문에 허혈성 통증을 느끼게 된다. 이 밖에 일반적으로 다음과 같은 증상들을 경험하게 된다.

- 흉통 또는 가슴 답답함. - 가장 흔한 증상. 전형적으로 앞가슴에 쥐어짜는 듯한 강한 통증이 일어나서 수분 또는 몇 시간 지속된다.
- 상반신에 불편한 느낌- 특히 좌측 팔과 어깨, 목과 턱 또는 등에 불편함을 느낀다. 상복부 위장 부위에 불편함을 느끼는 경우도 있다.
- 숨이 짧고 숨쉬기가 힘듦. - 대부분 흉통과 동반됨.
- 구역감
- 식은 땀
- 갑작스런 현기증: 여성들에 더 많다.
- 머리가 텅비고 어지러운 느낌
- 몹시 피곤함: 특별한 이유 없이 몇 일간 지속되는 피곤함.

모든 심장발작 환자들이 이런 증상들을 전부 경험하는 것은 아니다. 사람마다 차이가 있어서 이런 증상들을 전혀 자각하지 못한 채 심장발작을 경험하는 사람도 있다. 이런 경우를 **조용한 심장발작**(silent heart attack)이라 부른다. 특히 여성들에서 이런 경우가 많은 편이다. 또한 노인들의 경우에는 이런 증상들을 경험해도 이것을 나이 탓으로 돌리며 그냥 지내는 분들도 종종 있어서 역시 심장발작을 뚜렷하게 자각하지 못하는 경우가 생길 수 있다.

이에 반해 심장발작이 영화나 TV에서 보듯 갑자기 가슴에 쥐어짜는 듯한 통증을 느끼며 쓰러지는 극적인 형태로 나타나는 경우는 매우 드문 편이다. 그래서 이는 심장발작을 지나치게 과장하여 표현한 형태라고 볼 수 있다. 실제 조사해 보면 이렇게 극적인 형태로 심장발작을 경험하는 사람이라 할지라도 분명 그 이전에 상기 증상들을 어느 정도 경험하였다고 생각한다. 그럼에도 불구하고 이런 전조 증상들을 대수롭지 않게 여기거나 무시하고 지내다가 나중에 갑작스레 쓰러지게 되는 경우가 발생하는 것이라 할 수 있다. 그러므로 상태가 매우 악화되기 전에 미리 자각하고 대비할 충분한 시간이 있었음에도 불구하고 이를 소홀히 여기고 적극 대처하지 않다가 그와 같은 극적인 상황을 맞게 된 것으로 추정해 볼 수 있다. 따라서 나는 많은 사람들에게 심장발작의 전조 증상을 미리 숙지하고 있다가 항상 조기에 이를 의심하여 대비하는 것이 현명한 방법이라는 점을 강조해서 말해주고 있다.

만약 여러분도 이런 전조 증상들을 경험하게 된다면 즉시 하던 일을 중단하고 심호흡을 하며 교감신경을 자극하지 말고 부교감신경의 기능을 지원, 회복시키는 일에 전념해야 한다. 다시 한번 말하지만 절대 하던 일을 계속하거나 음식을 먹거나 술을 마시거나 하지 말고 가능한 즉시 충분한 휴식을 취하려고 노력해야 한다. 그리고 가까운 병원을 방문하여 안전 장치가 구비된 환경에서 다른 사람의 보호를 받으며 편안하게 휴식하거나 또는 잠을 청하는 것이 제일 안전한 방법이라고 말해주고 싶다.

앞서 말했듯이 심장발작이 조용하게 일어나는 경우는 그것을 심장 근육에 피가 가지 못해서 통증이 발생한 것으로 여기지 않고 그냥 스트레스 또는 평소 느끼던 불안감의 한 형태로 간주하여 무시했기 때문에 그런 것이다. 그래서 이런 사람들은 평소처럼 "가슴이 답답하다" 또는 "조인다." "숨을 크게 들이마실 수 없다."는 식으로 표현하며 이를 심장 문제가 아니라 그냥 자신의 일상 스트레스와 관련된 증상 또는 평소에 느끼던 것과 같은 유형의 불안으로 인지하고 지내다가 뒤늦게 발견되어 알게 되는 경우라고 할 수 있다. 이런 경우는 특히 남성들에 비해 여성들에서 많이 나타난다.

아무튼 심장발작을 경험한 사람들이 모두 심한 흉통 때문에 응급으로 병원을 찾는 것이 아니란 사실을 유념해 둘 필요가 있다. 그리고 이런 점은 환자들을 진료하는 의사들 역시도 사전에 알고 있어야 한다. 그래야만 심장발작의 진단을 놓치지 않고 조기에 할 수 있게 된다.

비전형적 심장발작의 증상들

전형적인 심장발작으로 인한 흉통이 없는 경우가 여성 심장발작의 경우 약 30%, 남성 심장발작의 경우 약 20% 정도에서 발생한다. 불행하게도 이런 이유로 인해 심장발작의 진단이 늦게 내려지는 일이 종종 발생하고 있으므로 항상 의심의 눈길을 갖고 미리 몸을 안정화시키는 방향으로 사전 대처할 필요가 있다. 만약 이를 무시하고 계속해서 몸에 부담을 주는 행동이나 일을 하게 되면 심인성 쇼크에 빠질 위험성이 증가하게 된다.

다음과 같은 증상들은 심장발작의 비전형적인 증상들로 평소 긴장되고 스트레스를 많이 받으며 사는 사람이거나 몸이 무겁고 혈액순환이 원활하지 못하다고 생각되는 사람은 이런 증상들이 나타나면 가까운 병원을 찾아 혹시 자신에게서 심장발작이 일어나고 있는지 체크해 볼 필요가 있다.

- 불안 또는 공황 장애
- 상복부의 비전형적인 속쓰림
- 몹시 피곤함
- 좌측 어깨와 목의 뻣뻣한 느낌 및 감각이상
- 등배통
- 얼굴이 화끈거림
- 좌측으로 전기 충격파가 내려가는 느낌
- 목에 큰 알약이 걸려있는 듯한 느낌

심장발작 발생의 위험 인자들

여러 역학 조사에서 드러난 심장발작의 위험 요인들에는 다음과 같은 것들이 있다.

- 나이- 남자는 45세 이상, 여자는 55세 이상
- 흡연- 이차 흡연도 위험을 증가시킴.
- 혈중 중성지방/HDL콜레스테롤 비율이 높은 경우 (>2 이상)
- 인슐린 저항성과 당뇨 - 특히 치료하지 않고 있는 경우
- 가족력
- 앉아서만 생활하는 태도(운동이나 활동 부족)
- 비만
- 스트레스 - 스트레스는 혈관 수축은 물론 백혈구 수치를 증가시켜 죽상 플레이크를 새롭게 만들거나 또는 기존의 것을 파열시키는 작용을 한다.
- 불법적인 약물 사용 - 코카인, 암페타민 등은 관상동맥 혈관을 수축시킴.
- 임신중 고혈압 병력이 있는 경우
- 자가면역질환 병력자 - 류마티스 관절염, 루푸스 등

주의

이와 같은 위험인자를 가지고 있는 사람은 식생활스타일을 개선하고 병원을 방문하여 예방책을 미리 사전에 강구해 놓을 것을 적극 권장한다.

기존 주류 심장의학의 심장발작 기전(관상동맥 막힘설)에 대한 합리적 의문 제기

제2장

기존 주류의학에서는 심장발작이 일어나는 기전을 관상동맥의 막힘 또는 혈전 생성 때문이라 설명하고 있다. 그래서 죽상동맥경화증과 그로 인한 플레이크 발생 및 진행 그리고 그 와중에 합병되는 플레이크 벽에 대한 염증(파열) 반응과 그 결과로 급성 혈전증이 나타나는 것으로 모든 것을 설명하려 하고 있다. 그러나 내 생각은 이와 다르다. 나는 그와 같은 주류의학에서 내세우는 주장이 **전체 사건에서 '기승전' 부분을 제외하고 마지막 '결론' 부분만을 강조한 것이라서 심장발작에 관한 진실된 이야기를 왜곡시키고 있다고 생각한다**. 그래서 나는 이 장에서 기존 주류의학에서 주장하는 심장발작의 발생 기전에 병리학자들의 합리적인 의문점을 덧붙여 소개하면서 '관상동맥 막힘설'에 대한 문제점을 제기해 보고자 한다. 사망한 사람의 심장을 연구하는 병리학자들은 관상동맥이 좁아지거나 막혀서 심장발작이 발생한다는 주장이 모두 틀렸다는 것이 아니라 그것이 전체적인 과정에서 바라보았을 때 근본적인 선행적 사건이 아니라 오히려 후단에서 나타나는 사건 또는 결과이며 실제로 심장발작이 일어나는 원인은 심근 모세혈관 레벨에 문제가 있어서 그렇게 되는 것이란 추론을 내놓고 있다.

물론 관상동맥의 막힘이나 그 곳에 혈전이 생성될 경우 그로 인해 심장으로 가는 혈류가 급격하게 또는 서서히 줄어듦으로써 심장발작이 발생할 수 있다는 점은 나도 충분히 인정한다. 그렇지만 이는 심장의 혈액 공급이 전적으로 관상동맥에 의존하여 일어나고 있다는 전제하에서 나오는 주장이다. 다시 말해 관상동맥을 막다른 끝을 가진 혈관(end-arteries)으로 생각하는 가정에서 나온 주장인 것이다. 그러나 실제 심근의 혈액순환을 살펴보면 관상동맥의 혈액은 바로 심근 속에 풍부하게 존재하는 모세혈관 네트워크로 이어지며 한 순간에 흩어지고 그들이 다시 관상정맥동(coronary sinus)으로 모여 심장 속으로 들어가는 것을 알 수 있다. 그러므로 **관상동맥은 혈관의 끝이 아니라 수많은 모세혈관 네트워크와 연결되는 시작 부분이라고 할 수 있고 실제로 심근 속에는 이를 증명하듯 광범위하게 모세혈관 수준의 작은 혈액 통로들이 존재하고 있다**. 비록 이들이 현재 널리 시행되는 관상동맥조영술(coronary angiography) 상에 잘 나타나지 않기 때문에 많은 사람들이 관상동맥이 막다른 끝동맥(end-arteries)인 줄 알고 이것이 막히면 그 이하 부위로는 더 이상 혈류 공급이 되지 않을 것이란 잘못된 선입관에 사로잡히게 된 이유가 아닐까 추정된다. 그러나 실제 심근 내부를 보면 발생학적으로 심실 속으로부터 혈액을 직접 공급받던 통로들이 심실세포들 사이로 존재하고 있음을 알 수 있다. 이들이 심실 속에 심내막(endocardium)이 생기면서 점점 그 기능을 관상동맥 쪽으로 넘겨주고 자신들은 퇴행적으로 닫혀 있는 상태로 변하게 된 것이다. 그렇지만 심실세포들 간에 존재하는 이런 통로들은 언제든지 다시 조건만 주어지면 혈액이 통과할 수 있게 열리게 된다. 안타깝게도 이런 사실을 제대로 알고 있는 사람들이 매우 적고 대신에 많은 사람들이 '**관상동맥이 심근에 혈액을 공급하는 유일한 혈관이기 때문에 이것이 막힌다면 심근은 죽을 수밖에 없다**' 라는 식의 매우 피상적이고 잘못된 사고의 틀에 갇혀 있다.

그렇지만 **여러분이 이런 선입관을 떨쳐버리고 심근 속에 수많은 모세혈관들이 연결되어 네트워크 통로를 형성하고 있다는 해부학적 진실에 익숙해진다면 관상동맥은 단지 심장 표면에 존재하는 큰 동맥 혈관일 뿐이며 그들의 상태만 보고 전체 심장 근육 속의 혈액 공급상태를 판정하는 것이 매우 잘못된 결론을 도출해 낼 수 있다는 사실도 깨달을 수 있을 것이다**.

실제로 심장발작이 일어나는 경우 중에는 관상동맥의 협착이나 막힘, 또는 혈전 생성을 전혀 발견할 수 없는 케이스도 종종 있다.

이런 경우는 분명 관상동맥 막힘설로는 설명할 수 없는 대표적인 케이스라 할 수 있다. 물론 현행 주류의학에서는 이런 경우에도 심근이 아니라 관상동맥의 기능적 수축 또는 경련(spasm)이 일시적으로 강하게 일어나서 심장발작을 일으켰다고 주장하고 있다. 이 역시 심장 근육으로의 혈관 공급을 관상동맥 입장에서만 바라보는 소견으로 관상동맥조영술 상에 보이는 영상만 전부라고 생각하는 인식의 한계성에 사로잡힌 결과로 보지 않을 수 없다.

나는 독일 의사인 닥터 스로카(Dr. Knut Sroka)의 웹사이트(http://heartattacknew.com)와 이탈리아 피사 지방의 병리학자였던 닥터 바롤디(Dr. Giorgio Baroldi)의 논문을 통해 심근 속의 혈액 공급이 수많은 모세혈관 네트워크에 더 많이 의존하고 있다는 사실을 확실히 깨달을 수 있었다. 그래서 나는 많은 사람들에게 내가 깨달은 심장의 혈액순환에 관한 새로운 패러다임을 알려야 할 책임감을 느껴 이 책을 통해 그들이 제기한 기존 주류 심장의학의 '관상동맥 막힘설'에 대한 합리적 의문점들을 소개하고자 하는 것이다. 만약 여러분도 나처럼 **심근 속에 다양하고 광범위한 모세혈관 네트워크가 존재하고 그들 간에 문합**(anastomosis)**과 측부혈행**(collaterals)**이 쉽게 발달할 수 있다는 사실을 깨닫는다면** 현행 주류 심장의학의 말대로 관상동맥 막힘설에 근거한 심장발작 이론들이 얼마나 불안정하고 억지로 짜맞춘 허구이며 진실을 호도하고 있는지 바로 알아차릴 수 있을 것이다.

주류 심장장의학의 전통적인 개념: 관상동맥 막힘설

먼저 현행 주류 심장의학에서 강조하는 심장발작에 대한 견해를 살펴보자.

현행 주류 심장의학에서는 관상동맥이 막힘으로써 심장발작이 발생한다는 생각을 강조하고 있다. 다시 말해 관상동맥에서 죽상 플레이크(plaque)가 형성되면 이로 인해 협착 부위가 발생하고 이것이 점차 성장하다가 어느 순간에 그 표면이 염증 반응으로 파열되면 그 곳에서 혈전이 생겨 말초로 가는 혈류 공급을 부분 또는 완전 차단시키게 됨으로써 심장발작이 일어나게 된다는 주장이다. 그러므로 이 주장은 전적으로 혈액의 공급 측면에서만 문제를 파악하는 견해로 볼 수 있다.

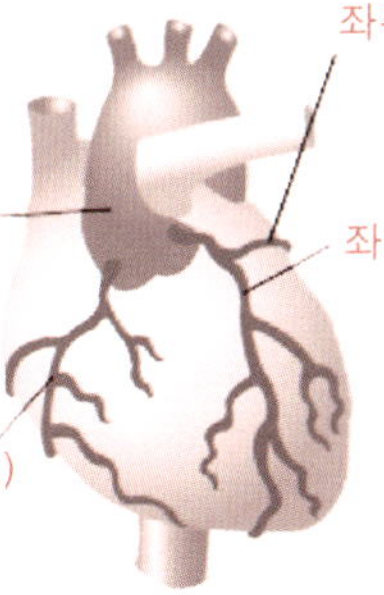

(A) 관상동맥의 분포

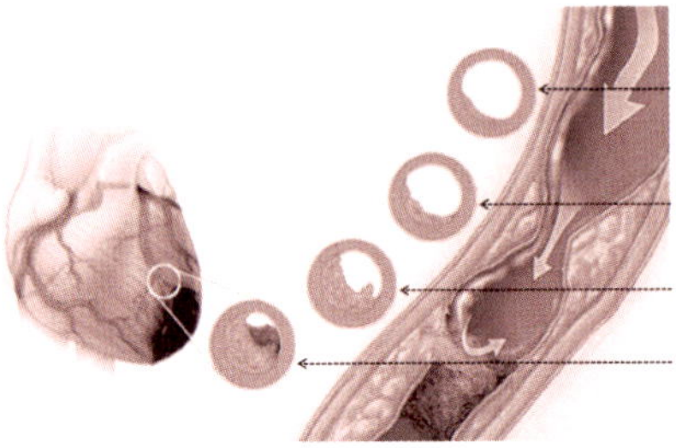

(B) 관상동맥 내의 죽상 플레이크 발생으로 인해 그것의 협착과 막힘이 진행되는 과정

그림. 1. (A)관상동맥의 분포, (B)관상동맥의 협착과 막힘이 진행되는 과정

심근세포들이 혈액 공급을 받지 못하게 되면 가슴이 조여드는 흉통을 느끼고 호흡 곤란(숨이 짧아짐), 식은 땀 등의 증상들이 나타나게 된다. 그러면 이런 상태를 협심증(angina) 단계라고 하는데 여기서 더 나아가 관상동맥의 혈관벽에 있는 죽상 플레이크가 앞서 말한 대로 압력을 받거나 또는 세균 등에 의한 염증으로 파열되어 혈액응고 기전을 유발시키면 혈소판들이 몰려와 혈전(thrombus)을 만들게 되고 이들이 제자리에서 또는 그보다 아래 쪽의 혈관 속에서 혈류를 차단시키게 될 때 심근세포들이 혈액 공급을 전혀 받지 못해 죽는 사태로 발전하게 된다. 그래서 이렇게까지 진행된 상태를 병리학적으로 심근경색(infarction) 또는 심근괴사(necrosis)로 일컫는다.

여기서 우리는 실제 관상동맥의 협착이나 막힘을 가져오는 플레이크(plaque)의 형성이 혈관 내막의 손상을 치유하기 위해 시작된 과정이란 점을 알아 차릴 수 있다. 그래서 관상동맥의 혈관벽 속에 형성된 죽상 플레이크가 혈관의 파열을 막는 방어벽 역할을 한다는 사실에 주목해야 한다. 그런데도 현행 주류 심장의학에서는 이런 플레이크를 도리어 심장발작을 일으키는 주범으로 간주하고 있다. 그래서 이를 예방하기 위해 콜레스테롤 수치를 낮춰야 한다는 엉뚱한 주장을 하고 또 이를 치료하기 위해 관상동맥조영술을 실시하여 플레이크가 있는 부위를 높은 압력으로 확장시킨 뒤 스텐트를 삽입하는 방식으로 성형치료(angioplasty)를 권장하고 있다. 그리고 이렇게도 안 될 때에는 막힌 관상동맥을 우회하는 혈관을 설치하는 바이패스 수술을 받도록 유도하고 있다. 이 모두가 관상동맥의 협착이나 막힘이 심장발작의 원인이라는 생각에서 비롯된 잘못된 행위들이란 점을 알아야 한다.

주류 심장의학의 관상동맥 막힘설에 대한 합리적 의문 제기

그럼 이제부터는 전통적인 관상동맥의 막힘설에 대해 몇 가지 합리적인 의문점들을 제기해 보자.

(1) 관상동맥 협착이 있음에도 심장발작과 관련된 증상이 없는 사람들이 있다.

관상동맥의 내경이 70% 이상 좁아진 경우 아주 심한 협착이 있다고 말한다. 주류의학의 주장에 따르면 이처럼 심한 협착이 있는 경우에는 아주 작은 스트레스라도 심각한 문제를 일으킬 수 있다고 한다. 그래서 전형적인 심장발작과 관련된 임상 증상들이 언제든지 발생할 수 있다고 주장하는 것이다. 그러나 이 문제에 대해 이탈리아의 병리학자 바롤디(Giorgio Baroldi)는 아주 흥미로운 사실을 찾아내 발표함으로써 의문을 제기하였다.

여러분도 잘 알다시피 병리학자는 죽은 사람의 시체를 부검하여 진실을 찾아내는 사람이다. 그는 수많은 시체들을 부검한 결과 심장발작의 발생에 대한 주류 심장의학의 이론에 있어 다음과 같은 **의문점**들이 있음을 알고 이에 대해 합리적인 의문을 제기하였다.

- 사고로 사망한 사람들은 (나이가 많은 사람들 보다는 주로 젊은 사람들임에도) 연령에 상관없이 약 40%에서 관상동맥에 몇 군데 협착을 가지고 있었다. 그러나 이들은 생전에 심장 문제로 고통을 받거나 이를 불편하다고 호소한 적이 전혀 없는 사람들이었다. 또한 그 사람 주변의 어떤 사람들도 그들이 사고로 죽기 전까지 심장에 문제를 가지고 있을 것이라고 의심하거나 그런 생각을 가져본 적이 없는 상태로 지내 왔다. 그럼에도 불구하고 사고로 사망한 사람들의 부검 과정에서 이들이 관상동맥에 한 개 또는 여러 개의 광범위한 협착 소견을 가지고 있음을 발견할 수 있었다.
- 또한 심장병으로 사망하지 않은 사람들 중 2/3에서 부검 과정에 관상동맥에 심각한 협착이 있는 소견들이 발견되었다.
- 실제로 평소에 심장 문제로 고통을 겪지 않고 지내다가 갑자기 첫 번째 심장발작으로 사망한 사람들의 심장을 보면 대부분이 한 개 또는 몇 개의 관상동맥에 심한 협착증을 가지고 있음을 발견할 수 있었다.

이상 3 그룹에 속하는 사람들의 관상동맥에 존재하던 협착증은 모두가 일찍이 젊은 시절부터 그들이 가지고 있었던 것들로 추정된다. 바롤디는 병리학자의 입장에서 이 점을 분명하게 판단할 수 있는 능력을 가지고 있는 사람이다. 그러므로 이 사람들은 살아 생전에 그 어떤 심장과 관련된 고통을 경험하지도 않았고 심장발작도 발생하지도 않은 채 정상적으로 살던 사람들이라는 결론을 내릴 수 있다. 물론 이들도 분명 나름 스트레스를 받으며 살았던 사람들일 것이다. 그렇다고 해도 이들은 관상동맥의 협착이 있음에도 불구하고 실제 생활 속에서 심장 관련 증상을 거의 느끼지 못한 채 자신의 삶을 살았던 사람들이라 할 수 있다.

(2) **관상동맥의 막힘 현상과 심장발작의 발생 부위가 서로 연관이 없이 생기는 케이스가 있다.** (예: **막힌 부위보다 적게 심근경색이 생기거나 또는 막힌 부위와 동떨어진 다른 영역에 심근경색이 생기는 일도 종종 발생한다.**)

실제로 많은 사람들이 심각한 관상동맥 협착을 가지고 있으면서도 아무일 없이 잘 살고 있다. 이는 우리가 일반적으로 생각하는 것보다 많은 수일 것으로 추정된다. 이처럼 **산업화된 사회에서 관상동맥의 막힘 현상은 아주 흔한 현상이며 이는 젊은 사람이나 나이 먹은 사람, 건강한 사람이나 아픈 사람, 심장병을 가지고 있는 사람이나 없는 사람이나 마찬가지다. 그래서 관상동맥의 막힘 현상과 심장발작의 발생은 두 가지가 서로 다른 별개의 사건이 아닐까 하**

는 의심이 들 정도다.

이런 의심을 하게 되는 근거는 일반적으로 심장발작의 발생 범위가 위의 관상동맥 그림에 나타난 것처럼 막힌 혈관이 공급하는 영역과 일치하지 않는 곳에 생기는 경향도 가지고 있기 때문이다. 그래서 실제 심장발작의 발생 범위가 막힌 관상동맥이 공급하는 심근 영역의 범위보다 훨씬 적거나 때론 막히지 않은 다른 관상동맥에 의해 공급되는 심근 영역이 포함되어 나타나는 경우가 있곤 한다. **다시 말해 심장발작의 영역이 현재 관상동맥의 공급 영역과 일치하지 않는다는 사실을 병리학적으로 종종 확인할 수 있기 때문에 심장발작의 발생을 전적으로 관상동맥의 막힘 현상으로만 설명할 수가 없다는 뜻이 되는 것이다.**

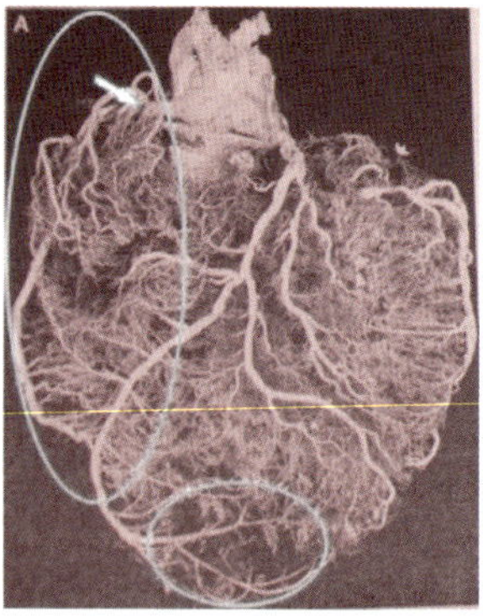

그림. 2. 관상동맥 혈관이 막혔음에도 불구하고(화살표) 혈류 공급은 감소되지 않았다.(좌측 원안의 상태); 반면 관상동맥의 흐름이 완벽해도(아래쪽 원안의 상태) 심장발작(경색)이 발생하였다. (자료 제공: http://heartattacknew.com)

위의 그림은 바롤디의 연구 결과 중 하나로 이런 사실을 적나라하게 보여준다. (그림3) 이 심장의 해부병리학적 혈관 모델을 보면 우측 관상동맥이 대동맥으로부터 나오자 마자 끊겨 있는 상태임을 알 수 있다.(좌측 윗부분의 화살표) 이는 분명 우측 관상동맥이 완전 막혀 있는 상태임을 나타내 주고 있다. 그러나 우측 관상동맥이 담당하고 있는 심장 전체는 측부혈관들이 잘 발달되어 있어 해당 부위의 순환이 완벽한 상태임을 보여주고 있다. 반면 사진 아래쪽 원 안의 부분에는 혈관들이 거의 없는 상태다. 이 부분은 심장발작의 결과로 생긴 상처 조직이다. 이 사람에서 심장발작은 좌측 관상동맥의 전하행 분지(LAD)가 담당하는 영역에서 발생하였다. 그래서 이 혈관이 아래로 축 처져 있는 소견도 함께 발견할 수 있다. 그렇지만 좌측 관상동맥의 전하행 분지(LAD)에는 심각한 협착이나 막힘 소견을 어디에서도 찾을 수 없다.

(3) 심장발작은 거의 대부분 좌측 심실 부위에만 일어난다.

또 다른 합리적 의심의 근거는 심장발작이 주로 좌측 심장에 국한되어 발생한다는 사실이다. 그래서 좌측 심장의 전면부 또는 후벽 부분에 심근경색이 많이 발생하고 있다. 그러나 죽상동맥경화증과 협착증 발생은 3개의 관상동맥 분지 혈관 모두에서 비슷한 비율로 발생한다. 그러므로 만약 관상동맥이 막혀서 심장발작이 발생한다고 하면 심장 발작은 좌측 심장이나 우측 심장에 균등하게 발생해야 한다. 또한 좌측 심장에 있어서도 심방이나 심실에 같은 비율로 발생해야 한다. **그러나 많은 연구에서 심장발작은 거의 100%가 좌측 심실에서 발생하고 아주 드물게(14%) 우측 심실에도 함께 동반되는 것으로 알려져 있다.** 그리고 우측 심장이 피해를 받게 된 경우에도 좌측 심장을 침범한 심근경색의 범위가 우측으로까지 확대되어 그렇게 된 것으로 추정되고 있다.

이 밖에도 여러 의문점들이 있을 수 있다. 그렇지만 여기서는 병리학자 바롤디가 제기한 3가지만을 가장 중요하다고 생각하여 소개하는 것이다. 다시 한번 말하지만 위의 3가지 의문점들은 병리학적 소견들을 근거로 하여 제기된 것들로 관상동맥조영술에만 의존하여 관상동맥의 아주 심한 협착이나 폐쇄가 협심통증과 심장발작을 일으키는 분명한 원인이라고 단정하는 현행 주류 심장의학의 임상적 주장을 결정적으로 반박할 수 있는 합리적 내용들이라 생각된다.

주류 심장의학의 전통적인 개념(관상동맥 막힘설)에 대해 합리적 의문을 제기한 소수 지식인들

주류 심장의학이 전통적으로 내세우는 관상동맥 협착 또는 막힘설이 처음부터 아무런 이의 제기 없이 그대로 형성되어져 온 것은 아니다. 20세기 내내, 심지어는 2000년대 이후에 들어서도 이런 의견에 대해 이의를 제기하는 전문가들의 목소리가 적잖이 있어 왔다. 예를 들어 독일어권의 Hans Kaunitz, Berthold Kern, Hans Glatzel **그리고** Hans Schäfer **등과 같은 사람들이 그런 사람들이다. 이들은 비록 소수의 비주류이긴 해도 관상동맥 막힘설과는 다른 의견을 자신들의 논문을 통해 발표해왔던 사람들이다.**

독일뿐 아니라 이탈리아 피사의 병리학자인 바롤디(Giorgio Baroldi) 박사도 심장 근육에 있어서의 순환 문제에 관한 기본적인 연구를 많이 실행하여 전통적인 개념에 대해 확실하게 이의를 제기하는 큰 업적을 이룬 사람이다. 그는 1952년부터 2009년 사망할 때까지 세계 유수의 의학 잡지에 자신의 연구 결과들을 열심히 발표하였다. 그러나 그가 관상동맥 막힘 이론에 이의를 제기하는 논문들을 발표하면 할수록 그의 연구 결과들은 다른 주류 심장의학의 의사들로부터 더욱 무시당하는 수모를 겪어야 했다. 그는 전통적인 관상동맥 막힘설 이론을 괜히 흠집내려는 학계의 이단아로 평가받는 수모를 감내하며 평생을 살아야 했다. 그럼에도 불구하고 그는 말년에 자신의 연구 업적을 모아서 "The Etiopathogenesis of myocardial infarction" 이란 책을 출간하여 세상에 자신의 족적을 남겼다.

오늘날 허혈성 심장병 환자들에게 사용하는 스텐트 삽입, 바이패스 수술, 콜레스테롤 억제제(스타틴) 사용, 혈액을 묽게 하는 약물의 사용 등은 모두가 관상동맥 협착 또는 막힘설에만 집중된 전통적인 심장발작 이론에 의거하여 탄생된 결과물들이다. 그래서 오늘날에도 많은 사람들이 이 이론에 입각하여 개발된 치료들을 받고 있다. 그래서 이와 다른 견해에 입각한 치료는 점점 더 소외당하는 처지로 전락된 상태다. 그 결과 관상동맥의 협착 또는 막힘설에 의문을 제기하는 과학 논문들은 주요 의학 잡지에 발표될 기회마저 못 찾고 있다.

그렇지만 이런 열악한 상황 속에서도 관상동맥 막힘설에에 대해 이의를 제기하는 몇몇 예외적인 일들이 일어났다. 그 중 대표적인 것이 2004년 닥터 스로카(Knut Sroka)가 전통적인 견해와 다른 의견을 독일의 가장 권위있는 심장학 잡지인 the "Zeitschrift für Kardiologie" (now "Clinical Research in Cardiology")에 "심근허혈의 기원에 관하여("On the genesis of myocardial ischemia")" 란 논문으로 기고한 일이다. 또한 브라질의 작고한 메스퀴타 교수(Prof. Dr. Quintiliano H. de Mesquita)와 미국의 토마스 코완

(Dr .Thomas Cowan) **등도 각자 전통적인 개념과는 다른 방향으로 심장병을 바라보고 치료하자는 의견을 제시하며 책과 논문을 발표하였다.**

이처럼 심장발작의 발생에 관해 관상동맥의 협착 또는 막힘설과는 다른 보다 근본적인 의문점을 제기하는 전문가들도 이 세상에 적잖이 있다는 점을 알리면서 나도 그런 사람 중의 하나라는 점을 꼭 밝혀 두고 싶다.

관상동맥 막힘설의 구체적인 모순점들

제3장

앞장에서 심장발작 또는 심근경색을 일으키는 원인으로 관상동맥의 협착이나 막힘 현상만을 강조하는 현행 주류 심장의학의 주장에 대해 병리학적 소견들을 근거로 합리적인 의문점들을 제기해 보았다. 지금부터는 좀 더 구체적인 사항으로 들어가 관상동맥 막힘설의 모순점들을 심도 있게 살펴보기로 한다.

이를 위해 나는 다음 5가지 사항을 관상동맥 막힘설을 반박하는 항목으로 선정하였다.

첫째, 심근 속에는 관상동맥과 바로 연결되어 있는 가는 혈관 연결 네트워크(측부혈행 및 문합)가 자연적으로 풍부하게 존재하고 있다는 사실이다. 그러나 주류 심장의학에서는 이런 구조의 존재와 역할에 대한 이해가 매우 부족하고 그 잠재력을 무시하고 있다.

둘째, 관상동맥조영술은 상기 언급한 심근 속의 자연적인 작은 혈관들의 연결 상태를 보여주지 못하고 심장 표면에 위치한 관상동맥만을 한 번에 한 가지씩 보여준다. 그래서 심근 전체의 혈액 관류 상태를 파악하는데 한계가 있는 검사인데도 이를 근거로 문제를 해결하려 하고 있어 이것이 시선을 딴 데로 돌리는 바람잡이 역할을 하는 부분이 크다고 할 수 있다.

셋째, 관상동맥 막힘설의 핵심 병변인 죽상 플레이크 형성 과정에서 콜레스테롤 또는 LDL콜레스테롤을 범인으로 규정 짓고 이것의 수치 증가가 각종 심혈관질환의 발생에 기여하는 중대 요인인 것처럼 묘사하고 있다. 그 결과 콜레스테롤을 낮추는 약(일명 고지혈증약)을 대놓고 복용할 것을 강요하고 있다. 그러나 실제로 혈중 콜레스테롤 레벨과 심장발작의 발생 사이에는 관련이 없다.

넷째, 혈관벽에 생기는 죽상 플레이크 중에서 작고 연한 플레이크가 잘 파열된다는 주장을 하고있으나 이는 병리학적으로나 영상학적으로 맞지 않고 따라서 플레이크 파열설에 근거한 심장발작 발생 기전도 상당 부분 잘못된 짜맞추기식의 주장이라는 점을 살펴볼 것이다.

다섯째, 관상동맥 플레이크가 파열되면서 혈전이 생겨 하방으로 내려가는 혈류를 차단시키기 때문에 심장발작이 발생한다는 주장의 허점을 병리학적 연구를 근거로 반박하고 혈전 생성이 심장발작 이전이 아니라 심장발작 사건 이후에 발생하는 경우도 많다는 사실을 제시할 것이다.

이상의 반박 항목들은 관상동맥 막힘설로는 설명이 명쾌하게 되지 않는 부분으로 많은 전문가들 사이에서도 항상 논란이 있어 왔던 의견들이다. 그래서 오히려 관상동맥 막힘설에 짜맞추기 위해 억지로 만들어낸 측면도 있지 않나 생각될 정도다. 나 자신도 심장외과학을 공부하면서 이런 점들에 대해 의문을 갖고 지내오던 차에 가칭 '**심근 일차원인설**'이란 새로운 패러다임을 깨닫게 되면서 이런 의구심들을 전부 해소할 수 있게 되었다.

1. 풍부한 '심근 속 작은 혈관 연결 네트워크'(측부혈관과 문합)의 존재와 그 역할에 대한 이해 부족

현행 주류 심장의학에서는 동맥의 내경이 좁아지거나 막히면 그곳을 통해 흐르는 혈류가 줄어들기 때문에 그보다 말초에 있는 세포 속으로 가는 혈류도 감소하게 되어 허혈성 질환이 생긴다고 설명하고 있다. 그러나 만약 동맥으로부터 분지하는 일차 혈관들의 수가 많고 그들이 곧바로 모세혈관과 같은 수용체 역할을 한다고 하면 이야기가 달라진다. 그런 경우에는 마치 강물이 넓은 바다와 만나서 조용히 그러면서도 순식간에 합류되어 사라져 버리는 것과 같다. 그러므로 이 때에는 **동맥 자체의 공급 역할보다 모세혈관 네트워크의 수용 역할이 혈류 흐름에 더 큰 작용을 하게 된다는 점을 알아야 한다**. (참고: 사용한 물을 버릴 때 좁은 하수구에 버리는 것과 넓은 바다에 쏟아 버리는 것의 차이를 생각하라.)

심근의 혈류 공급체계는 바로 이와 같은 독특한 구조를 갖추고 있다. 그렇지만 우리가 심근 속 작은 혈관들의 연결 네트워크를 눈으로 인지하지 못하기 때문에 눈에 보이는 관상동맥에만 집중하게 되어 그 존재와 역할을 잊고 있는 것이다. 더구나 임상에서 흔히 사용하는 진단 도구들인 혈관조영술, MRI, CT, 초음파 등이 모두 관상동맥까지는 보여줘도 그 이하 레벨의 작은 혈관 상태들을 제대로 보여주지 못하기 때문에 문제의 원인을 관상동맥 레벨에서만 찾으려 하다 보니 그렇게 된 것이다. 다시 말해 보이지 않는 것은 마음과 생각에서도 사라지고 제외되는 경향을 가지고 있기 때문에 우리의 인지와 사고력도 그것에 맞춰 제한될 수밖에 없다고 생각한다.

그러나 사망한 사람들의 심장을 부검하는 병리학자들 중에는 심장 근육 속의 작은 혈관들을 관찰하는 방법을 찾아내서 심근 속 혈액순환이 관상동맥보다 광범위한 작은 혈관들의 연결 네트워크를 통해 이루어지고 있다는 사실을 깨달은 사람들이 몇 명 있었다. 이들은 일반 사람들이 볼 수 없는 '**심근 속 작은 혈관들의 연결 네트워크**'를 볼 수 있었기 때문에 임상가들이 관상동맥 레벨에만 집중하여 여러 가설을 설정하는 것에 대한 모순점들을 찾아내어 지적할 수 있었다.

그 대표적인 사람이 이탈리아의 병리학자인 바롤디(Giorgio Baroldi)와 그의 동료들이었다. 이들은 심근 속 작은 혈관들의 연결 상태(측부혈관의 존재 및 발달 상태 그리고 이들 간의 문합이나 개통 여부 등)를 확실하게 보여주는 기술을 개발하였다. 그것은 죽은 사람의 심장 관상동맥 속으로 특별한 염료 액체를 주입하여 혈액이 분포하는 상태를 마치 살아있는 시점처럼 보여주는 새로운 조영 기술이었다. 이들이 사용한 인공 염료물질은 상온에서는 액체 상태로 존재하기 때문에 이를 심장이 박동할 때처럼 리듬에 맞춰 죽은 사람의 관상동맥 속으로 주입시켜 놓고 나중에 심장 온도를 50°C로 데워 주입된 액체 염료를 단단하게 굳힌 뒤 이 심장을 산성 액체 속에 넣고 근섬유들을 제거하는 과정을 거치도록 했다. 그랬더니 심장 속의 자연적인 혈관(혈류의 통로)들만 남아 있는 멋진 모델을 만들 수 있었다. **이것을 통해 우리는 심장의 혈액순환이 관상동맥보다 그 하부 심근 속 작은 혈관들의 연결 네트워크(측부혈행 및 문합 포함)에 더 많이 의존하고 있다는 사실을 알게 되었다**.

다음에 나오는 사진들은 이 방법으로 찾아낸 심장 근육 속 작은 혈관들의 연결 네트워크(측부혈행 포함) 모습들이다. 바롤디는 이 방법을 통해 관상동맥이 단순히 막다른 끝 혈관("end arteries")이 아니라는 사실을 확인시켜 주었고 이를 통해 많은 사람들로 하여금 관상동맥을 넘어 그 이하 작은 혈관들의 연결 네트워크에까지 시야를 넓힐 수 있는 길을 열어주었다.

이와 같은 연구를 통해 우리는 정상적인 심장 근육 속에 3개의 큰 관상동맥 혈관만 있는 것이 아니라 이들이 심근 속으로 들어가면서 수많은 연결 혈관들(의학 용어로는 이를 '측부혈관' 이라고 표현함)로 자연스럽게 이어지는 네트워크 구조로 되어 있으며 같은 관상동맥의 분지와 분지들 사이에서도 그들을 서로 연결하는 많은 문합(anastomosis)들이 존재하고 있음을 알게 되었다. 그리고 이러한 연결(측부혈관과 문합) 통로들은 출생 당시부터 존재하고 있던 심근 내부의 혈액 통로들로 개체가 성장하면서 관상동맥의 혈관 가지들과 자연스럽게 연결되어 조화롭게 성장 발달해 온 것이란 사실도 알게 되었다. 그래서 관상동맥은 단지 심장의 겉 표면에만 존재하는 혈관에 불과하며 실제 심근 속으로 들어가면 아주 작은 혈관들이 수 없이 많이 연결되어 '**심근 속 작은 혈관들의 연결 네트워크**'를 형성하고 있다는 사실을 잊지 말아야 한다. 다만 이들의 존재가 흔히 사용하는 진단 도구들을 통해 쉽게 인지되지 못하는 한계를 가지고 있기 때문에 우리의 사고 영역에서 자주 잊혀지는 아쉬운 점을 안고 있다. 또한 아직 이들이 구체적인 자기 이름을 갖고 있지 못해서 사람들의 인식의 범주에서 벗어나 있다는 생각도 해 본다. 그렇지만 우리가 적극적으로 이들의 존재를 인정하고 이들의 역할이 심근 혈액순환에서 매우 큰 비중을 차지한다는 사실을 깨닫는다면 심장발작이나 심근경색 같은 문제를 관상동맥에만 집착하여 해석하려는 편향성과 불합리성을 충분히 극복할 수 있을 것이라 여겨진다.

만약 여러분이 이와 같은 '**심근 속 광범위한 작은 혈관들의 연결 네트워크**' 존재를 인지하게 되면 관상동맥이 좁아져 있거나 막혀 있는 상태에서라도 심장발작이나 심근경색과 같은 위험한 상황이 쉽게 발생하지 않는다는 사실을 인정하게 될 것이다. 왜냐하면 비록 관상동맥 레벨에서 협착이나 막힘이 있다 하더라도 그 밑의 '**심근 속 작은 혈관들의 연결 네트워크**'에서는 막힌 부위를 우회하는 연결 혈관(측부혈행)들이 충분히 발달되어 있을 것이란 믿음을 가질 수 있기 때문이다. 이런 '**심근 속의 작은 혈관 연결 네트워크**'는 평소 막혀 있더라도 필요하면 언제든지 쉽게 개통되어 연결 통로(측부혈행) 역할을 할 수 있는 특징을 가지고 있다. **게다가 우리 몸은 혈관 막힘이나 산소 공급의 부족과 같은 위험한 상황이 발생하면 이를 스스로 타개하고 극복할 수 있는 능력도 갖고 있다. 그래서 관상동맥 혈관이 좁아지거나 막힌다고 해도 그 혈관을 우회하는 측부혈관**(collateral vessels)**들이 비교적 짧은 시간안에 협착 혈관 주변에 광범위하게 형성될 수 있는 능력이 본래부터 내재되어 있다는 사실을 알고 좀 더 느긋하게 자신의 사고의 폭을 넓힐 수 있을 것이다**.

현대 주류 심장의학에서도 이처럼 심근 속에 자연적으로 풍부하고 광범위하게 존재하는 작은 혈관들의 연결 네트워크 존재를 인정하면서도 실제 임상에서는 이를 무시하는 이중적인 행태를 보이고 있다. 그 이유는 대부분의 임상가들이 병리학자들이 쓴 논문을 읽지 않고 자신들이 쉽게 접할 수 있는 관상동맥조영술 상의 영상 소견들에만 의존하기 때문이다. 그래서 많은 사람들이 자신들의 눈에 선명하게 각인되는 관상동맥조영술 상의 협착이나 막힘 소견만을 중요시하는 고정 관념에 사로잡히게 되었다고 생각한다. 참으로 안타까운 일이 아닐 수 없다.

그래서 지금부터는 여러분의 그런 고정 관념을 깨뜨리기 위해 실제 병리학자가 보여주는 '**심근 속의 작은 혈관들의 연결 네트워크**' 상태를 살펴보기로 한다.

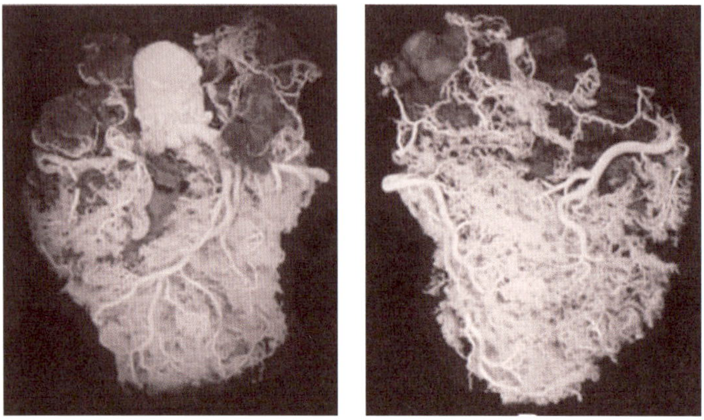

그림. 1. **건강한 심장에서 작은 혈관들의 연결 네트워크 모습; 좌측은 전면 사진, 우측은 후면 사진 (자료 출처:** http://heartattacknew.com)

위 그림1에서는 건강한 사람의 심장에서 관상동맥 혈관들 사이에 광범위한 작은 혈관들의 연결 네트워크가 풍부하게 형성되어 있음을 보여준다. 이를 제2장의 그림 1-(A)에서 보여주는 단순한 관상동맥의 그림과 비교해 볼 필요가 있다. 그 그림에서는 관상동맥이 각자 자신만의 영역을 가진 막다른 끝 혈관(end-arteries)으로 묘사되어 있다. 안타깝게도 이렇게 단순화시킨 관상동맥의 그림을 사용하여 현재 심장 전문의들이 모든 심장병 환자들에게 해당 심장병을 설명하는 도구로 사용하고 있다. 그래서 많은 사람들이(의사와 환자 모두 포함하여) 관상동맥에 대해 더 이상의 연결이 없는 마지막 혈관("end arteries")이란 잘못된 개념에 사로잡히게 된 것이다.

그러나 병리학자 바롤디는 심장 근육 속에 작은 혈관들의 수많은 혈액 통로가 존재함을 보여줌으로써 우리가 그동안 지나치게 관상동맥에만 초점을 맞춰 심근 내부를 보지 못하는 실수를 범해온 사실을 깨닫게 해 주었다. 그가 보여준 '**심근 속 작은 혈관들의 연결 네트워크'는 곧 심근이 스스로 구제하는 자조시스템**(self-help system) **을 가지고 있음을 명백하게 보여주는 매우 중요한 소견이라 할 수 있다. 그래서 필요하다면 얼마든지 관상동맥들 사이로 혈액의 연결 통로들이 자연적으로 개통되거나 또는 확대될 수 있음을 시사해주고 있다.**

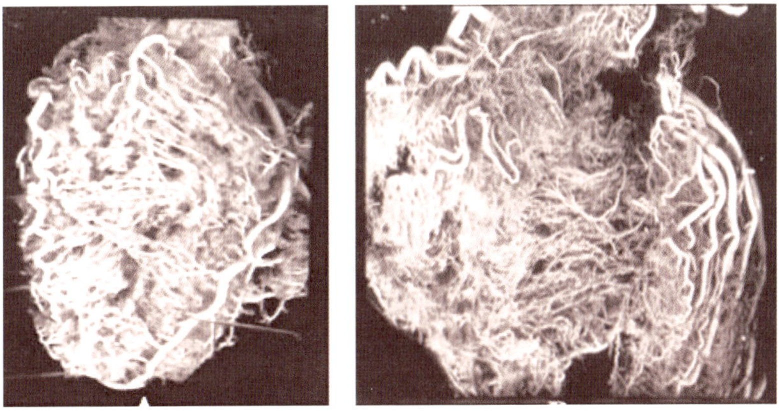

그림. 2. **관상동맥 혈관들 사이의 광범위한 작은 혈관들의 연결 네트워크 모습 (자료 출처:** http://heartattacknew.com)

위 그림 2의 좌측 사진은 심장벽이 두껍기 때문에 그 만큼 더 많은 혈류 공급을 필요로 하고 있음을 보여주고 있다. 우측 사진은 만성 빈혈이 있었던 환자의 심장 소견이다. 큰 혈관들 사이의 연결 즉 문합("anastomoses") 혈관들이 성장하고 그들의 직경이 커지고 확대되면서 서로 연결될 수 있다는 점을 보여주고 있다. 만약 이들이 새로운 혈관들이라고 한다면 이처럼 자라거나 확대되지는 않았을 것이다. **이들은 기존에 존재하고 있던 연결 통로였기 때문에 필요에 따라 열리면서 충분히 팽창되고 확대될 수 있었던 것이다.**

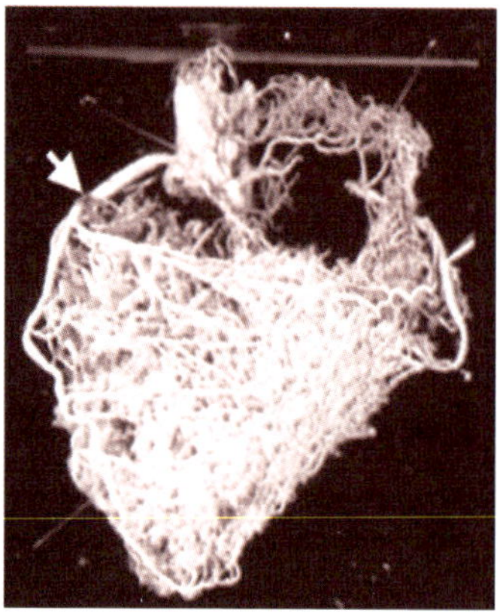

그림. 3. **아주 심한 관상동맥 협착에도 불구하고(화살표) 심근의 혈류 공급에는 지장이 없음을 보여준다. (자료 출처:** http://heartattacknew.com)

그러므로 우리는 이와 같은 자연적인 혈류 통로가 언제든지 생명을 구제하는 우회 시스템으로 발전할 수 있다는 믿음을 가질 수 있게 되었다. 그림 3에서는 관상동맥에 심한 협착이 생겨서 혈류가 차단되었을 때 전후 좌우를 연결하는 혈관들이 성장되어 있는 모습이 생생하게 나타나 있다. 우측 관상동맥의 심한 협착부위가 그림 3의 좌측 상단에 화살표로 표시되어 있다. 그렇지만 우측 관상동맥이 관장하는 영역의 혈류 공급에는 별 다른 지장이 없어 보인다. 왜냐하면 우측 관상동맥이 관장하는 영역의 혈관들이 협착 부위를 넘어서 말초까지 잘 채워져 있기 때문이다. 그래서 전체적으로 보았을 때 심장 전체로 가는 혈류 공급은 완벽한 상태를 이루고 있음을 알 수 있다. 따라서 우측 관상동맥의 심한 협착으로 심장에 허혈성 상처가 생겼거나 또는 급성 심장발작이 일어났을 것이란 증거를 심근 어디에서도 찾아볼 수 없다.

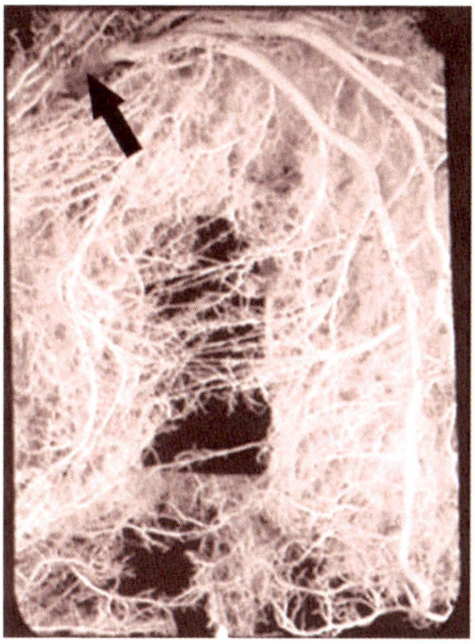

그림. 4. **관상동맥의 막힌 부위 주변으로(화살표) 풍부한 측부혈행들 ("collaterals")이 발달하여 자연적인 우회도로를 형성하고 있음을 알 수 있다. (자료 출처: http://heartattacknew.com)**

그림 4에서는 관상동맥에 협착이 있어도 왜 전체적으로 심근의 혈류 공급에 지장이 생기지 않는지를 보여준다. 관상동맥이 막힌 부위를 중심으로 해서 큰 혈관들끼리 그리고 그들의 분지들끼리 서로

거미줄처럼 연결되어 늘어나 있고 확장되어 있는 모습을 보여준다. 즉, 광범위한 모세혈관들의 문합(anastomosis) 상태를 보여주고 있는 것이다. 앞서 이런 혈관들을 잘 발달한 **측부혈관들**("collaterals")이라고 말한 바 있다. 관상동맥의 협착이 천천히 또는 갑작스레 증가하게 되면 이와 같은 측부혈관들의 발달과 확장도 함께 동반된다. 그리고 이런 자연적인 우회 시스템의 발달 속도는 당연히 관상동맥에서 혈관 협착이 일어나는 속도와 그 정도에 영향을 받는다. 그래서 심장 근육으로 공급되는 혈류량은 관상동맥의 죽상동맥경화성 협착이나 막힘에 상관없이 어느 순간에도 방해를 받지 않고 일정하게 유지되려는 특성을 지니고 있다.

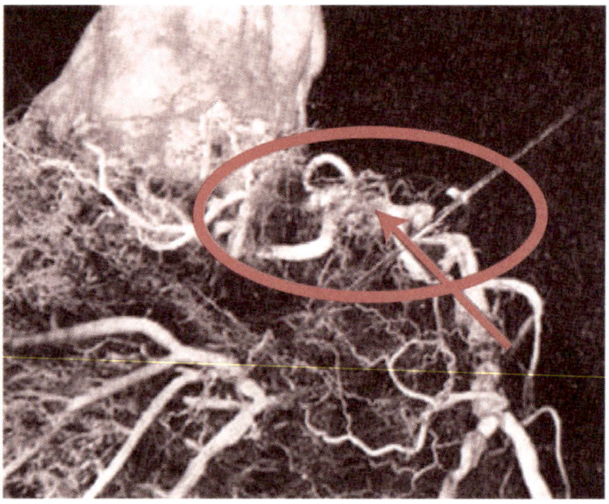

그림. 5. 막힌 부위 주변에 작은 측부혈관들의 뭉치 덩어리가 형성되어져 있는 것을 볼 수 있다. (화살표) 이들을 위성 측부혈관들(satellite collaterals)이라 부른다. (자료 출처: http://heartattacknew.com)

그림 5에서는 바롤디(Baroldi)가 위성 **측부혈관들**("satellite collaterals")이라고 부른 것을 보여주고 있다. 이는 막힌 부위 주변에 아주 작은 혈관들이 뭉치를 형성하고 있는 것을 지칭하는 명칭으로 막힌 부위를 최단 거리에서 직접 우회시키는 작은 측부혈관들의 모임(덩어리)을 그렇게 부른 것이다.

이처럼 막힌 부위 주변에 측부혈관들을 통한 혈류는 심장 근육을 채운 뒤 다시 이를 통해 막힌 부위의 원위부(하방) 관상동맥 혈관 속을 거꾸로 채울 수 있다. 그렇게 되면 혈액이 막힌 부위 이하로부터 차서 거꾸로 좁은 부위로 올라오게 되는 현상이 발생하게 된다. 이 점이 바로 그림 3에서 우측 관상동맥이 심하게 막혀 있음에도 불구하고 그 이하 부분에 혈액이 충분히 공급되어 다른 잔 가지들까지도 채우고 있는 모습을 보여주고 있는 이유인 것이다. 이는 곧 관상동맥이 막혔다고 그 이하 원위부에 혈액이 차지 못하는 것이 아니라 측부혈관들에 의해 우회되어 심근으로부터 표면에 존재하는 관상동맥이 거꾸로 혈액을 공급받아 채워지는 상황이 얼마든지 연출될 수 있음을 보여주는 소견인 것이다. 그래서 **관상동맥 속의 혈류 방향은 고정되어 있지 않다는 사실을 여기서 알 수 있다**.

이처럼 우리를 놀랍게 하는 새로운 주장을 한 사람이 비단 이탈리아의 병리학자 바롤디(Baroldi)만 있었던 것은 아니다. 17세기 이래(참고: Richard Lower가 처음으로 "Tractatus de corde", 1669, Amsterdam란 책에서 언급하였음.) 심장 근육 속에 이와 같은 '작은 혈관들의 연결 네트워크'가 많이 존재한다는 사실이 여러 병리학자들에 의해 꾸준히 기술되어져 왔다. 그리고 지금부터 약 70년전쯤에도 몇몇 연구자들에 의해 바롤디가 시행한 것과 비슷한 연구 방법을 통해 해부학적으로 심장 근육에 공급되는 혈액의 흐름과 패턴을 입증하려는 시도가 진행된 바 있었다.

이처럼 우리가 모르고 있던 사실을 알게 됨으로써 새로운 사고의 지평이 열리는 경우가 역사적으로 여러 차례 있어 왔다. 나는 심장발작의 발생 원인에 대해서도 이제 그와 같은 일대 변혁이 일어날 시기가 도래하였다고 생각한다. 아래 그림 6은 심장의 혈액 공급 상태를 두 가지 다른 연구 방법으로 보여주고 있다. 지금까지 우리가 알고 있듯이 관상동맥조영술 상에 보이는 혈관만이 심장에 혈액을 공급하는 혈관이란 생각에 사로잡혀 있게 되면 그것의 협착이나 막힘을 해결해 주는 것만이 최선의 해법인 것으로 생각할 수밖에 없다. 그러나 그림 6의 (B) 에서와 같이 실제 '**심근 속의 작은 혈관들의 연결 네트워크**'가 존재한다는 것을 알고 있다면 우리는 심장발작의 원인과 치료에 대해 지금까지와는 다른 방식으로 생각하지 않으면 안 된다. **왜냐하면 새로운 모델에서는 심장 근육이 관상동맥의 협착으로 인해 혈류 공급이 부족하게 되는 상황을 쉽게 겪을 것 같지 않다는 사실을 여실히 보여주고 있기 때문이다**.

(참고: 독일의 닥터 스로카는 이와 같은 심근 속의 자연적인 우회혈관시스템의 존재를 이해하지 못하고 관상동맥의 협착이나 막힘 현상에만 주목하는 현대 주류 심장전문의들을 태도를 비판하며 그들이 이해하지 못하는 불가사의한 수수께끼 해법이 바로 이런 심근

속의 자연적인 해부학적 구조에 있음을 강조하였다. 그래서 그는 심장 속에는 이런 **불가사의한 수수께끼 해법**(The Riddle Solution)이 존재하기 때문에 **관상동맥이 막혀도 우리가 쉽게 죽지 않는 이유라고 말하고 있다.**)

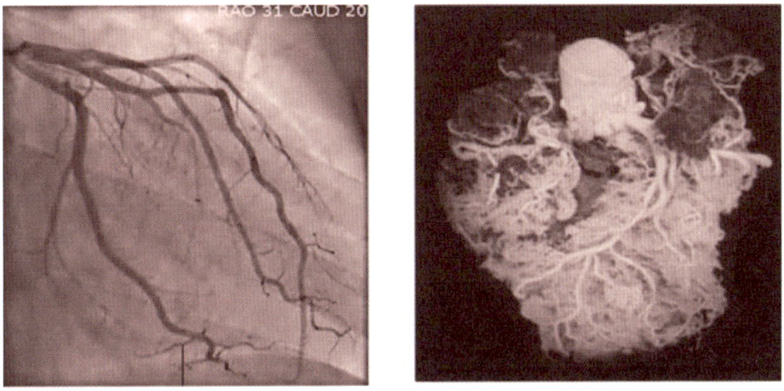

(A) 살아있는 환자에서 관상동맥조영술을 실시한 후 보이는 모습

(B) 심장 속 작은 혈관들의 연결 네트워크 모습 (부검 심장)

그림. 6. 심근의 혈액 공급 상태를 보여주는 2가지 시각적 방법의 비교 사진. (A)는 살아 있는 사람에서 좌측 관상동맥조영술을 한 뒤의 모습이다. 반면 (B)는 사망한 사람의 부검을 통해 심근 속에 풍부한 작은 혈관들의 연결 네트워크가 존재하고 있음을 보여준다.

측부혈관들(collaterals)이 발달하는 속도

심장 근육속의 측부혈관들(collaterals)이 얼마나 빨리 열리는가? 만약에 여러분이 실험적으로 개(dog)의 좌측 관상동맥을 갑자기 묶어 버린다면 심장으로 가는 혈액이 갑자기 줄어들어서 아무리 심장 속에 해부학적으로 혈관 연결 및 문합 네트워크가 존재한다고 해도 그들이 빠르게 열리지 못해 급성 심장발작이 일어나는 것을 목격할 수 있다. 그러나 이와 달리 우리가 좌측 관상동맥혈관에 협착(불완전한 차단)을 천천히 일으킨다면 그것이 매우 심해 혈관이 완전 폐쇄가 될 정도라고 해도 아무런 일이 발생하지 않는다.

실제 실험 연구에서도 이런 사실이 입증되었다. 좌측 전하행 관상동맥(LAD)을 천천히 막히게 하는 경우에는 협착증이 심해져서 일주일 후에 완전히 막혔음에도 불구하고 별 특별한 사건이 발생하지 않았다. 즉, 심장발작이나 위험한 부정맥이 발생하지 않았던 것이다. 이는 역으로 약 1주일 정도면 측부혈관들이 충분히 발달하여 관상동맥이 완전히 막혀도 심장 근육에 공급되는 혈액량에는 위험할 정도의 감소가 일어나지 않는 사실을 입증해 주는 소견이라 할 수 있다. 이와 비슷한 또 다른 연구에서도 4일 이내에 측부혈관들이 광범위하게 열리면서 심장 근육들을 보호해주었다고 밝히고 있다. 이 밖에 현대적인 기술의 발달로 인해 우리는 측부혈관들이 일치감치 그리고 아주 빠른 속도로 열리고 확대, 성장하는 것을 실제 시각적으로 확인해 볼 수 있는 시대에 살고 있다.

물론 측부혈관들이 열리고 확대되는 능력과 속도에 있어서 개인차가 있을 수 있다. (예: 나이, 질병 상태, 산화질소의 생산량 등)

죽상동맥경화증은 만성 질환이고 일반적으로 천천히 진행되는 성향을 지니고 있기 때문에 혈관벽에 죽상동맥 플레이크가 생기고 이들이 변화되는 과정에는 몇 달 또는 몇 년이란 세월이

소요된다. 그와 동시에 심장 속에서는 닫혀 있던 자연적인 우회 혈관들이 발달되는 과정이 함께 진행되고 있다는 점을 기억하면서 관상동맥의 협착에 대해 갖고 있는 절대적인 두려움과 공포가 실제보다 매우 과장된 것임을 깨달을 필요가 있다.

2. 관상동맥조영술의 한계: 심근 속 작은 혈관들의 연결 상태를 보여주지 못한다.

오늘날 주류 심장의학 전문의들은 심장의 관류 상태를 평가하기 위해 관상동맥조영술을 표준 검사법으로 채택하고 있다. 그래서 많은 사람들이 이미 이 검사법이 어떤 것인지 잘 알고 있다. 이것은 말초 동맥을 통해 가는 카테타를 삽입하여 그것이 대동맥을 거쳐 관상동맥 입구 속으로 들어가게 한 뒤에 이를 통해 조영제를 주입하여 관상동맥의 상태를 보여주는 영상 검사법이다. 대동맥 뿌리에 좌측과 우측 2개의 관상동맥의 입구가 있기 때문에 전체를 동시에 다 볼 수 없고 좌측과 우측 관상동맥의 공급 영역을 각기 한 번에 하나씩 따로 보게 되어 있다.

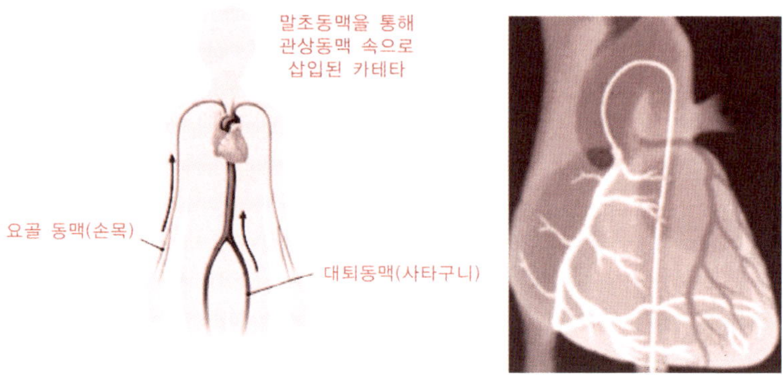

그림. 7. **우측 관상동맥조영술의 시행 과정을 보여주는 모식도.**

그림 7에 나타난 관상동맥조영술 사진은(우측) 우측 관상동맥 입구에 카테타를 놓고 조영제를 투여하는 모습을 보여준다. 실제로는 관상동맥조영술이 X-선 사진처럼 한 장의 컷 사진으로 나타나는 것이 아니라 동영상을 통해 혈류의 흐름을 조망하면서 혈관 상태를 파악하도록 되어 있다. 그래서 보통 매우 빠르게 조영제가 흘러가는 모습을 보게 된다. 만약 우측 관상동맥의 어느 부분에 협착이 있다면 이 검사를 통해 어느 부분에 협착이 있는지 쉽게 찾아낼 수 있다. 그러나 이 검사는 조영제가 매우 빠르게 지나가므로 관상동맥을 통한 혈류 흐름은 파악할 수 있지만 그것을 통해 심근 속에 존재하는 측부혈관들과 모세혈관들의 문합 상태, 즉 작은 혈관들의 연결 네트워크 상태까지는 자세히 보여주지 못한다는 단점을 지니고 있다. 다시 말해 **이 검사는 단지 심장의 표면에 존재하는 관상동맥의 상태만을 보여주는 검사일 뿐 심근 속에 자연적으로 존재하는 작은 혈관들의 연결 상태(문합 및 측부혈행의 발달 상태)는 보여주**

지 못하는 검사인 것이다. 그렇지만 동영상 필름을 천천히 돌려보면 종종 이상한 사실들을 발견할 수 있다. 예를 들어 우측 관상동맥의 중간에 협착이나 막힘이 있어 혈류가 상부에서 하방으로 원활하게 흘러가지 못함에도 불구하고 그보다 훨씬 원위부(하방) 혈관들이 먼저 조영되면서 협착이나 막힌 부위의 이하 부분 혈관들이 거꾸로 그 윗부분을 채우고 있는 모습을 보는 경우라 할 수 있다. 이는 혈액이 심장 표면에 존재하는 (우측)관상동맥으로만 흘러가는 것이 아니라 그 밑의 심근 속에 풍부하게 존재하는 측부혈관들의 우회 통로들을 통해 아래로 내려 가고 있어서 그런 것이다. 다시 말해 심근 속에 우회 통로인 측부혈관들이 잘 발달되어 있다는 사실을 간접적으로 보여주는 소견인 것이다. 그래서 관상동맥조영술상에는 심한 협착이나 막힘이 있음에도 해당 혈관의 영역에 속하는 심근 부위에는 전혀 허혈성 손상의 흔적이 나타나지 않는 경우를 자주 볼 수 있다. 이런 일은 우측 관상동맥에서 잘 관찰할 수 있지만 실제 좌측 관상동맥에서도 마찬가지로 충분히 관찰할 수 있다.

내가 이처럼 장황한 이야기를 늘어놓는 이유는 관상동맥 속에 카테터를 삽입하고 시행하는 관상동맥조영술이 우리가 생각하는 것처럼 멋진 검사가 아니라 **매우 중요한 정보들을 제대로 알려주지 못하는 반쪽짜리 검사라는 점을 말하고 싶어서 그런 것이다**. 관상동맥조영술은 심장 표면을 주행하는 관상동맥의 협착 부위만 잘 보여주고 그 협착 부위를 우회하는 심근 속 작은 혈관들의 연결 상태와 우회 및 문합 통로들은 제대로 보여주지 못한다. 그 결과 우리로

하여금 심장의 혈관 상태에 대한 잘못된 선입관을 갖도록 만드는데 큰 역할을 담당하고 있다. 다시 말해 **많은 사람들이 관상동맥의 상태가 심장 혈류 흐름의 전체를 대변하는 줄 알고 그것의 이면 또는 이하의 혈관 연결 상태에 대해서는 전혀 생각할 기회조차 빼앗아 가버리는 그런 역할을 하고 있는 것이다**. 이로 인해 많은 사람들이 심근의 혈관 분포 상태 및 관상동맥의 협착 정도와 그 의미에 대해 실제와 다른 잘못된 선입견과 판단을 내릴 수 있는 기회를 제공하고 있어 문제가 된다고 지적하지 않을 수 없다. 이는 비침습적으로 시행되는 CT 관상동맥조영술에서도 마찬가지다. (그림 8)

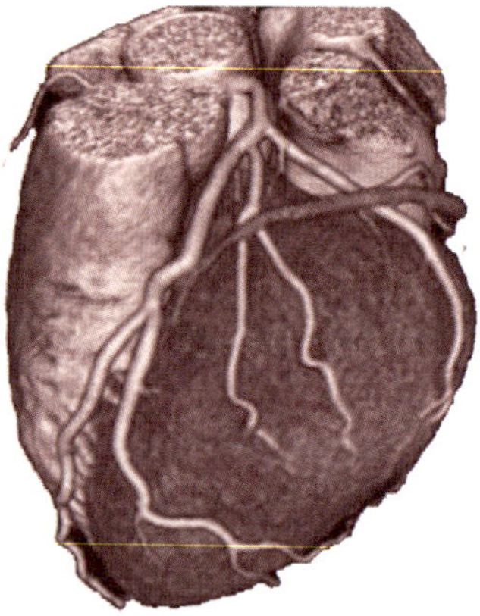

그림. 8. CT 관상동맥조영술 사진. 통상적인 관상동맥 조영술과 달리 비침습적으로 관상동맥의 상태를 파악할 수 있다.

그래서 병원에서 발행하는 관상동맥조영술 후의 검사 보고서를 보면 관상동맥의 상태에 대해서만 기록이 적혀 있고 심근 속에 존재하는 작은 혈관들의 연결 상태에 대해서는 아무런 언급이 없다. 그런데도 이렇게 부실한 기록에만 의존하여 심근에 혈액 공급을 늘리기 위한 치료 전략들을 사용하고 있는 것이다. (예: **풍선 확장술과 스텐트 삽입, 심장 바이패스 수술 등**)

앞서 지적했듯이 관상동맥조영술은 그 기술적 한계로 말미암아 사람들에게 관상동맥이 전형적으로 막다른 끝 혈관(end arteries")이라는 잘못된 개념에 사로잡히게끔 만들어 준다. 그래서 그것을 보는 사람들로 하여금 관상동맥의 심한 협착이 심장발작의 가장 결정적인 원인이라는 생각을 갖도록 은연 중 강요하는 도구로 전락되었다. 그래서 관상동맥조영술을 권하는 심장전문의들은 항상 이것을 시행하여 협착 소견을 발견하고 이를 빨리 풍선으로 넓히고 그 자리에 스텐트를 삽입하여 다시 좁아지지 않게 만들어 주어야 생명을 구할 수 있다고 주장한다. (참고: 이 과정을 통틀어서 간단히 **관상동맥** '**혈관성형술**'이라 부른다.) 그러면 관상동맥조영술 사진을 본 사람들은 아무도 그런 주장에 반대하거나 이의를 제기하지 못하고 동의하게 된다. 이것이 내가 심장전문의들이 관상동맥조영술을 무기 삼아 환자들을 협박하고 있다고 말하는 이유인 것이다. 특히 그것이 보여주는 소견이 너무나도 간단 명료하기 때문에 웬만한 지식이 없는 사람들은 심지어 의사들이라고 해도 심장전문의들이 하는 이런 주장에 그대로 넘어갈 수밖에 없는 실정이다.

물론 풍선확장술과 스텐트 삽입과 같은 중재시술을 통해 막힌 혈관의 말단으로 혈액을 직접 보내는 일을 하면 해당 관상동맥의 혈관 기능이 일시적으로 증대될 수 있을지 모른다. 그렇지만 그 반대로 비록 관상동맥조영술 상에는 잘 나타나지 않지만 그동안 발달되어 우회 통로 역할을 해오고 있던 측부혈관들의 기능은 본래 관상동맥 통로가 열림과 동시에 재빠르게 퇴행하게 되는 변화를 겪을 수도 있다는 반대적인 예상도 함께 해 볼 수 있다. 그렇게 되면 **평소 보호 작용을 하는 측부혈관들의 우회 통로가 퇴행된 상태에서 관상동맥 속에 삽입된 스텐트 내에 갑자기 혈전이라도 생기게 되면 그것은 원래의 협착보다도 더 위험한 상황을 초래할 수 있게 된다**. 그래서 오늘날 이런 위험을 최소화하기 위해 스텐트가 혈전 방지용 약물을 한동안 일정하게 방출할 수 있도록 개량되어 출시되고 있다. 또한 이것만으로도 부족하여 환자들에게 스텐트 삽입 후 약 1년 동안은 두 가지의 혈액응고 방지용 약물을 복용하라고 처방하고 있다. 그렇게 되면 혈액을 묽게 하는 약을 먹는 환자들은 추가로 위장이나 뇌 속에서 예상치 못한 출혈을 경험할 위험성을 함께 떠안고 살아가게 되는 것이다.

이상과 같은 점들을 전부 고려해 볼 때 나는 **심근 속의 자연적인 우회 통로인 측부혈관들의 존재와 문합 상태의 효율적인 작용을 인정하지 않고 굳이 이들을 파괴시키는 인공적인 노력을 시도하는 것이 과연 정당한 치료인지 의문을 갖지 않을 수 없다**. 그래서 나는 현재와 같이 관상동맥에서의 협착만을 해결하는 데 초점을 맞추는 치료 방법이 과연 가장 최선의 방법인지 진지하게 고민할 필요가 있다고 생각한다.

그렇지만 우리의 현실을 돌아보면 이런 신중함은 없고 일방적인 공식만 만연해 있는 듯하다. 심장전문의는 환자에게 스텐트를 삽입하거나 바이패스 수술을 설득하기 위한 사전 유인 수단으로 관상동맥조영술을 이용하고 있다. 만약 심근 속의 자연적인 우회 시스템인 측부혈관들에 대한 사전 지식 없이 관상동맥조영술 상에 나타난 협착 또는 폐쇄 소견만 보게 된다면 십중팔구 모든 사람이 이를 걱정하고 두려워하여 심장전문의의 말에 무조건 따르게 될 것이다.

그러므로 여러분이 관상동맥조영술을 볼 때에는 협착 부위에만 신경을 기울이지 말고 그 혈관에서 협착 이후 부분에 혈액이 어떻게 채워지고 있는지 주목하여 잘 살펴볼 필요가 있다. 그 이유는 협착된 혈관을 통해 위에서부터 혈액이 흘러 들어와 차는 것이 아니라 주변의 측부혈관들을 통해 아래 하방으로부터 거꾸로 혈액이 차는 양상을 자주 발견할 수 있기 때문이다. 그리고 이 때 관상동맥의 협착으로 인해 심장 근육의 산소 공급에 큰 지장이 가해지지 않고 있다는 점도 빨리 알아차릴 필요가 있다. 특히 관상동맥조영술 상에 협착 소견이 극적이면 극적일수록 측부혈관들의 기능이 더욱 효율적으로 작동되는 경향을 갖고 있기 때문에 관상동맥의 협착 부위만 보고 놀라 두려움에 떨지 말고 침착하게 여유를 갖고 그 주변의 상황을 고려해 보는 것이 필요하다고 충고해주고 싶다.

물론 현대 주류 심장학에서도 이와 같은 측부혈관들과 혈관과 혈관 사이를 잇는 문합들이 존재하고 있음을 충분히 인지하고 있다. 그렇지만 **그들의 주장 속에는 항상 이런 문합이나 측부혈행의 기능**

이 충분하지 못하고 비효율적이라는 생각이 바탕에 깔려 있다. 그래서 이런 측부혈관들만으로는 원래 관상동맥만큼의 충분한 혈액을 공급해 줄 수 없다는 강한 편견에 사로잡혀 있는 것이다. 물론 일부 극단적인 경우에는 그런 주장이 맞을 수도 있다. 그렇지만 그것은 분명 일반적인 사항이 아니다. 도리어 일반적인 사항은 관상동맥이 막다른 끝 동맥 혈관("end arteries")이 아니라 심근 속으로 **수많은 혈액 통로들(측부혈관들과 문합)과 연결되어 그물망과 같은 더 큰 네트워크 구조를 이루고 있다는 사실이다**.

그러나 안타깝게도 심근 속의 이런 진짜 혈관 공급체계는 관상동맥조영술에 나타나지 않는다. 그래서 이런 정보는 실제 죽은 심장을 만지고 분석하는 병리학자들만이 가장 잘 알 수밖에 없다. 병리학자들은 관상동맥조영술보다 훨씬 더 정확한 심장혈관의 상태를 말해줄 수 있는 유일한 위치에 있는 사람들이라 할 수 있다. **관상동맥조영술은 오직 심장 표면에 존재하는 관상동맥의 상태만을 보여줄 뿐이고** 심장 근육 속에 존재하는 직경이 0.1mm 정도 밖에 안되는 작은 혈관들의 연결 상태는 보여주지 못한다. 이렇게 작은 연결혈관들이 혈관조영술로 보이지 않는 또 다른 이유는 조영제를 짧은 순간에 높은 압력으로 주입하기 때문에 이들이 혈액과 빠르게 혼합되면서 사라지기 때문에 작은 혈관들이 영상에 나타날 정도까지 충분한 양을 주입할 수 없다는 기술적인 문제도 동반되기 때문이다. 게다가 한 번에 한 개의 관상동맥만 선정하여 조영제를 주입하기 때문에 좌측이든 우측이든 해당 관상동맥만 보이게 되고 다른 쪽의 관상동맥 혈관들은 잘 보이지 않게 된다는 한계도 가지고 있다. 그래서 우리는 **관상동맥조영술을 볼 때 거기에 나타나는 혈관만이 심장 혈관의 전부가 아니라는 사실을 꼭 기억하고 관상동맥조영술 상에 잘 나타나지 않는 심장 근육 속에 존재하는 측부혈관들이나 작은 혈관들의 연결(문합) 상태 및 그 발달 정도까지 전부를 헤아릴 수 있는 넓고 깊은 안목과 상상력을 길러야 한다**.

관상동맥조영술을 볼 때 주의할 점

- 관상동맥조영술에 나타나는 소견이 심장 속의 혈류 상태를 대변하는 확실한 방법이 되지 못한다는 점을 알아야 한다.
- 심근 속 작은 혈관들의 연결 상태(측부혈관들과 문합 상태)는 비록 관상동맥조영술 상에 보이지 않는다고 해서 실제 존재하지 않는 것이 아니다. 그러므로 관상동맥조영술을 볼 때 이런 풍부한 심근 속 작은 혈관들의 연결 상태를 염두에 두고 이들의 존재를 상상하는 훈련을 해야 한다.
- 심장 속으로 가는 혈류 공급상태를 정확하게 파악하기 위해서는 관상동맥조영술뿐 아니라 해부학적 '심근 속 작은 혈관들의 연결 상태' 모델을 함께 고려하는 방식을 택해야 한다.

3. 콜레스테롤 또는 LDL이 죽상 플레이크 발생의 원인이라는 잘못된 주장

관상동맥 막힘설에서는 관상동맥벽에 생긴 죽상동맥경화증으로 죽상 플레이크가 생겨 혈관 내경을 좁게 만들기 때문에 혈액 공급을 차단시켜 심장발작을 포함한 허혈성 심장질환을 유발시킨다고 하는 주장이 들어 있다. 그래서 관상동맥벽에 죽상 플레이크가 형성되는 것이 모든 과정의 첫 시발점인 것으로 간주하고 있는 것이다. 그리고 이런 이유를 근거로 해서 죽상 플레이크가 발생하지 않도록 혈중 콜레스테롤 수치를 낮춰야 한다고 강조하고 있다. 그러나 죽상 플레이크가 과연 심장발작의 원인인지 아니면 전체적인 진행 과정 중에서 발생하는 결과물 중 하나인지는 아직 모르는 상태다. 그럼에도 불구하고 주류 심장의학에서는 죽상 플레이크를 범인으로 보고 콜레스테롤 합성을 억제시키는 스타틴(일명 고지혈증약)이란 약물을 적극 사용할 것을 권하고 있다. 콜레스테롤 레벨을 낮추면 플레이크가 생기지 않게 되므로 심장발작의 발생도 예방할 수 있다는 논리를 펼치고 있는 것이다.

그러나 이 주장은 참으로 어처구니없는 주장이다. 왜냐하면 죽상 플레이크는 콜레스테롤 레벨이 높아서 생기는 것이 아니라 혈관벽의 염증이나 손상 때문에 생기는 이차적 현상이기 때문이다. 그리고 콜레스테롤 레벨이 높다고 죽상 플레이크가 더 크게 생기는 것도 아니다. 그런데도 주류 심장의학에서는 사람들에게 '플레이크 속에 콜레스테롤이 많이 들어있으니 콜레스테롤 수치를 줄이면 플레이크의 형성 및 그 크기도 줄일 수 있어서 관상동맥 혈류가 막히는 위험을 예방할 수 있다'는 식으로 잘못된 프레임을 만들어 이를 주입시키고 있다. 이 주장이 그럴 듯한 삼단 논법 방식을 이용한 것이라서 어리석은 일반 대중들은 물론 많은 의료인들까지도 이 주장에 속아넘어가고 있다. 그러나 이는 자초지종을 무시한 채 처음과 끝을 잘못 연결하여 만들어낸 논리적 모순에 해당된다. 그래서 마치 불이 난 화재 현장에서 열심히 불을 끈 소방관에게 검은 숯덩이 먼지를 뒤집어쓰고 있으니 그를 화재를 일으킨 범인이라고 지목하는 것과 같은 잘못된 상황에 해당되는 것이다. 그러므로 나는 여러분들에게 이런 모순된 논리 장난에 속지 말고 문제의 실상을 정확하게 파악하라고 다시 한번 분명하게 강조해서 말해두고 싶다. 그것은 '**혈관벽에 죽상 플레이크를 만드는 진짜 원인은 콜레스테롤이 아니라 혈관벽의 염증이고** 혈관벽에 염증을 일으키는 요인으로는 흡연, 고혈압, 중금속, 독소나 약물, 고혈당, 세균, 스트레스 등 여러 가지가 있다.'라는 사실을 분명하게 알려주고 싶다. 그러므로 여러분은 잘못된 주장에 속지 말고 **콜레스테롤이 염증으로 인해 손상된 혈관이 파열되는 것을 막기 위해 달려온 구조 물질에 해당된다**는 점을 꼭 기억하고 있으면 된다. (참고.: 이 점에 대해서는 본인이 쓴 다른 저서인 "**콜레스테롤과 포화지방에 대한 오해풀기**"와 "**콜레스테롤은 적이 아니다**"란 책에 좀 더 자세히 적혀 있다.)

이런 반론이 심해지자 주류 심장의학에서는 이제 콜레스테롤이 문제가 아니고 LDL콜레스테롤이 문제라고 슬쩍 말을 바꾸는 태도를 취하고 있다. 그들은 LDL콜레스테롤도 콜레스테롤인 것처럼 말하면서 언어 혼란 전술을 사용하고 있는 것이다. 그렇지만 LDL은 지단백이지 콜레스테롤이 아니고 LDL은 콜레스테롤을 운반하는 운반체란 사실을 분명히 알아야 한다. 그렇지만 콜레스테롤을 간에서 말초로 운반하는 LDL 수치가 높다고 하여 동맥 벽에 죽상 플레이크가 더 많이 생긴다는 증거는 그 어디에도 없다. 또한 콜레스테롤 합성을 억제시키는 약물(스타틴 계열)을 사용한다고 해서 LDL 지단백 수치가 줄어든다고 말하는 것도 엄밀히 말해 맞지 않는 이야기다. 그래서 나는 관상동맥의 혈류를 개선시키기 위해 또는 심장발작을 예방하기 위해 콜레스테롤이나 LDL 레벨을 낮춰야 한다고 주장하는 현행 주류 심장의학의 주장을 도저히 받아들일 수 없다. 실제 임상 연구에서도 나의 주장을 뒷받침해주는 연구 결과들이 많이 나와 있다. 그 중 하나가 나이가 많을수록 콜레스테롤 레벨이 어느 정도 높은 상태(240-260 mg/dL 수준)로 유지되어야 더 오래 산다는 연구 결과다. 이 밖에 다른 연구들에서는 콜레스테롤 레벨을 떨어뜨리는 스타틴이란 약물을 복용해도 심장병으로 인한 사망률을 개선시키는 효과를 얻지 못했으며 도리어 각종 부작용들만 얻게 되었다는 결과들을 발표하고 있다.

그러므로 나는 콜레스테롤 또는 LDL 수치를 낮추라는 현행 주류 의학의 주장에 현혹되지 말고 혈관의 염증을 예방하고 줄이는데 집중하는 것이 더 중요하다는 충고를 여러분께 해주고 싶다.

(참고: 현대 산업 사회를 사는 사람들의 약 40%는 혈관 속에 죽상 플레이크를 가지고 있다. 그리고 나이를 먹을수록 삶의 스트레스가 누적되기 때문에 죽상 플레이크를 갖게 될 확률은 증가한다. 따라서 스트레스를 줄이고 올바른 식생활스타일을 실천하여 인슐린 저항성과 당뇨 발생을 막는 것이 심장발작을 예방하는 가장 좋

은 방법이지 약물을 사용하여 그것도 타겟을 잘못 겨냥한 약물을 사용하여 심장발작을 예방하려는 것은 매우 어리석고 쓸데없는 자기 위안을 위한 허튼 수작에 불과하다는 점을 빨리 깨닫길 바란다.)

죽상 플레이크 발생 기전에 대한 주류 심장의학의 이론

관상동맥과 같은 동맥 혈관벽에 죽상 플레이크가 생기는 기전을 설명하기 위한 이론에는 다음 2가지가 있다. 하나는 대표적인 LDL**콜레스테롤 모델**이고 다른 하나는 오래된 전통적인 **혈전생성 치유 모델**이다.

1. LDL콜레스테롤 모델

LDL**콜레스테롤 모델**에서는 혈관벽에 염증이 발생하여 LDL콜레스테롤이 몰려들면 그 중에서 입자가 작고 밀도가 높은 LDL콜레스테롤(아형 B)이 혈관내피세포층을 뚫고 들어가 혈관벽에서 대식세포와 같은 면역세포들과 반응하여 거품세포(foam cell)를 만들고 그 주변에 섬유질 형성과 석회화가 진행되어 죽상 플레이크를 만들게 된다는 이론이다. (참고: 아래 그림 9) 그러므로 이 모델에 따르면 산화된 LDL과 산화 콜레스테롤이 혈관벽에 염증을 일으키는 주된 요인으로 지목된다. 게다가 이 모델에서는 나중에 혈관벽의 염증으로 백혈구들이 몰려와 죽상 플레이크의 캡슐을 약화시키게 되면 그것이 파열되면서('플레이크 파열설') 그 안에 담겨있던 콜레스테롤과 같은 물질들이 혈액에 노출되고 그러면 혈소판들이 몰려와서 혈전(피떡)을 만들게 되며('급성 혈전생성설') 그럴 경우 혈전의 전부 또는 일부가 혈압이나 혈류에 의해 떨어져 나가 말초의 더 가는 혈관들을 막아서 해당 심근 부위의 국소적 혈류를 완전 차단시키게 된다고 주장하고 있다. (참고: 제2장 그림 1의 B.) 이렇게 심근 일부로 가는 혈류가 완전 차단되게 되면 세포가 산소 공급을 받지 못해서 신경을 통해 뇌에 위험 신호를 올려보내기 때문에 맥박이 빨라지고 숨이 짧아지며 식은 땀이 나고 구역감과 가슴에 피가 안 통해서 오는 협심통증을 느끼게 된다고 설명하고 있다.

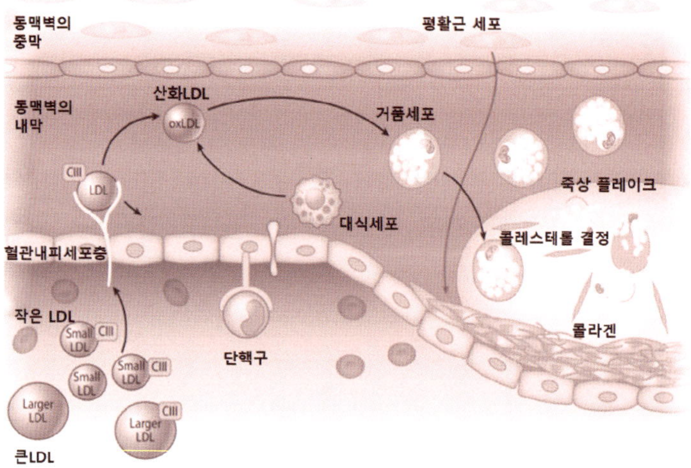

그림. 9. LDL콜레스테롤 모델에 의한 동맥벽의 죽상 플레이크 형성 과정

2. 혈전생성 치유 모델(thrombogenic model)

원래 혈관 내벽에 손상이 가해지면 그것을 치유하는 모델로 먼저 나온 것이 바로 이 혈전생성 치유 모델이다. 그런데 콜레스테롤 역할을 어떻게 해서라도 끼워 넣으려 하다 보니 위에서 말한 LDL콜레스테롤 모델이 만들어져 널리 퍼지게 되었다. 그러므로 여러분은 이런 전후 사정을 잘 알고 플레이크가 진짜 어떻게 만들어지는지를 잘 판단해 보길 바란다.

혈전생성 치유 모델에서는 혈관내피세포층에 세균, 독소, 흡연, 친산화물질, 혈압 등에 의해 염증이나 손상이 발생하게 되면 이를 치유하기 위해 혈소판을 포함한 각종 혈구 세포들, LDL콜레스테롤 등이 모여서 혈전을 만들어 손상 부위를 덮고 이것이 혈액 속의 플라즈민 효소 작용에 의해 최소화되면서 여기에 새로운 혈관내피세포층이 자라나서 이것의 안쪽을 덮으면서 플레이크가 만들어지게 된다는 설명이다. (그림 10.) 그러므로 이 모델에서는 콜레스테롤이 혈관벽의 염증을 일으킨 원인이 아니라 염증으로 손상된 부위를 새롭게 수리하기 위해 달려온 구조 물질임을 확실히 입증해 준다. 다시 말해 콜레스테롤이 죽상 플레이크 형성의 원인이라는 허튼 소리를 하지 않고 도리어 그것이 혈관 염증의 결과에 해당됨을 분명하게 말해주고 있는 것이다. 그래서 나는 콜레스테롤에 대한 잘못된 오해를 푸는 측면에서도 이 모델이 플레이크 형성과 관련하여 더 적합한 모델이라 생각한다.

다시 한번 이 모델에서 말하는 순서를 살펴보면

1. 혈관내피세포층에 손상이 발생한다. 그래서 혈관 내부에 작은 혈전이 만들어진다.
2. 이 혈전은 혈전을 분쇄시키는 효소인 플라즈민(plasmin)에 의해 크기가 최소로 줄어든다.
3. 새로운 혈관내피세포층이 생겨나 남은 혈전 위를 덮는다. 그래서 원래의 상처 부위가 혈관벽 속으로 들어가게 되어 플레이크가 만들어지게 된다.
4. 혈관벽 속으로 대식세포가 몰려와 남은 혈전을 부수고 그 잔재들을 소화시킨다. 그러면 플레이크가 많이 줄어들고 그 속의 남은 찌꺼기들은 림프절을 통해 몸 밖으로 배출된다.

여기서 중요한 점은 4번 항목이 추가되어 있다는 것이다. 그래서 혈전생성 모델은 그 과정 속에 **치유**라는 개념이 들어가서 **혈전생성 치유 모델**이 되는 것이다. 이는 비록 플레이크가 생성되었다고 해도 그것이 면역세포들과 효소 작용에 의해 분해되어 원상에 가깝도록 건강하게 치유될 수 있음을 설명해 주는 모델이어서 개인적으로 나는 이 모델을 더 신뢰하고 있다.

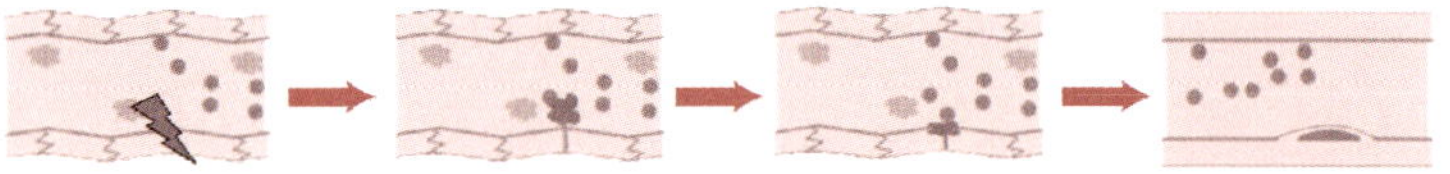

그림. 10. **혈전생성 치유 모델**

어찌 됐든 우리는 여기서 죽상 플레이크가 염증과 손상에 대한 치유 반응의 과정으로 일어나는 것임을 알 수 있고 만약에 혹시라도 혈관벽에 플레이크가 생겼다고 해도 그것이 항상 영구히 남아있는 것이 아니라 치유되어 없어질 수도 있다는 사실을 알게 되었다.

그런데도 현행 주류 심장의학에서는 LDL콜레스테롤 모델에 입각하여 플레이크가 한 번 생기면 영원히 사라지지 않는다고 주장하고 있다. 그래서 해당 혈관의 경화를 촉진시키고(죽상동맥경화증) 때론 강한 경련성 수축 작용(spasm)을 일으켜 혈류 공급에 지장을 줄 수 있다고 주장하고 있다. 게다가 앞서 말한 대로 플레이크가 추가적인 염증 반응으로 약해져서 파열됨으로써 혈전 생성(thrombi formation) 및 전색증(embolism)을 일으킬 수도 있다고 주장하고 있어 이를 허혈성 심장질환(ischemic heart or myocardial disease) 또는 허혈성 뇌질환(ischemic brain disease)의 진행 기전으로 사용하고 있는 실정이다.

물론 혈관 손상 및 염증 진행 과정과 그것의 치유 과정 사이에 속도 차이가 있을 때에는 플레이크가 완전히 치유되지 않고 계속 남아 있을 수 있다. 그러므로 플레이크가 혈관벽에서 깨끗하게 사라지도록 만들려면 우리는 혈관내피세포층에 손상을 주는 스트레스와 각종 세균 독소들의 공격을 더 이상 허락해서는 안 된다. 그래서 혈관 내벽에서 자연적인 치유 과정이 일어날 기회를 충분히 준다면 혈관 내벽은 원래 상태로 회복할 수 있게 된다. 그러나 만약 이런 기회를 주지 않고 또 다시 혈관내피세포층에 손상을 주는 일이 연속해서 일어난다면 그 때에는 혈관벽에 플레이크가 사라지지 않고 더 커질 것이고 또 다른 곳에도 새로운 플레이크들이 생겨날 것이다.

4. **죽상 플레이크 파열설의 모순: 혈류 차단의 원인인가 결과인가?**

의학 용어로 플레이크("plaques")는 혈관벽에 생긴 죽상(粥狀) 모양의 작은 혹을 말한다. 이 혹 속에는 콜레스테롤을 포함한 지방 물질이 많이 들어 있고 손으로 만지면 작은 왁스 덩어리를 만지는 듯한 느낌을 받는다. 언뜻 보기에는 이것이 해를 줄 것 같아 보이지 않는데 심장전문의들은 이것이 터지기 쉽다고 믿고 있으며 그럴 경우에는 그 주변에 혈전이 발생하면서 갑자기 혈관을 막는 일이 발생한다는 시나리오를 강조하고 있다. 그래서 이른바 플레이크 파열설과 급성 혈전 생설설 이 두가지가 관상동맥 막힘설의 근간을 이루고 있다. 이중 먼저 플레이크 파열설에 대해 살펴보고 급성 혈전 생성설에 대해서는 다음 5번에서 논하기로 한다.

현재 주류 심장의학에서는 심장발작의 대부분(3/4 정도)이 이와 같은 관상동맥 혈관벽에 존재하는 죽상 플레이크가 파열하여 혈전을 생성함으로써 일어난다고 주장하고 있다. 즉, 플레이크 파열이 심장발작의 근본 원인이라는 주장인 것이다. 그러면서 그들은 자신들의 이런 주장을 강조하기 위해 항상 플레이크를 '연하고 불안정하다'고 묘사하길 좋아한다. 그래야만 플레이크가 잘 파열되어 심장발작을 일으키는 원인으로 작용할 수 있다는 주장을 뒷받침해주기 때문이다.

만약 이런 식의 가정과 설명이 맞다면 심장발작은 주로 플레이크가 아주 작은 경우에만 발생된다고 보는 것이 타당하다. 왜냐하면 플레이크가 큰 경우에는 혈관 협착이 이미 심해서 그 주변에 측부혈관들이 많이 발달되어 있을 것이기 때문이다. 그래서 그들은 관상동맥 협착이 심할수록 그 부위의 플레이크가 터질 위험성은 거의 없고 플레이크가 작고 협착이 심하지 않은 경우에만 플레이크가 불안정하여 잘 터질 수 있다는 주장을 펼치고 있다.

역사적으로 현대 주류 심장의학에서 이런 주장을 하게 된 근거는 심장발작 전에 찍은 관상동맥조영술과 심장발작 후에 찍은 관상동맥조영술을 비교한 연구에 기반을 두고 있다. 이들은 심장발작 기간 동안에 막힌 혈관의 직경을 측정하여 그 이전에 찍어 놓은 것과 비교해 보니 많은 비율에서 (최대 3/4에서) 그 이전에 찍은 혈관조영술 상의 협착 부위가 그리 심하지 않고 약간 또는 중등도 정도로만 협착이 있었던 상태였다는 사실을 발견하였다. 그래서 큰 플레이크 보다는 작은 플레이크가 더 위험하다는 주장을 펼치게 되었는데 문제는 이런 연구들에서 비교하는 두 개의 혈관조영술 사이의 시행 시간차가 평균적으로 몇 달에서 몇 년까지 비교적 길기 때문에 그 사이에 플레이크가 얼마든지 커질 수 있는 가능성도 있기 때문에 과연 그런 결론을 도출해 내는 것이 맞는가 하는 의구심을 갖게 만든다. 그래서 연구 방법상의 오류가 포함되어 있을 것이라는 의심을 충분히 제기해 볼 수 있다. 그렇지만 이런 의심에도 불구하고 주류 심장의학에서는 여전히 작고 연한 플레이크들이 더 잘 파열된다는 주장을 계속하고 있다.

이와 같은 주류 심장의학의 주장에 의심의 눈초리를 가장 많이 보내는 사람들은 역시 심장 혈관의 상태를 누구보다 잘 알고 있는 해부병리학자들이다. 이들은 관상동맥조영술을 통해 심장 혈관의 상태를 피상적으로 파악하는 심장전문의들에 비해 부검을 통해 심장발작을 맞은 사람들의 심장 내부를 임상 기록과 대조해 가면서 속속들이 살펴볼 수 있는 사람들이라서 훨씬 더 정확한 의견을 제시할 수 있다. 이들의 의견에 따르면 심장발작의 범위가 크고 아주 심한 협착이 있을 때 주로 혈전이 발생한다고 한다. 특히 이탈리아의 바롤디는 심장발작 환자에서 발견되는 모든 혈전의 93%는 아주 심한 혈관의 협착으로부터 발생하였다고 보고하고 있다. 즉, 플레이크가 큰 경우에 더 잘 파열하여 혈전을 형성한다는 주장을 하고 있는 것이다. 그러므로 이 소견은 확실히 현대 주류 심장의학에서 말하는 임상적 내용과 완전히 상반되는 견해라 하지 않을 수 없다.

약 20년쯤 전 내가 심장외과를 전공하고 있을 당시에는 급성 심장발작의 경우에 혈전을 녹이기 위한 혈전용해제를 사용하는 응급치료가 널리 시행되었다. 그 때에는 이런 치료를 하고 나서 혈관조영술을 시행할 기회가 자주 있었기 때문에 혈전이 붙어 있던 협착 부위의 심한 정도를 바로 판단할 수 있었다. 그 때의 자료들을 여러 곳에서 모아 분석해 본 연구 결과를 보면 84%에서 혈전이 아주 심한 결정적인 협착 부위에서 발생한다는 사실을 밝히고 있다. 당연히 이 연구 결과가 발표되고 나서 그 후부터는 관상동맥의 급성 막힘 현상은 기존에 존재하던 협착 부위로부터 발생한다는 생각이 좀 더 많은 지지를 받게 되었다. 그렇지만 이런 사실이 맞다고 해도 의문점이 모두 사라지는 것은 아니다. 왜냐하면 심한 협착 부위 주변에는 이미 충분한 측부혈관들(collaterals)이 발달하여 우회도로를 만들고 있는 상황이라서 말초로 가는 혈류 공급에 큰 차질은 없는 상태라고 볼 수 있기 때문이다. 따라서 비록 측부혈관들이 잘 발달되어 있어도 협착이 심한 부위의 플레이크가 터지면 급성으로 심장발작을 일으킬 수 있다는 사실도 동시에 추론해 볼 수 있다.

한편 나머지 16%에서는 협착이 미약하였음에도 불구하고 심장발작이 일어났기 때문에 주류 심장의학이 주장하듯 작고 연한 플레이크가 파열된 것이 심장발작의 원인이 되었을 것이라 추정된다. 그렇지만 이 수치가 심장발작의 대부분을 차지할 정도로 큰 수치가 못되기 때문에 이를 근거로 작고 연한 플레이크가 터져서 대부분의 심장발작을 일으킨다는 주류 심장의학의 주장을 믿으라고 강요할 수는 없다. 따라서 나는 위와 같은 병리학적 소견들을 근거로 주류 심장의학이 주장하는 **작고 연한 혈관벽의 플레이크가 심장발작의 발생에 크게 기여하는 주된 요인이라는 주장을 그대로 받아들일 수 없다고 생각한다. 설령 그런 가능성이 있다고 해도 그것은 아주 사소한 정도로만 기여하고 있다고 보는 것이 타당하지 않을까 라는 생각을 해본다.**

플레이크 파열과 관련하여 또 다른 중요한 논쟁 거리는 작고 연한 플레이크로부터 발생된 혈전 조각들이 박동하는 혈류 속에서 조금씩 부서져서 말초 부위로 이동하여 그 곳에서 혈관을 막히게 만듦으로써 심장발작을 일으킨다는 주장이다. 이는 뇌혈관의 색전증(embolism) 기전에서 힌트를 얻어서 그런 말을 하는 것 같아 보인다. 즉, 뇌로 올라가는 경동맥 벽에 혈전이 생겨서 그 조각들이 떨어져 나가 뇌 속으로 들어가면 '막힌 뇌졸중(뇌경색)'을 일으킨다는 이론에 근거하여 그와 비슷한 논리를 관상동맥에서도 펼치고 있는 것이다. 그렇지만 심장은 뇌와 달리 심근 속에 측부혈관들과 모세혈관 연결 네트워크가 많이 존재하고 있기 때문에 관상동맥에서 발생한 혈전 조각들이 부서지면서 말초로 떨어져 나가 심장 발작을 일으키는 일은 거의 일어나지 않는다. 물론 여기에도 예외적인 경우는 있을 수 있다. 그것은 바로 혈관조영술을 위한 카테터 삽입을 하거나 또는 심장 바이패스 수술을 하는 것과 같은 인위적 개입이 가해졌을 때에는 간혹 그런 일이 생길 수 있다.

이상에서 살펴본 것처럼 **심장발작의 원인으로 플레이크 파열설은 100% 맞는 주장이라고 인정할 수 없다**. 물론 관상동맥벽의 작고 연한 플레이크들이 아직 충분히 측부혈관들이 발달되지 못한 상태에서 파열된다면 그것으로 심장발작이 일어날 수 있는 이론적 가능성은 있다. 내가 이런 가능성마저 전부 부정하는 것은 아니다. 그렇지만 실제 그런 일은 흔한 일이 아니기 때문에 **관상동맥의 상태 자체가 심장발작을 일으키는 원인 측면에서 보았을 때 결정적인 필요 조건이 아니라 그저 대수롭지 않은 기여 조건 또는 중간에 관여하는 인자(factor)에 해당되는 정도라고 생각하는 것이 옳지 않을까**

하는 것이 나의 생각이다. 그렇다고 내가 관상동맥의 상태가 심장 건강 상태를 결정하는데 있어 중요하지 않다는 말을 하는 것은 결코 아니다. 앞서 말했듯이 심장발작은 전체적으로 보았을 때 긴 이야기에 해당되고 관상동맥의 상태는 그 중에서 '기승전' 부분이 아닌 결론 부분에 해당되는 내용이기 때문에 모든 것이 한참 진행되어 무르익은 경우에나 관상동맥의 상태가 매우 중요한 기여 요인으로 등장할 수 있다고 생각하는 것이 타당하다. 그래서 새로운 패러다임('심근 일차원인론')을 옹호하는 사람들은 심장발작의 근본 원인을 찾는 과정에 있어서 관상동맥의 상태는 대부분의 과정에서 중요한 고려 대상이 되지 못한다는 생각을 갖고 있다. 여러분도 **심장발작의 발생을 전적으로 관상동맥의 상태와 연결 지으려는 기존의 패러다임에서 벗어나 새로운 관점 즉 심근의 관점에서 이 사건의 시작과 진행을 추적하는 태도를 견지할 필요가 있다**. 그리고 관상동맥 속의 플레이크 형성과 이들의 파열 여부는 혈관 속의 염증에 의해 일어나는 사건이기 때문에 혈관 상태를 건강하고 깨끗하게 유지하고 여러 염증 요인들이 혈관 속에 영향을 미치지 않도록 미리 예방하는 방식으로 대처하는 것이 가장 현명한 처사라고 생각한다. 이런 관점에서 현대 주류 심장의학이 관상동맥 협착 부위를 인위적으로 넓히고 그곳에 스텐트를 삽입하는 방법은 바람직한 치유와는 거리가 먼 임시방편적 조치에 불과하다는 점을 다시 한 번 상기해 둘 필요가 있다.

5. 급성 혈전 생성에 대한 의문점: 선행적 원인이 되기도 하지만 그보다 이차적 결과에 해당되는 경우가 더 많다.

주류 심장의학에서는 관상동맥 협착 부위에서 플레이크가 파열되면 그 부분에 혈소판들이 모여들어 혈전(thrombosis)을 만들고 이것이 자라거나 떨어져 나가 하방으로 가는 혈류를 막기 때문에 갑자기 심장발작이 생기게 된다는 이른바 '**급성 혈전생성설**'을 주장을 하고 있다. 이에 대해 일부 의식 있는 전문가들은 다음과 같은 몇 가지 합리적인 의심을 통해 그런 주장이 100% 전적으로 맞지 않는다며 이의를 제기하고 있다.

지금부터 이 점에 대해 앞서 언급한 이탈리아의 병리학자 바롤디가 제시한 3가지 의심 사항들을 중심으로 살펴보기로 한다.

(1) 급성 혈전 생성설에 대한 첫 번째 합리적 의심:

관상동맥 혈류가 갑작스레 완전히 막히는 경우는 전체 심장발작의 발생 케이스 중에서 단지 50%에서만 발견된다. 그러므로 관상동맥 속에 혈전(clot)이 생겨서 이차적으로 심장발작이 발생하게 된다는 주장을 모든 경우에 다 적용할 수 없다.

(2) 급성 혈전 생성설에 대한 두 번째 합리적 의심:

일반적으로 심장발작의 크기가 클수록 혈전증이 더 자주 발견된다. 만약 급성으로 혈관 속에 혈전(피떡)이 발생하는 것이 심장발작의 유일한 원인이라고 한다면 그로 인해 발생하는 심장발작의 정도도 매우 다양하게 나타나야 한다. 아주 큰 범위의 심장발작도 있고 그보다는 작은 범위의 심장발작도 있을 수 있다. 그러나 병리학적으로 혈전은 주로 심장발작의 범위가 큰 경우에서 발견되고 있어 위와 같은 추론이 맞지 않고 있다. 그래서 오히려 이 소견을 역으로 생각해보면 다음과 같은 합리적 가정을 해볼 수 있다. 즉, 심장발작의 범위가 클수록 해당 부위를 공급하는 관상동맥 내에서의 정체와 울혈이 더욱 증가되어 이로 인해 해당 관상동맥의 혈관벽이 손상을 입을 가능성이 증가하고 그래서 혈전이 생길 가능성과 기회도 높아지게 된다고 거꾸로 추정해 볼 수 있는 것이다. 그렇다면 이는 혈전 생성이 심장 발작의 일차적 선행 원인이 아니라 심장발작의 발생으로 인해 이차적으로 생기는 후발 현상이란 주장을 강력하게 뒷받침해 준다.

(3) **급성 혈전 생성설에 대한 세 번째 합리적 의심**:

심장발작을 경험하고 오래 생존할수록 부검을 할 때 혈전이 더 자주 발견된다. 이는 분명 혈전 중 일부가 심장발작 이후에 생겼음을 의심케 하는 소견으로 주류 심장의학의 '관상동맥 막힘설'과 정면으로 배치된다. 다시 말해 심장발작이 있고 나서 그것이 지속되는 기간이 길수록 해당 혈관 속에 정체와 울혈이 지속되기 때문에 그만큼 혈전이 생길 위험성도 커져서 나중에 혈전이 생기게 된다는 추론을 뒷받침해주는 소견인 것이다.

이처럼 객관적인 병리 소견들을 근거로 추정해 볼 때 **관상동맥이 급성 혈전으로 폐쇄된다고 주장하는 생각이 맞지 않고 도리어 심장**

발작이 있고나서 이차적으로 혈관 속에서 혈전이 생성되었다고 보는 주장이 더 설득력을 갖고 있다. 다시 말해 심장발작이 먼저고 혈전 발생은 그 다음이라는 주장이 더 합리적인 추론에 해당된다는 말이다. 특히 이 주장은 아주 심하고 넓은 범위의 심장발작 케이스에 더 잘 들어맞고 심장발작 후에 환자가 생존하는 기간이 길수록 혈전이 자주 관찰된다는 소견과도 일치된다.

그러나 병리 연구 결과 중에는 관상동맥의 혈전 생성이 심장발작의 원인인 것처럼 생각하게 만드는 연구 결과도 여럿 나와 있다. 가령 전에 심장발작을 경험했던 사람들 중 90% 이상에서 관상동맥의 혈전증이 발견되었다는 연구 결과 같은 것들이 그런 예이다. 그래서 이런 연구 결과들을 내세우며 혈전 생성 비율이 매우 높으니까 혈전 생성이 심장발작의 선행 원인이라고 보는 것이 당연하다며 기존의 혈전 생성설을 옹호하는 사람들이 있다. 그러나 이런 연구들을 자세히 살펴보면 대부분이 일정 크기 이상의 심장발작들만 포함시킨 연구들이라서 결과가 그렇게 나왔음을 알 수 있다. 다시 말해 아주 심한 큰 범위의 심장발작 케이스만을 포함시킨 연구들이기 때문에 혈전 동반 비율이 당연히 높게 나왔다고 추론해 볼 수 있는 것이다.

따라서 우리는 혈전 발생이 심장발작과 어떤 관련이 있는지 보여주는 좀 더 일반적인 연구들을 살펴볼 필요가 있다. 그 중 하나가 독일 하이델베르그에서 1970년대 초부터 10년 이상에 걸쳐 약 1,000건 이상의 부검을 통해 이 관계를 확인한 연구가 있다. 이 연구에서는 20% 정도의 혈전이 심장발작 이후에 생긴 사후 혈전이라는 연구 결과를 내놓고 있다. 그리고 1998년 더욱 현대적인 방법을 통해 시행된 다른 연구에서도 49%의 혈전이 심장발작 사후에 생긴 것이라 밝히고 있다. 이탈리아의 바롤디 역시 200명의 부검 환자들을 조사하여 41%가 사후 혈전증이라고 주장했다. 이처럼 많은 병리학자들은 **혈전이 심장발작 이전에 생기는 경우도 있지만 심장발작 이후에 생기는 혈전도 매우 많다는 점을 우리에게 알려주고 있다**. 그래서 일반적으로 심장발작시 사전 급성 혈전증이 동반되는 경우가 약 50% 정도라고 가정하는 것이 결코 낮은 수치가 아니며 오히려 이를 100%로 가정하고 심장발작이 전부 급성 혈전증 때문에 온다고 주장하는 것이 과장되고 잘못된 것임을 명확히 구분해서 알고 있어야 한다.

그런데도 현대 주류 심장의학에서는 이 문제에 관해 병리학자들의 견해를 무시하고 오로지 자신들이 시행하는 관상동맥조영술 소견에만 전적으로 의존하여 '급성 혈전생성설'을 고집하고 있다. 심장전문의들이 '급성 혈전생성설'을 주장하는 이유는 심장발작 직후에 바로 시행되는 관상동맥조영술 상에서 거의 대부분 해당 관상동맥의 막힘 현상을 발견할 수 있기 때문에 그런 것이다. **그러나 다른 연구에서는 이런 막힘 현상이 짧은 시간 뒤에 사라지는 경향을 가지고 있다고 밝히고 있다**. 예를 들어 한 연구에서는 아주 심한 큰 범위의 심장발작에서 급성 혈관 막힘 현상은 심장발작 발생후 첫 4시간 안에 87%에서 발견된다고 보고하고 있다. 그러나 심장발작 발생

후 6-12시간 사이에는 이 비율이 68%로 떨어진다는 통계도 함께 제시하고 있다. 이 말은 **몸에서 혈전을 녹이기 위한 기전이 작동하는데 적어도 2-3 시간 이상의 시간이 필요하다는 의미를 내포하고 있다**. 더구나 심장발작 환자들이 혈전을 스스로 용해시킬 능력이 매우 떨어져 있는 사람들이란 점을 고려한다면 이 정도의 낮은 감소 비율은 충분히 이해가 된다. 아마도 자가 혈전용해 능력이 강한 사람이었다면 바로 몇 시간안에 혈전을 스스로 녹여 냈을 것이다. 게다가 심장발작의 급성 시기에 관상동맥조영술을 시행하면 혈관이 염증으로 예민해져 있는 데다가 조영제를 높은 압력으로 주입하는 시술 행위의 특성상 상당수에서 혈관의 긴장성 수축("spasms") 작용이 일어날 수 있다. 이는 특히 해당 혈관이 심장발작으로 정체되고 울혈이 있으며 혈관벽에 긴장이 가해져 있는 경우에 더욱 자주 일어나게 된다. 이와 같은 혈관의 긴장성 수축(spasm)은 혈전이 아니기 때문에 실제 혈관이 막힌 것은 아니다. 그래서 이런 반응은 얼마 있다가 곧 풀리게 된다. 매우 드문 경우를 제외하고는 이와 같은 혈관의 갑작스러운 긴장성 수축(spasm) 반응으로 심장발작이 일어나지는 않기 때문에 이를 심장발작의 원인으로 거론하며 혈전 생성과 연계시키는 것은 잘못된 추론이라 생각한다.

또한 중등도 심장발작의 경우에 있어서는 혈전으로 막힌 혈관의 발생 빈도가 심장발작 후 관상동맥조영술을 시행한 날에 따라 비율이 조금씩 다르게 나타나는 것으로 알려져 있다. 한 연구에서 심장발작 후 환자들에게 관상동맥 조영술을 시행한 결과 첫 24시간 이내의 경우 26%, 1-3일 사이에 시행한 경우 37%, 7일 이후에 실시한 경우에는 42%에서 혈관이 막혀 있는 소견이 관찰되었다고 밝히고 있다. 이상하게도 이 연구결과에서는 도리어 심장발작 발생 후 시간이 길어질수록 혈관 막힘의 빈도가 증가하는 것을 보여주고 있다. **이는 급성 혈전증이 심장발작의 원인이라 단정할 수 없음을 뒷받침해주는 매우 강력한 소견이다**. 그리고 심장발작이 발생한 첫날 시행한 관상동맥조영술에서 관상동맥 막힘 소견이 26%밖에 나오지 않았다는 것은 심장발작의 일반적인 원인으로 급성 혈전증을 거론하기에는 너무 미약한 수치에 해당한다고 말하지 않을 수 없다. 그래서 이처럼 심장발작이 일어난 후의 시간 간격과 혈전증 발생 빈도 사이의 연관성을 종합적으로 살펴보면 **혈전증이 도리어 심장발작의 발생후에 나타나는 현상이라는 점을 강력하게 시사해 주고 있다**.

이렇게 살펴보니 혈전 때문에 위험하다는 주류 심장의학의 말이 과연 맞는 것인지 의문을 품지 않을 수 없다. **만약 혈전이 주류 심장의학에서 말하는 것과 달리 심장발작 발생후에 생기는 현상이라고 한다면 이것으로 위험한 결과(예: 심장발작, 심정지)가 초래될 수 있다고 말하는 것이 과연 타당한가**? 그리고 **혈전이 심장발작후에 이차적으로 생겨서 관상동맥이 완전 폐쇄된다고 하더라도 그것으로 위험이 추가적으로 가중된다고 볼 수 있을까**? 그래서 만약 혈전이 이미 발생한 심장발작 부위의 혈관에 나중에 생겼다고 한다면 결과에 큰 영향을 주는 요인이 되지 못할 것이란 합리적 추론을 해 볼 수 있는 것이다.

또한 심한 관상동맥 협착증이 있는 경우에도 그 주변에 많은 측부혈관들(collaterals)이 발달돼 있어 이를 통해 혈액이 우회되는 상황이 전개되고 있기 때문에 혈전 생성으로 혈류가 완전히 막히는 일은 잘 일어나지 않고 다만 해당 혈관에 직접 손상이 가해졌을 때에만 그런 일이 생길 수 있다고 추정된다. 그러므로 앞서 언급한 경우처럼 이미 협착증이 있는 혈관이 추가로 막힌다고 해서 달라질 것은 별로 없어 보인다. 이미 좁아진 협착 부위를 통해 흘러내려가는 혈액은 미미한 반면 해당 협착 부위 주변에 형성된 측부혈관들을 통해 흘러가는 혈액량이 더 많기 때문에 혈전이 생겨서 막힌다고 해도 별로 큰 영향을 주지 못할 것이란 예측이 드는 것이다. 이를 비유적으로 설명하면 다음과 같다. 가령 교통량이 많은 4차선 고속도로에서 도로 보수 작업 때문에 갑자기 차선을 1개로 줄였다고 가정해보자. 그러면 분명 차량 정체로 인해 교통 체증이 발생하게 될 것이다. 많은 운전자들이 도로 공사가 끝날 때까지는 교통 정체가 심할 것을 알기 때문에 그 길을 피해 주변의 다른 국도나 지방도를 이용하는 선택을 하게 될 것이다. 경찰도 이를 알고 많은 운전자들에게 우회도로(이것이 측부혈관에 해당됨)를 사용하라고 권장할 것이다. 그래서 이런 사정을 모르는 일부 소수의 운전자들을 제외하고는 공사때문에 병목 현상을 보이는 고속도로를 사용하지 않는 운전자들이 많이 늘어나게 될 것이란 점을 쉽게 예측해 볼 수 있다. 그러다가 어느 날 공사중인 고속도로에서 나머지 한 개 차선마저 완전 차단한다고 하더라도 주변 우회도로들이 잘 형성되어 있기 때문에 아주 심각한 교통대란은 일어나지 않을 것이란 점을 충분히 예상할 수 있다. 관상동맥에 심한 협착이 있는 경우에도 이와 비슷한 상황이 벌어진다고 상상하면 된다.

이상에서 살펴본 것처럼 관상동맥에 급성 혈전증이 발생하여 혈류가 막혀서 심장발작이 일어난다는 주장은 이론적으로는 맞는 것 같아 보이지만 실제적으로는 매우 불합리한 점이 많은 이론이라는 점을 알 수 있다. 이는 **아마도 심장발작을 관상동맥의 질환으로만 생각하는 편협된 사고방식에 사로잡힌 결과 그것에 억지로 짜맞추려 했기 때문에 나온 주장이 아닐까 생각된다**. 그렇지만 병리학적 증거와 최근에 나오는 임상 및 영상의학적 증거들을 모두 종합하여 검토해보면 관상동맥 내의 혈전 생성은 심근 혈류 순환의 정체로 인해 나중에 이차적으로 생기는 경우가 더 많음을 알 수 있다. 그래서 우리는 **심근의 혈류 장애와 관상동맥질환을 하나로 묶어서 생각하지 말고 구분해서 나눠 생각할 필요가 있다**. 즉, **심장발작은 심근의 혈류 장애 때문에 단독으로 생길 수 있는 증상이며 거기에는 관상동맥의 병변이 동반될 수도 있고 없을 수도 있다. 따라서 심장발작이 반드시 관상동맥의 질환이 있어야만 생기는 그런 증상은 아니라는 점을 분명히 인식할 수 있다.**

- 심장발작은 심근 모세혈관 네트워크 장애(심근 속 혈관질환)로 인해 생기는 질환이다.
- 두 가지 형태가 있을 수 있다.
    - 심장발작 with 관상동맥질환
    - 심장발작 without 관상동맥질환

심장발작의 근본적 원인에 대한 새로운 개념 제시: 심근 일차원인설

제4장

주류 심장의학에서도 심근 속의 문합 통로 및 측부혈관들의 존재를 인정하기 시작했다.

최근에는 주류 심장의학에서도 '관상동맥 막힘설'의 절대성에 의문을 품고 이의를 제기하는 일들이 벌어지고 있다. '관상동맥 막힘설'을 부정하고 심근에 원인이 있다고 하는 '심근 일차원인설'을 인정하려면 무엇보다 먼저 심근 속에 자연적으로 작은 모세혈관들의 연결 네트워크가 풍부하게 존재한다는 사실을 인정하고 그로 인한 심근의 특성을 이해하고 있어야 한다. 그리고 이를 위해서는 관상동맥조영술에만 의존하지 말고 병리적 연구 논문들을 읽고 그들의 주장을 받아들이는 겸허한 태도를 취해야 한다.

다음 2가지는 '심근 속 작은 혈관들의 연결 네트워크'에 대해 주류 심장의학이 인정하는 대표적인 예라 할 수 있다.

1 증상과 관상동맥의 협착 소견이 불일치하는 경우가 있음을 인정하고 "증상을 일으키는 협착증"("symptomatic stenosis")이란 개념을 사용하고 있다는 점.
2. 관상동맥 협착과 관련이 없는 심장발작도 있을 수 있다는 점.

1. 증상과 협착 소견의 불일치 그리고 "증상을 일으키는 협착증"("symptomatic stenosis")이란 새로운 개념의 등장

임상가들에게는 언제나 환자들의 불평이나 주소가 중요한 판단 기준이 된다. 그래서 아무리 관상동맥의 협착이 심한 환자라도 환자가 불평이나 고통을 호소하지 않는다면 그 환자에서는 적절한 보상성 측부혈행 시스템이 작동되고 있다고 간주하고 이를 인정하는 방향으로 경향이 변하고 있다. 이는 정말로 심장전문의들 사이에서 측부혈관의 존재와 그 기능을 인정하기 시작한 매우 의미있는 변화라고 하지 않을 수 없다.

과거에는 만약 환자가 조금이라도 증상을 호소할 경우 이를 즉각적으로 관상동맥의 협착 탓으로 돌려버렸다. 예를 들어 어느 환자가 계단을 올라갈 때 가슴이 조이는 듯한 느낌과 같은 증상이나 고통을 호소한다고 해보자. 그러면 심장전문의들은 바로 그런 증상의 원인으로 관상동맥의 협착증을 의심하고 이를 찾기 위한 검사를 시행하였다. 그러나 수많은 검사를 통해 증상과 관상동맥의 상태가 일치하지 않는 경우를 자주 경험하면서 이제는 그런 증상이 꼭 관상동맥의 협착증 때문이라고 우기는 일을 일방적으로 하지 않고 있다. 오히려 환자가 고통이나 불편한 점을 호소한다고 해도 관상동맥의 협착이 중등도 이하인 경우에는 이를 관상동맥성 통증으로 인정하지 않는 태도를 취하고 있다. 그래서 무조건 증상이 있으면 심한 협착증이란 공식을 버리고 이제는 "증상을 일으키는 협착증"("symptomatic stenosis")

이란 보다 합리적인 표현을 사용하고 있는 것이다. 그래서 이 용어는 협착이 있다고 해서 항상 증상이 나타나는 것이 아님을 인정한 결과로 인해 탄생한 단어라 할 수 있다.

2. 관상동맥 협착과 심장발작이 서로 관련이 없는 경우가 있다.

제2장에서 병리학적으로 관상동맥 협착이나 막힘이 있음에도 심장발작을 경험하지 않거나 또는 심장발작의 발생부위가 관상동맥의 해당 관류 영역과 무관하게 생기는 일이 있다고 말했다. 심지어 관상동맥의 막힘이 전혀 없는데도 심장발작이 생긴 경우도 보고되고 있다. 만약 심장발작이 관상동맥질환의 결과로 생긴다고 가정한다면 이런 일은 도무지 설명이 되지 않는다. 그렇지만 반대로 심장발작이 관상동맥의 질환과는 무관하게 심근 속의 모세혈관 네트워크 상의 일차적 문제로 발생한다고 하면 이런 일도 설명이 가능하다. 그러므로 **심장발작을 무조건 관상동맥질환의 연장선으로만 바라보는 시각을 버리고 심근 속의 혈류 흐름에 장애가 생길 경우에 얼마든지 나타날 수 있는 현상으로 생각하는 새로운 패러다임을 가져야 한다.**

제3장에서 설명했듯이 심근 속에는 풍부한 모세혈관 수준의 혈류 통로들이 많이 존재한다. 이는 심근의 발생학적 과정을 보면 더욱 잘 알 수 있다. 심근 세포와 세포 사이에 자연스레 혈액이 흐르던 통로가 본래 있었는데 이것이 심내막과 관상동맥이 생기면서 잠정적으로 휴면 상태로 닫혀 있다가 심근 세포에 혈류 공급이 저하되는 것과 같은 여건이 조성되면 언제든지 빠르게 다시 열릴 수 있게 설계되어 있는 것이 심근 속의 혈류 공급 네트워크인 것이다. 그러므로 **심근이 이와 같이 천혜의 유리한 혈류 공급 시스템을 가지고 있기 때문에 매일 10만번 이상 박동을 해도 지치지 않는다는 점을 우리는 다시 한번 상기해 볼 필요가 있다.**

'관상동맥 막힘설'은 마지막 단계의 심장발작 모델이다.

주류 심장의학의 심장발작 모델에서는 관상동맥의 협착이나 막힘이 유일한 심장발작의 원인이라고 주장한다. 그러나 심근 속에 풍부한 작은 혈관들의 연결 네트워크가 자연적으로 존재하고 있다는 사실을 알고 난 다음부터 나는 더 이상 그런 주장에 동의하지 않는다. 대신에 **나는 관상동맥의 협착이나 막힘이 심장발작이 일어나는 전체 과정 중에서 마지막 단계에 나타나서 그것에 기여하는 중간 개입요인이라고 생각하게 되었다. 그러므로 심장발작을 일으키는 일차 원인은 심근 속에 있지 관상동맥에 있지 않다는 사실을 깨닫게 된 것이다**. 지금부터 우리는 심근에 주목하여 심장발작의 원인이 무엇인지 찾아내는 일을 해야 한다. 그래야만 심장발작에 관한 이야기 책을 완성하는데 있어 빠진 부분을 모두 채울 수 있다. 만약 우리가 관상동맥에서 협착 또는 막힘의 문제만을 강조하게 되면 그것은 이야기의 전개 과정 중에서 '기승전' 부분은 빼고 '결론' 부분만을 언급하는 것과 같은 모양새가 된다. 그렇게 되면 심장발작의 문제를 근본적으로 해결하지 못하고 항상 일이 터지고 난 후에 그것을 쫓아가며 수습하는 처량한 신세를 면할 수 없다. 그래서 나는 심장발작 이야기의 '기승전' 부분을 찾아내기 위해 이제부터는 '**심근에 주목해야 한다**'는 점을 강조하려 한다. 또한 그렇게 해야만 심장발작을 진정으로 예방하고 치료하는 올바른 길도 발견할 수 있다는점도 함께 강조하고자 한다.

내가 이렇게 말한다고 해서 심장발작에 대한 전통적인 개념(관상동맥의 막힘설)을 무조건 무시하자는 뜻은 아니다. '관상동맥 막힘설'은 매우 단순하고 명료하여 누구든 이해하기 쉬운 장점을 가지고 있다. 그래서 모든 사람들의 마음 속에 쉽게 파고들기 때문에 강한 설득력을 지니고 있는 것은 사실이다. 그러나 이것은 전체적으로 복잡하게 진행되는 상황 속에서 마지막 단계만의 상황을 조명한 것이고 그것에 프레임을 설정한 뒤 마치 그것이 전부인양 앞에 부분을 잘라내고 다른 사람에게 설명하는 방식이기 때문에 문제가 있다고 항변하는 것이다. 그러므로 **'관상동맥 막힘설'이 전적으로 틀렸다고 말하는 것이 아니라 전체가 아닌 마지막 부분의 이야기만 강조한 것이라서 전체의 이야기로 확대 해석하지 말고 마지막 단계의 진행 과정으로만 바라보자는 의미에서 그런 말을 하는 것이라는 점을 이해해 주었으면 한다**.

이처럼 전체 중에서 마지막 부분만을 강조하게 되면 문제를 해결하는 근본 대책을 마련할 수 없게 된다는 단점을 지니게 된다. 그런데도 주류 심장의학에서는 마지막 부분만을 강조하여 많은 사람들에게 근본을 보지 못하게 하고 마지막 순간에만 집착하게 만들고 있다. 이는 분명 진실이 될 수 없는 내용인데도 불구하고 많은 사람들에게 호응을 받고 있다. 나는 그 이유가 복잡한 이야기를 극적으로 단순화시켜 놓았기 때문에 그렇고 또한 그 내용이 전적으로 틀린 것도 아니라서 그렇다고 생각한다. 그리고 무엇보다 중요한 사실은 그런 주장에 반박해 보았자 별 이득이 생기는 것도 아니기 때문에 목청 높여 떠드는 사람에게 달려들어 적극적으로 항변할 필요성을 느끼지 못하고 '강 건너 불구경 하듯' 지켜보는 것이 더 낫다고 생각하는 사람들이 매우 많기 때문에 그렇다고 생각한다. 그렇지만 이런 현실을 그대로 방치하면 앞서 언급했듯이 심장발작을 사전에 예방하거나 그것으로부터 빠져나올 수 있는 진짜 근본적인 해결책을 절대 찾을 수 없다. 그래서 나는 양심적인 의사로서 어리석은 환자들에게 마지막 선택권을 주기 위해 진실을 알리자는 차원에서 심장발작과 관련된 모든 이야기를 처음부터 끝까지 들려주고자 하는 것이다. 항상 모든 만성 질환이 그렇듯 마지막 단계가 되면 급성 질환으로 전환되며 주도권이 의사들의 손으로 넘어가게 된다. 여기에서도 그와 똑 같은 상황이 재현된다. 그래서 여러분 스스로가 충분한 지식을 갖추고 있지 않으면 의사들의 논리에 맞서 용기있게 자기 주장을 펼 수 있는 사람이 나오기 거의 불가능하다는 점을 확실히 알고 있어야 한다.

주류 심장의학에서는 이런 사정을 잘 알고 있기 때문에 구태여 사람들이 잘 알아듣지도 못하는 '기승전' 이야기를 장황하게 늘어놓지 않고 마지막 '결론' 부분만을 제시하고 협상하는 간단 명료화 전략을 구사하고 있다. 그래서 나는 이를 전형적인 '낚시 전략'의 한 유형으로 생각한다. 마치 미끼를 던져 놓고 고기가 물기만 기다리는 낚시 행위와 비슷하기 때문에 그렇게 보는 것이다. 실제로 현행 주류 심장의학에서는 심장발작 환자들에게 관상동맥조영술 후 심장 카테터 시술과 스텐트 삽입, 또는 심장바이패스 수술 등을 권하기만 하고 심장발작을 근본적으로 예방하기 위한 심근 보호 조치들에 대해서는 아무런 설명도 해주지 않고 있다. 기껏해야 관상동맥 막힘설에 입각하여 콜레스테롤 레벨을 낮추는 고지혈증약(스타틴)의 처방, 피를 묽게 하는 약물의 처방(아스피린, 플라빅스 같은 항혈전제) 같은 것만 강조하고 있다. 그러면서 이것들을 심장발작 환자들을 위한 표준 치료 지침이라 하여 널리 홍보하고 있다. 그러나 이것은 모두 나처럼 심근에 근본적인 원인이 있다고 생각하는 사람들의 눈에는 전형적인 '낚시 전략'이지 심근 문제를 해결하고자 하는 근본적 대책들은 아닌 것처럼 보인다.

표준 진료 및 치료 지침은 진실에 근거할 때 비로소 그 빛을 발하게 된다. 만약 표준 지침이 왜곡된 또는 부분적으로 편향된 사실에 기반을 둔 경우에는 도리어 전체주의적 독재 도구로 전락할 수 있다. 그렇게 되면 환자들이 다른 목소리나 의견을 듣지 못하기 때문에 그들에게 오히려 해악을 안겨주는 수단으로 변질될 가능성이 높다. 심장발작의 경우에서도 주류 심장의학에서 주장하는 관상동맥 막힘설이 마지막 단계의 상황에 해당되는 부분적 이론에 불과하다는 사실을 깨닫고 그것에 집착하지 말고 그 이전의 모든 과정을 이해하려는 전향적 태도를 가져야만 한다. 이것이 내가 말하고자 하는 새로운 패러다임이다.

심근 모세혈관의 음압 펌프 작용

앞서 심장발작이 관상동맥의 혈류가 막혀서 심근으로 혈액이 들어가지 못해서 오는 현상이라고 주장하는 현행 주류 심장의학의 주장은 전체 과정 중에서 마지막 과정만을 강조한 단축 이론에 해당된다고 말했다. 그래서 전체를 대변하지 못한다는 문제를 안고 있다고 지적하였다. 게다가 이 주장은 혈액순환의 관점에서 보아도 지나치게 공급 측면만의 문제를 부각시킨 내용이라 적절치 못하다고 생각되어 그것을 바로잡고자 한다.

본래 인체의 혈액순환은 심장 박동이 담당하는 양압 펌프 역할과 모세혈관들이 담당하는 음압(진공)펌프 역할이 함께 작용하여 완성되는 것이다. 그런데 관상동맥 막힘설에서는 혈액의 공급 측면만 강조되고 혈액을 받아들이는 모세혈관의 수용 측면은 완전히 무시되고 있어 일방적일 뿐 아니라 또한 전 과정을 너무 단순화시킨 결론이라고 말할 수 있다. 우리 몸 안에서 혈액순환이 원활하게 이루어지려면 심장이 하는 양압 펌프 작용만 있다고 되는 것이 아니다. 혈액을 끌어당기는 작은 모세혈관들의 역할도 함께 받혀주는 작용을 해야만 순환이 완성된다. 심장 순환에 있어서도 그 순환이 완성되려면 관상동맥의 공급력도 중요하지만 심근 속 작은 모세혈관들의 흡입력도 같은 비중으로 중요하다. 더구나 나와 같이 **양생 목적으로 인체를 연구하는 사람의 입장에서는 말초 순환 펌프(일명 모세혈관 펌프)를 원초적인 혈액순환의 일차 원동력으로 보기 때문에 심근의 역할을 더욱 중요하게 생각할 수밖에 없다. 그리고 심장 박**

동의 역할은 양압을 만들어 피를 송출하는 기능보다는 혈류 흐름을 조절하는 페이스메이커(리듬조절자)로서의 기능을 수행하는 것으로 보고 있다.

그런데 이처럼 복잡한 의미가 담겨있는 혈액순환을 지나치게 단순화시켜 양압 펌프의 측면으로만 편향되게 강조하여 만들어 낸 이론이 바로 '관상동맥 막힘설'인 것이다. 앞서 지적했듯이 복잡한 내용을 너무 지나치게 단순화시키면 잘못된 결론을 도출해 낼 수 있기 때문에 우리는 항상 나무(부분)만 보지 말고 숲(전체)을 보는 넓고 균형 잡힌 시야를 유지하려 노력해야 한다. 심장발작과 관련하여서도 내가 관상동맥만 보지 말고 **심근 속의 작은 모세혈관들의 연결 통로 및 그들의 강한 흡입력에 주목하라고 말하는 까닭도 이런 이유에서 그런 것이다**.

현행 주류 심장의학의 주장에 따르면 심장발작은 심장이 기계적으로 고장이 난 상태와 같다고 생각하고 있다. 그래서 관상동맥의 협착이나 막힘을 마치 자동차가 고장 났을 때 이를 기계적으로 수리하듯 인위적으로 개입하여 고쳐 주어야만 한다고 주장하고 있다. 그리고 이를 위해 앞으로 더 좋은 기술적 진전이 있어야 한다고 외치고 있다. 그래서 설사 현재 방식으로 치료하는 방법의 성과가 만족스럽지 못하다고 하여도 그것은 개념이나 이론이 잘못되어서 그런 것이 아니라 아직 좀 더 세련되고 완벽한 기술이 개발되지 못해서 그런 것이라고 주장하고 있다. 그러므로 그 때까지는 비록 결과가 만족스럽지 못하더라도 참고 기다려야 한다고 말하고 있는 것이다. 그러나 이런 주장은 환자의 입장에서는 도저히 받아들일 수 없는 주장이다. 직접 환자가 된 사람의 입장에서는 한시가 급해서 더 좋은 기술이 개발될 때까지 기다릴 시간적 여유가 없다. 그러므로 자꾸 새로운 기술만을 강조하는 현행 주류 의학의 잘못된 주장에 대해 환자들은 결국 끝에 가서 속았다는 생각이나 배신감 같은 느낌을 가질 수밖에 없는 것이 불편하지만 엄연한 현실이란 점을 알고 인정할 수 있어야 한다.

그래서 나는 심장발작의 원인을 전적으로 관상동맥의 혈류 막힘 탓으로 돌리지 말고 모세혈관들의 음압 펌프가 작동하는 심근 쪽에 문제가 있어서 생기는 현상으로 파악하려는 발상의 전환이 매우 중요하다고 생각한다. 그렇게 하면 문제의 근본을 찾아 해결할 수 있기 때문에 진정으로 심장발작이 일어나는 것을 막을 수 있고 관상동맥에 협착이나 막힘 현상이 생기는 일도 함께 예방할 수 있다고 믿는다.

그런데도 주류 의학 전문의들은 복잡한 개념보다 임상에서 실제적으로 먹히는 전략이 중요하다고 강조하며 다른 의견을 받아들이려 하지 않고 있다. 그들은 개똥도 약이 되면 써야 한다는 주장을 하는 사람들이다. 그래서 치료에 도움을 줄 수 있다면 항암제, 방사선 같은 독도 사용하는 것이 정당하다는 생각을 가지고 있다. 현대 주류 심장의학에서 현재 널리 사용하는 방법들 역시 이런 관점에서 개발된 것들이다. 그 결과 문제를 근본적으로 해결하는 것보다 당장 눈 앞의 현상만을 해결하는 방법들을 우선적으로 채택하여 사용하고 있는 것이다. 이런 방법들은 일종의 증상 치료법들이기 때문에 현재의 증상을 완화시켜주는 데는 효과가 있을지 모르지만 추가적인 심장발작을 막아주거나 생존 기간을 늘려주는 측면에서는 별 효과가 없다는 것이 공정한 판단의 결론이다. 그런데도 많은 사람들이 이런 사실을 모르고 현대 주류 심장의학이 주장하는 이론과 치료 방법에 맹목적으로 끌려가는 모양새를 이루고 있어 다른 대안적 방법을 알고 있는 한 사람으로서 이를 무척이나 안타깝게 여기고 있다.

이제 우리는 변화의 씨앗을 뿌려야 한다. 그래서 소비자인 환자들이 보다 자유롭게 자신의 건강을 위해 선택의 폭을 넓힐 수 있도록 여건을 만들어주어야 한다. 그러기 위해서는 여러분들이 스스로 심장발작의 발생 원인들을 찾아보려는 노력을 열심히 해 보라고 권하지 않을 수 없다. 그렇지 않으면 심장 전문의들이 말하는 단편적 사실에 매몰되어 다른 상황을 보지 못하게 된다. 그 때에는 나도 여러분을 도와줄 수 없다. 여러분 스스로가 답을 찾으려는 노력을 할 때에만 나도 여러분을 도와줄 수 있다는 사실을 꼭 기억해 주길 바란다.

혈액순환의 원동력

자연의 운영 법칙에 음양 이론이 있다. 양은 적극적이고 활동적인 특성을 지니고 있는 반면 음은 수동적이고 포용하는 특성을 지니고 있다. 이 둘은 서로 배타적이거나 경쟁적인 관계가 아니라 상호 보완하고 통합하여 하나의 중심 또는 균형을 회복하기 위한 에너지 주체들로 활동한다. 그래서 양이 있으면 반드시 음이 있어야 전체가 만들어지는 구도를 이루고 있다.

혈액 순환에 있어서도 마찬가지로 혈액을 송출하는 힘이 있으면 이를 받으려는 힘도 있어야 순환이 완성된다. 이런 의미에서 우리가 심장의 박동만을 혈액순환의 원동력으로 생각하는 것은 반쪽짜리 사고방식이라 하지 않을 수 없다. 심근 속으로 혈류가 잘 공급되려면 관상동맥의 혈압(양의 에너지)도 중요하지만 심근 모세혈관이 이를 받으려는 의지(음의 에너지)도 있어야 한다. 이런 점에서 심장발작의 발생은 양과 음의 부조화가 만들어낸 결과라고 해석하는 것도 또 하나의 이해를 돕는 쉬운 설명이 아닐까 생각한다.

심장발작의 보다 근본적 원인: '심근 일차원인설'

심장발작의 발생 과정 중에서 관상동맥의 협착이나 막힘은 결코 첫 단추가 아니다. 그것은 오히려 마지막 단계에서 나타나는 현상으로 심장발작의 결과에 가깝다. 그럼 심장발작의 첫 시작은 무엇인가?

지금까지 나는 심장발작의 해법을 관상동맥이 아닌 심근에서 찾아야 하는 이론적 근거들을 나열해 왔다. 그래서 지금부터는 심근의 역할에 대해 좀 더 초점을 집중하여 말하고자 한다.

허혈성 심근질환은 스펙트럼을 가지고 있다. 거기에는 협심증, 불안정성 협심증, 심근경색이 차례로 있으며 심장발작은 이중에서 불안정성 협심증과 심근경색시에 나타나는 증후군에 해당된다. 이들의 공통점은 심근세포 속으로 신선한 혈류가 충분히 공급되지 못한다는 사실에 있다. 그래서 이를 통틀어 허혈성 심장질환(ischemic heart disease)이라 부른다. 그렇지만 이것 역시 관점이 관상동맥을 통한 혈액의 공급 측면만 보고 그것에 의해 만들어진 개념이다.

이번에는 이 스펙트럼을 심근의 혈액 수용 측면에서 반대로 바라보자. 다시 말해 **심근의 모세혈관들이 혈액을 받아들이는 음압 펌프의 작용을 왜 충분히 하지 못하는지에 초점을 맞춰서 이 스펙트럼을 다시 바라볼 필요가 있다는 말이다. 관상동맥에서 아무리 혈액을 공급하려 해도 심근 모세혈관 레벨에서 이를 받아들이려 하지 않는다면 이것은 관상동맥질환이 아니라 심근 혈류장애 질환인 것이다**. 그러므로 우리는 이 두가지를 구분하는 새로운 관점을 발견하게 된다.

모세혈관 레벨에서 음압 펌프 기능이 저하되는 경우는 그 주변 세포들의 대사 기능이 저하되어 있거나 또는 독소가 침투하여 세포 속으로 스며들려고 할 때 이것으로부터 방어하기 위한 목적으로 모세혈관들의 기능이 일시 정지되는 경우라 할 수 있다. 또한 스트레스로 인해 자율신경계의 기능이 교감신경 쪽으로 항진될 때에도 모세혈관들이 수축된다. 그래서 항상 언급되는 3가지 위험인자가 당뇨, 흡연, 스트레스다. 이들은 큰 혈관이 아니라 작은 모세혈관 레벨에서 미세순환 장애를 일으키는 대표적인 요인들이다. 이런 모세혈관들은 신장의 사구체 혈관, 눈의 망막 혈관은 물론 심근 속에도 많이 존재하기 때문에 이들 장기나 조직들이 미세순환 장애가 잘 일어나는 장소로 분류되곤 하는 것이다. 만약 심근 모세혈관들이 위와 같은 이유로 혈액을 받아들이려 하지 않는다면 심근 조직 속으로 들어오는 혈액량이 줄어들어 세포들이 허혈성 손상을 입게 될 것이고 관상동맥 내부도 모세혈관의 수축으로 인해 혈액이 정체되고 혈관내피세포층이 울혈된 상태에서 전단응력(shear stress)의 힘을 받아 쉽게 손상 받을 것이다. **이처럼 문제의 시작을 관상동맥 쪽이 아닌 심근 쪽의 모세혈관들의 혈류 장애에서 찾으려고 하는 새로운 관점의 접근법을 나는 '심근 일차원인설'이라 부른다**. 그리고 이렇게 관점을 바꿔서 보게 되면 지금까지의 주종 관계가 바뀌게 되어 관상동맥의 협착이나 병변이 주(主)가 아니라 종(從)이 되고 심근 혈액 관류의 장애가 주(主)가 되고 관상동맥 협착이나 막힘이 종(從)으로 바뀌게 되는 커다란 변화가 생기게 된다.

그래서 심장발작 중에는 관상동맥질환이 동반되지 않는 경우도 있고 동반되는 경우도 있을 수 있어서 병리적 관점에서 제기되는 각종 의문점들도 자연스레 해소될 수 있다. 일반적으로 관상동맥질환이 동반되지 않는 경우는 비교적 허혈성 심장질환의 스펙트럼상 초기 단계에 해당되고 관상동맥질환이 동반되는 경우는 그것의 후기 단계로 볼 수 있다. 그래서 허혈성 심장질환을 심근 질환이라고 보게 되면 초기 심근성 질환과 후기 관상동맥성 질환을 동반하게 되는 경우로 구분해서 볼 수 있는 큰 시야를 얻게 된다.

또한 이렇게 관점(패러다임)을 바꾸면 심장발작의 전체 이야기를 기승전결로 완성시키는 일도 쉬워진다. 그래서 심장발작이 근본적으로 일어나는 일을 막을 수 있는 방법도 찾을 수 있다. 솔직히 나는 젊은 시절 심장외과학을 공부하였음에도 이를 깨닫지 못하고 관상동맥에만 눈길을 두는 편향되고 일방적인 관점을 고수해 왔다. 그러다가 나에게 이런 새로운 관점이 있음을 깨닫게 해준 계기가 발생하였는데 그것은 바로 독일 의사인 닥터 스로카(Dr. Knut Sroka)의 웹사이트(http://heartattacknew.com)를 방문하여 그의 글을 읽어볼 기회를 가진 이후부터라 할 수 있다. 그는 나에게 각종 병리학적 자료를 통해 심장 혈액 공급에 있어서 심근 혈류 공급시스템의 특성과 중요성을 알게 만들어준 매우 고마운 사람이다. 그래서 이 지면을 통해 진심으로 그분에게 감사의 말을 전하고 싶다. 닥터 스로카는 그의 웹사이트에서 병리학자인 이탈리아 바롤디(Dr. G. Baroldi)의 연구 업적을 상세히 소개하였는데 이점 역시 나에게 심장 혈류 공급에 대한 새로운 지식은 물론 멋진 영감까지 안겨주었다.

나는 바롤디의 연구를 통해 **심근 속의 혈류 공급이 관상동맥보다 그 이하의 심근 속 작은 모세혈관들의 연결 네트워크에 더 많이 의존한다는 사실을 배웠다**. 그리고 심근 속 혈류 시스템의 구성에 대해서도 문헌을 찾아볼 수 있는 기회를 얻었다. 그 결과 심장의 근육들은 발생기 때 심장 내부 공간으로부터 작은 모세혈관(측부혈관)들에 의해 직접 혈액을 공급받고 있다가 심내막이 생기고 심장 근육이 발달하면서 관상동맥을 통한 혈류가 늘어나고 심장 내부로부터 직접 혈액을 받는 작은 혈관들은 닫히게 되는 상태로 변하게 된다는 사실을 알게 되었다. 그래서 비록 심장 혈류가 관상동맥을 통해 공급된다고 하더라도 심근 속에는 아주 잘 발달된 작은 모세혈관 네트워크가 풍부한 상태로 그대로 존재하고 있다는 사실을 깨닫게 되었다. 이들은 관상동맥이 대부분의 혈류를 공급하는 상황에서 비록 현재 닫혀 있다고 해도 언제든지 필요할 경우 다시 열릴 수 있는 잠재력을 지니고 있다. 그래서 혈류 공급이 떨어지면 이들이 열려서 관상동맥간 또는 이들의 분지 간에 연결(문합) 통로를 만들 수 있고 관상동맥에 협착이 있을 경우에는 우회 통로가 되어 측부혈관(collaterals)으로 발달할 수 있는 능력을 가지고 있다는 사실도 배울 수 있었다. 그리고 무엇보다 중요하게 받은 영감은 심근 속 혈류 공급 시스템이 이와 같기 때문에 관상동맥을 통한 혈류가 다른 고형 장기 속처럼 그 분지를 통해 모세혈관 레벨에 도달하면서 조금씩 나눠져 분배되는 것이 아니라 **관상동맥에서 바로 심근 네트워**

크 속으로 거의 동시에 흩어져 나눠지게 된다는 느낌을 얻은 것이라 할 수 있다. 이는 마치 강물이 구비구비 흐르며 지나는 지역마다 식수와 생활용수를 제공하고 남는 것이 또 다른 곳으로 흘러가는 형태가 아니라 강물이 넓은 바다와 만나서 한꺼번에 그 속으로 빨려 들어가는 것과 같은 느낌을 받은 것이라 할 수 있다.

심근 속의 혈류 공급 시스템이 마치 강물이 바다와 만나는 곳의 상황과 같다고 한다면 심장발작과 허혈성 상황은 도대체 어떻게 생길 수 있을까? 당연히 다음 단계로 이런 의문을 갖게 된다. 그럼 그에 대한 답은 오직 한가지 밖에 없다고 생각한다. 즉, 그것은 심근 속 모세혈관들이 혈액을 받아들이려 하지 않는 상황 밖에 없는 것이다. **심근 모세혈관들이 강하게 수축하여 혈액을 받으려 하지 않는다면 그곳으로 혈류가 공급될 수 없기 때문에 아무리 관상동맥을 통해 관류압을 증가시킨다고 해도 혈액 공급이 차단될 수밖에 없다**. 그래서 이런 상황이 오래 지속될 때 나타나는 현상이 바로 심근의 허혈성 증상과 소견들이고 심장발작도 그로 인해 일어나게 된다고 생각해 보는 것이 합리적 추론이라 할 수 있다. 그리고 이것은 기존의 관상동맥 막힘설과는 완전 대비되는 관점의 생각이라서 이를 심장발작의 '**심근 일차원인설**'로 따로 구분해서 부르는 것이 많은 사람들에게 새로운 패러다임에 대한 이해를 돕는데 유리하다고 생각하였다.

그럼 심근 일차원인설의 관점에서 심근 모세혈관 레벨의 혈류 장애를 일으키는 원인은 무엇인가? 크게 두가지 원인으로 구분해 볼 수 있다. 하나는 자율신경의 부조화로 인해 심근 모세혈관들이 수축하여 혈액을 받으려 하지 않는 것이고 다른 하나는 심근에 대사적 부담이 가해져 주변에 국소적 산증(acidosis)이 발생되고 그로 인해 젖산과 같은 대사노폐물들이 배출되지 못해서 더욱 더 모세혈관들이 수축하는 악순환의 상황이 만들어지는 경우다. 그래서 심장발작과 심근경색의 근본적인 일차 원인은 **자율신경의 부조화와 심근 대사의 이상 때문에 심근 모세혈관 레벨에서의 순환 장애가 일어나서 혈액 공급을 받으려 하지 않는 불리한 환경이 조성되기 때문이라 요약**할 수 있다.

> "심장발작의 근본적인 일차 원인은 **자율신경의 부조화와 심근대사의 이상 때문에 심근 모세혈관 레벨에서의 순환 장애가 일어나서 혈액 공급을 받으려 하지 않는 강한 조건이 형성되기 때문이다.**"

심장과 근육에서 혈액 공급이 부족할 때 일어나는 차이

근육은 산소가 부족하면 혐기성 호흡으로 대사가 전환되어 젖산이 생겨난다. 이로 인해 국소적 대사 산증(metabolic acidosis)이 발생하면 통증을 느끼기 때문에 의식적으로 하던 운동을 멈추게 된다.

그러나 심장 근육에서는 이와 같은 일이 벌어져도 의도적으로 수축 작용을 멈추지 못해서 젖산을 생산하는 혐기성 호흡을 계속하게 되어 상태가 점점 더 악화되는 과정을 밟게 된다. 그래서 세포 주변의 산성화가 진행되어 마침내 세포가 괴사되는 일까지 발생하게 되는 것이다.

그러면 심장에서는 왜 이런 일이 생기는가?

바로 심근 주변의 모세혈관들이 대사 산증에 반응하여 수축됨으로써 젖산과 같은 노폐물들을 배출시키지 못하기 때문에 그렇게 되는 것이다. 따라서 **심근세포의 허혈성 손상을 공급 부족이라는 측면으로만 보지 말고 모세혈관들의 기능이 떨어져서 노폐물과 독소들을 충분히 배출시키지 못해서 일어나는 배설 장애 현상으로 바라보는 견해도 가져야 한다.**

참고적으로 작은 모세혈관 레벨에 영향을 주는 요인들로는 다음 3가지가 항상 언급되고 있다.

- 흡연-작은 모세혈관들을 수축시킨다. 그러나 흡연은 큰 혈관에는 별 영향을 끼치지 않는다. 오로지 작은 혈관들을 주로 수축하고 부식시키는 작용을 한다. 모세혈관에서는 혈전이 만들어지는 일이 없다. 따라서 흡연은 혈전을 만드는 일은 하지 않고 작은 혈관들을 수축시키고 그 기능을 약화시키는 일만 한다. (참고: 혈전은 이보다 더 큰 혈관에서 만들어진다.).
- 인슐린 저항성과 당뇨-지나친 당분 섭취 역시 작은 모세혈관들을 부식시키는 작용을 한다. 큰 혈관들의 벽에 염증을 일으키는 일은 별로 하지 않는다.

- 스트레스로 인한 아드레날린의 분비 역시 작은 모세혈관의 내경을 수축시킨다. 급성 스트레스를 받았을 때나 또는 만성적으로 스트레스를 받는 경우에 작은 모세혈관들이 수축된 상태로 상당 기간 유지됨으로써 그들이 대사노폐물을 씻어내는 작용을 제대로 하지 못하게 되면 심근세포들이 산성 과다로 인해 붓고 괴사 상태에 빠질 수 있다.

이들은 모두 관상동맥보다는 심근 속의 작은 모세혈관들에 영향을 주는 요인들이다. 만약 심장발작이 관상동맥이 아니라 심근 속 모세혈관 레벨에서의 문제로 인해 일어나는 현상이라고 한다면 작은 모세혈관 레벨에서는 혈전이 형성되지 않기 때문에 심장발작이 혈전에 의해 일어나다고 하는 주장은 맞지 않는다. 그 대신 심장발작은 심근의 대사 이상이 전제가 되어 발생하는 현상이란 점이 더욱 분명해진다.

심장발작의 발생과정

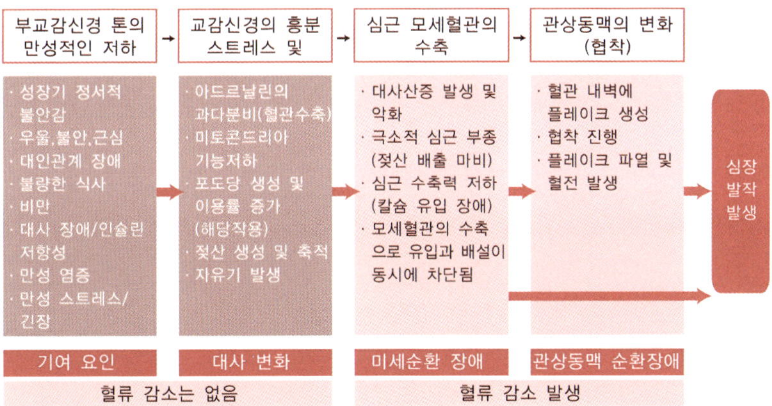

그림. 1. '심근 일차원인론'에 입각한 심장발작의 발생 과정(기승전결)

'심근 일차원인설'의 관점에서 심장발작을 일으키는 진짜 근본 원인들

제5장

기존 주류 심장의학에서는 심장발작이 일어나는 기전을 관상동맥의 막힘 또는 플레이크 파열과 관련된 혈전설로만 설명하려 하고 있다. 그래서 그 원인을 죽상동맥경화증으로 인한 관상동맥 협착 또는 막힘으로 규정짓고 이를 일으키는데 기여하는 각종 요인들(흡연, 고혈압, 콜레스테롤, 스트레스 등)을 관리할 것을 권장하고 있다. 그러나 내 생각으로는 이 주장이 전체 진행 과정상에서 최종 끝 부분에서 일어나는 현상만을 설정해 놓고 그것을 전부인양 설명하는 모양이라서 맞다고 할 수도 없고 또 완전히 틀렸다고 할 수도 없는 그런 애매모호한 주장이라 생각한다. 모든 현상에는 처음과 끝이 있고 그 사이에는 여러 단계의 변화 내지 진행 과정을 거치게 되어 있다. 그래서 끝이라고 생각되는 것은 또 다른 과정의 시작으로 이어져 새로운 단계를 만들기도 하고 처음으로 되돌아가 순환하는 방식으로 구조가 형성되기도 한다. 이와 같은 자연계의 현상과 마찬가지로 우리 인체 속에서도 각종 생리 및 병리 현상들이 비슷한 방식으로 운영되고 있다. 그래서 인체를 예로부터 '소우주'라 불렀던 이유가 이런 점 때문이 아니었을까 하는 생각이 든다.

심장발작이란 병리적 현상이 일어나는 과정에 있어서도 맨 처음에 단초가 제공되고 그것이 일련의 과정을 거쳐 최종 결과를 낳기까지 긴 과정이 존재한다. 그래서 이 문제의 해결점을 찾기 위해서는 한 발 뒤로 물러나서 큰 시야로 전 과정을 파악하려는 자세를 가져야 한다. 그래야만 문제의 발생을 근본적으로 막을 수 있는 해법을 찾아낼 수 있다. 이런 의미에서 현재 주류 심장의학이 강조하는 이론인 '관상동맥의 협착 또는 막힘설'은 마지막 단계의 상황만을 바라본 매우 좁은 시야의 의견이라 하지 않을 수 없다. 그래서 **이런 식으로 전 과정을 보지 않고 일부분 특히 마지막 부분만 보는 좁은 시야를 갖게 되면 문제를 근본적으로 해결하는 방법을 찾지 못하고 오직 그 때의 상황만을 임시방편적으로 해결하려는 대책밖에 세울 수 없게 된다**. 다시 말해 근본 원인은 놔두고 증상 치료만 할 수밖에 없는 것이다. 그런데도 많은 사람들이 이런 사실을 모르고 자신들이 올바른 치료를 하고 있거나 또는 받고 있다고 착각하고 있다.

앞서 나는 심장발작의 근본 원인이 관상동맥의 병변에 있지 않고 심근에 있다고 설명하였다. **심근 속에는 자연적으로 수많은 혈액 순환의 통로들이 존재하고 있는데 이것이 관상동맥이 생기면서 잠재적으로 닫혀 있지만 조건만 형성되면 언제든지 다시 개통될 수 있는 상태로 있다고 말한 바 있다**. 만약 심근 속의 작은 모세혈관 수준의 혈액 통로들이 많이 닫혀 있거나 수축되어 있을수록 심근세포들은 신선한 혈액 공급을 받지 못해서 허혈성 손상을 입을 가능성이 높아진다. 그러므로 우리는 **심근 속의 작은 모세혈관 수준의 혈액 통로들이 닫혀서 혈액을 받지 못하게 만드는 요인을 심장발작을 만드는 진짜 원인이라고 생각해야 하는 것이다**. 그리고 죽상 플레이크 같은 관상동맥의 병변은 이런 심근 속의 미세 순환장애가 지속되어 그 여파로 관상동맥 내의 혈류가 정체되고 혈관내피세포층에 손상이 가해졌기 때문에 생기는 후속적인 결과로 보아야 한다. 그래서 심근 질환(**심근의 대사 이상이나 모세혈관의 수축**)은 **관상동맥질환**(**플레이크 협착이나 혈전생성**)**과 무관하게 독립적으로 일어나는 사건이라는 점을 분명히 알고 '먼저 심근, 나중 관상동맥'이라는 새로운 패러다임으로 우리의 의식을 완전히 바꿔야 한다. 그렇게 하면 심근 질환은 관상동맥의 병변이 없어도 단독으로 생길 수도 있고 또한 관상동맥의 병변을 동반한 채 나타나는 경우도 있게 된다. 그리고 심장발작을 일으키는 진짜 원인은** 죽상 플레이크를 형성시키는데 기여하는 요인들이 아니라 심근세포에서 대사 이상을 초래하거나 모세혈관 레벨에서 혈관 수축을 가져오게 만드는 요인들이라는 점을 알 수 있게 된다. 또한 이런 관점에서 보면 **관상동맥의 협착 문제를 해결한다고 해서 심근의 대사 이상이나 미세순환의 문제가 저절로 해결되는 것도 아니란 사실을 분명히 깨달을 수 있다**.

그래서 나는 심근이 심장발작의 일차적 원인이라는 주장을 좀더 공고히 하기 위해 그 내용을 다음 3가지 요소로 구분하여 좀 더 자세한 설명을 덧붙이고자 한다. 즉, 심근 일차원인론은

- 부교감신경 톤의 저하(약화) 및 교감신경 톤의 과도한 활성: 이른바 자율신경의 불균형
- 심근의 대사 부담 또는 대사 이상(혐기성 포도당 대사의 증가) 및 미토콘드리아의 기능저하
- 심근 미세순환의 장애: 모세혈관의 기능이상 및 저하

이상 3가지가 함께 또는 시간적 차이를 두고 작용하여 심장발작을 일으킨다는 내용이다. 물론 이런 구분은 임의적인 것으로 이를 부교감신경의 톤 저하와 심근 대사이상 두가지로 줄여서 설명할 수도 있다. 그렇지만 내 생각으로는 그것보다 심근 모세혈관들의 기능저하를 따로 독립시켜 강조하는 것이 심장발작의 과정을 이해하는데 훨씬 도움이 될 것으로 생각하여 그렇게 구성해 보았다.

이 장에서는 심근 일차원인설을 구성하는 이 3가지 구성 요소에 대해 자세히 알아보기로 한다. 그 핵심을 요약하면

첫째, **부교감신경의 톤이 저하되어 있는 상태에서 교감신경의 활성이 과도하게 증가되는 스트레스 상황이 연출되면** 심근 대사부담

이 증가하고 모세혈관들이 수축하여 심근이 필요한 만큼 혈액을 충분히 받아들이지 못하게 됨으로써 심장발작을 일으키는 환경 기반을 조성하게 된다. 예를 들어 만성 스트레스 상황, 잠을 잘 자지 못하는 상황, 고혈압, 당뇨, 고당분 및 저지방 식사를 하는 경우, 흡연, 기타 미토콘드리아 기능저하를 일으키는 요인이 작용하고 있는 경우 등이 그와 같은 대표적인 예라 할 수 있다. 실제 이 조건은 모든 심장발작에 있어 가장 기본적인 발생 조건에 해당된다.

둘째, 심근세포 레벨에서 **과도한 대사 부담으로 인해 포도당 분해 과정이 증가하거나 또는 미토콘드리아 기능저하 때문에** 에너지 생산의 효율이 낮아지면 세포에서 젖산 생산이 늘고 이것이 축적되어 국소적으로 과도한 대사 산증(metabolic acidosis)을 유발시킨다. 그렇게 되면 산소 이용은 중단되고 주변 모세혈관들도 이에 반응하여 수축한다. 젖산이 축적되면 칼슘 이온들이 심근 세포 속으로 들어오는 과정이 방해를 받는다. 그래서 심근세포들이 더 이상 수축할 수 없어 심근벽의 전층 또는 일부층이 수축력을 잃고 심할 경우 그 곳의 젖산과 대사노폐물들이 배출되지 못하고 쌓이면서 산성이 심해져 심근세포가 괴사되는 상황까지 일어나게 된다. (국소적 심근 허혈 상태)

셋째, 혈관 속의 각종 독소들과 염증으로 인해 혈관내피세포들의 기능이 저하되면 그곳에서 산화질소(NO) 생산이 저하되어 모세혈관들이 기능저하 상태에 빠지게 된다. 그러면 모세혈관의 음압 펌프 작용이 중단되어 혈액순환에 큰 지장을 준다. 심근 속에도 이와 같은 모세혈관 네트워크들이 많이 존재하기 때문에 모세혈관의 기능저하는 무엇보다도 심근 혈액순환을 방해하여 심장발작의 발생에 기여하는 근본적인 위험요인에 해당된다.

'심근 일차원인론'의 3대 구성 이론들

심근 일차원인론을 구성하는 주요 핵심 3가지 이론은 다음과 같다.

- 부교감신경 톤의 저하(약화) 및 교감신경 톤의 과도한 활성: 이른바 자율신경의 불균형
- 심근의 대사 부담 또는 대사 이상(혐기성 포도당 대사의 증가) 및 미토콘드리아의 기능저하
- 심근 미세순환의 장애: 모세혈관의 기능이상 및 저하

1. 자율신경의 불균형 또는 기능저하: 부교감신경의 톤 저하 및 교감신경의 지나친 활성

자율신경이란 본인의 의지와 무관하게 자율적으로 작동하는 신경을 말한다. 여기에는 크게 두 가지 축이 존재한다. 하나는 교감신경계이고 다른 하나는 부교감신경계다. 교감신경계는 동양철학의 음양론에서 양(陽)에 해당되고 부교감신경계는 음(陰)에 해당된다. 교감신경계는 심장의 활동을 증가시키고 혈압과 맥박수를 올리는 역할을 한다. 반면 부교감신경계는 심장을 진정시키고 혈압과 맥박수를 낮추는 작용을 한다. 그러므로 심장을 포함한 혈액의 순환계

는 자율신경의 이 양대 세력에 의해 조절되고 있으며 이들을 조절하는 장치는 주로 중추신경계인 뇌 속에 들어있다.

자율신경은 이 밖에도 호흡, 소화 작용 같이 생명을 유지하는데 있어 중요한 모든 기능들을 조절하는 역할을 한다. 이들은 항상 서로 엎치락 뒷치락 하면서 몸의 상태를 균형 잡힌 원래의 상태로 복귀시키는 방식으로 작동하고 있다. 그래서 이를 전문적인 용어로 항상성 유지라 부른다. (그림 1)

교감신경은 "싸울 것인가 아니면 도망갈 것인가"("fight-or-flight")를 결정하는 신경계로 주로 부신 수질에 그 신경의 연결이 집중되어 모여 있다. 이 신경계는 화학적으로 아드레날린이란 신경전달물질을 사용하고 있으며 위험이 진행중일 때 흥분한다. 이 신경시스템이 활성화되면 **포도당이 분해되는 해당과정**(glycolytic pathways)이 중심적 대사 작용을 한다. 반대로 **부교감신경은 부신 피질에 모여있다고 볼 수 있다**. 이들은 **신경전달물질인 아세틸콜린**(ACh)**과 산화질소**(NO), cGMP(cyclic guanosine monophosphate)와 같은 물질들을 화학적 중개 물질로 사용한다. 그래서 부교감신경은 휴식과 소화("rest-and-digest") 측면을 지원하여 몸의 기능을 원상으로 회복시키는 일을 한다. 이런 부교감신경의 가장 큰 신경다발이 미주신경(vagus nerve)이다.

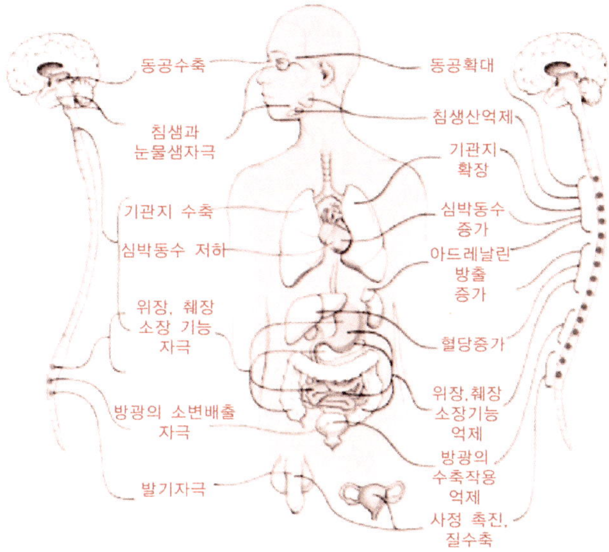

그림. 1. **자율신경계의 양대 산맥인 교감신경계와 부교감신경계의 작용**

우리의 건강은 이 양대 축이 영원히 활동적으로 기능할 때 가능하게 유지된다. 교감신경이 흥분하여 활동성이 증가하는 낮시간대엔 교감신경계가 우세하게 작용하고 밤시간대엔 이것이 진정되면서 대신에 부교감신경이 우세하게 활동하기 시작한다. 그렇지만 부교감신경의 활동은 수면을 취하는 밤시간에 지배적으로 활동하고 있어 우리의 인식 속에 잘 인지되지 못하는 경향을 가지고 있다. 그래서 많은 사람들이 그 중요성을 잘 모르고 있는 듯하다.

순환 및 심장 분야도 자율신경의 작용에 의해 그 균형이 유지되고 있다. 즉, 심장이 활발하게 박동하여 혈액을 송출하는 작업을 돕는 것이 교감신경의 역할이라고 한다면 말초 조직의 모세혈관에서 혈액을 받아들이기 위해 혈관들을 확장시키고 음압 펌프로서의 역할을 주도하는 것은 부교감신경이다. 그래서 이 두가지가 서로 잘 협업을 해야 원활한 혈액순환이 이루어지게 된다. 그러나 안타깝게도 심장전문의들은 항상 교감신경과 심장의 양압 펌프 작용만을 강조한다. 그래서 혈액순환이 오로지 심장의 펌프 작용에 의해서만 이루어진다고 생각하고 있다. **실제 여러분도 이들로부터 부교감신경의 역할과 말초 모세혈관 펌프(일종의 진공 펌프)에 대한 중요성을 들어본 사람은 거의 없을 것이라 생각한다**. 이로 인해 우리는 혈액순환의 진짜 원리 또는 원동력에 대해 심장발작과 마찬가지로 잘못된 편견을 갖고 있다. 이 점도 참으로 안타까운 일이라서 나중에 혈액순환의 진짜 원동력에 대해 따로 책을 쓸 예정이다.

아무튼 심장 기능과 관련하여 자율신경의 작동 문제로 다시 돌아와 생각해 보면 **심장발작의 발생에 있어 자율신경의 기능저하 또는 불균형 문제가 가장 근본적인 바탕에 깔려 있다는 사실을 직감할 수 있다**. 우리가 살면서 스트레스를 받았을 때 흐트러진 균형을 그때마다 바로 회복시켜주는 것이 부교감신경의 작용이다. 그런데 만약 이런 작용을 하는 부교감신경의 기능이 약해져 있으면 스트레스로 망가진 몸 속 환경의 균형이 원상으로 회복되지 못하고 점점 더 제 기능을 발휘하지 못하는 쪽으로 기울게 된다. 이를 부교감신경의 활성 또는 톤이 만성적으로 저하 또는 약화되어 있는 상태라고 말한다. 이처럼 부교감신경의 활성 톤이 만성적으로 떨어져 있으면 어느 순간에 생활 속에서 받는 스트레스를 감당하지 못하는 시점에 도달하여 몸이 심한 손상을 입을 수 있다. 이 때 스트레스로 인해 교감신경에서 나오는 아드레날린이란 호르몬이 심근 모세혈관 시스템을 수축시켜 심근 속으로 혈액이 들어오는 것을 차단시키게 된다. 그 결과 심근세포는 신선한 혈액을 공급받지 못함으로써 미토콘드리아 기능 및 세포 대사 전반에 큰 지장을 받게 된다. 특히 산소를 제대로 이용하지 못하게 됨으로써 지방산 대신에 포도당을 사용하여 에너지를 생산하는 비율이 갑자기 증가하게 되고 심근세포 주변에 젖산이 축적됨으로써 국소적 대사 산증(metabolic acidosis)을 유발시킨다. 그렇게 되면 국소적 부종이 발생하고 모세혈관들이 수축하게 되어 더욱 더 세포 대사가 혐기성으로 전환되고 젖산의 배출 작업도 방해를 받게 되어 대사 산증은 점점 더 악화되는 코스를 밟게 된다. 이것은 다음에 말할 심근의 대사부담 증가와 같은 맥락의 이야기가 된다. 이런 상태에서는 **진공 펌프 역할을 하는 모세혈관 음압 펌프들의 기능이 멈추기 때문에 혈액을 받아들이는 작용을 전혀 할 수 없어 그 부위가 혈액이 부족한 허혈 상태로 변하게 된다**. 실제 심장발작에 있어서 이 기전이 관상동맥의 협착이나 막힘 기전보다 훨씬 더 중요하고 일차적인 역할을 한다는 점을 꼭 기억해 두고 있어야 한다. 그래서 다시 한번 강조하지만 심장발작의 첫 시작은 관상동맥의 내막 손상에 의한 플레이크 형성 그리고 이로 인한 협착의 진행 및 막힘 현상이 아니라 **만성적인 스트레스로 인해 자율신경의 불균형 특히 부교감신경 톤의 만성적 저하 상태가 만들어지고 이것이 회복되지 못하고 그 기능이 떨어진 상태로 유지되는 조건에서 간헐**

적 또는 지속적 스트레스들로 인해 교감신경의 활성이 지나치게 증가되는 상황이라 할 수 있다.

이런 의미에서 우리는 평소 부교감신경의 톤을 적절하게 유지하는 것이 얼마나 중요한지 새삼 실감할 수 있다.

음의 역할을 하는 부교감신경의 중요성 이해하기

동양 철학에서 양은 남성, 활동성, "싸울 것인가 아니면 도망칠 것인가"의 반응, 낮과 하늘을 상징하고 음은 여성, 수동적 움직임, 휴식과 진정, 밤과 땅을 대변한다. 이런 이분법적인 구도는 큰 관점에서 바라보면 누구나 이해하기 쉬운 구도라고 할 수 있다. 그러나 자신의 몸 속 기능을 이해할 때에는 이런 이분법적 구도가 쉽게 실감되지 않는 측면이 강하게 존재한다. 그래서 간혹 이를 헷갈리는 경우가 종종 있다. 그렇지만 중요한 점은 각자의 특성보다 이 둘의 관계가 엎치락뒤치락하는 역동적인 관계에 있다는 사실을 이해하는 것이다. 그리고 이들은 서로를 무시하고 배타적으로 작용하는 그런 우열 관계가 아니라 서로 보완하고 협력하는 관계라는 점을 깨닫는 것이다.

예를 들어 계단을 오르는 활동을 생각해 보자. 처음에 첫 계단을 오를 때 맥박수가 증가한다면 이를 교감신경의 항진 때문이라고 보기에는 좀 무리가 있다. 도리어 이런 경우에는 부교감신경의 기능이 약화되어 있기 때문에 그렇게 된 것이라고 해석하는 것이 타당하다. 왜냐하면 부교감신경계는 맥박수를 낮추는 효과를 가지고 있는데 이것이 약화되어 있음으로 인해 맥박수가 증가된 상태로 새롭게 셋팅된 상태로 볼 수 있기 때문이다. 그러다가 활동량이 점점 늘어나면서 5층까지 걸어 올라가게 되면 이 때부터는 교감신경이 작동하여 아드레날린을 분비하기 때문에 맥박수가 증가하게 되었다고 판단해 볼 수 있다. 이처럼 맥박수가 단순히 변화되는 과정을 해석할 때에도 우리는 교감신경의 측면만을 볼 것이 아니라 보이지 않는 부교감신경의 측면도 함께 고려할 줄 아는 큰 안목과 시야를 갖고 직관적 사고력도 같이 길러 놓아야 한다.

앞서 말한대로 부교감신경이 저하되어 있으면 맥박수는 증가한다. 여기서 우리는 맥박수의 증가가 반드시 교감신경의 항진에 의해서만 오는 것이 아니란 사실을 알게 되었다. 그런데 만약 부교감신경이 약화되어 있는 상태에서 긴장과 집중을 요하는 생각이나 행동을 하게 되면 교감신경의 흥분이 그 위에 중첩되어 맥박수는 더욱 크게 증가하게 될 것이다. 그래서 우리는 평소 교감신경의 활성을 제어해줄 수 있는 부교감신경의 기능을 적절하게 유지해 놓는 것이 얼마나 중요한 일인지 새삼 깨달을 수 있다. 만약 부교감신경이 제대로 된 브레이크 역할을 해 주지 못하는 상태가 된다면 심장은 매일 겪는 일상의 스트레스를 감당하지 못하고 극단으로 치닫아 무슨 사단이라도 나야 끝장을 보게 되는 상황까지 치닫게 될 것임을 쉽게 예상해 볼 수 있다. 이런 측면에서도 우리는 자동차의 브레이크처럼 음의 역할을 하는 부교감신경의 기능이 얼마나 중요하고 필수적인지 새삼 뼈저리게 느끼게 된다.

이처럼 음의 역할은 겉으로 드러나 보이지 않지만 양의 역할만큼이나 중요하고 많은 일을 한다. 부교감신경은 주로 수면, 이완, 스트레스로부터의 회복, 에너지 저장과 세포 재생 등과 같은 일을 담당한다. 또한 부교감신경은 심장 근육의 대사를 느리게 하는 작용을 하기도 한다. 그래서 심장 근육들이 같은 일을 해도 산소와 에너지를 덜 쓰고 보다 경제적으로 수축할 수 있게 도와주는 작용을 하고 있다.

또한 반드시 기억할 점은 앞서 말했듯이 부교감신경이 주로 낮보다는 밤 시간에 생리적 기능들을 조절하는 역할을 맡고 있지만 그렇다고 해서 낮 시간에 활동을 전혀 하지 않는다는 뜻은 아니란 사실이다. 그래서 낮에 활동할 때 신체적 또는 정신적인 이유로 교감신경이 강하게 흥분하여 맥박수를 최고조 상태까지 올린다고 하더라도 이를 제어하는 부교감신경이 정상적인 상태를 유지하고 있는 한 그 개체와 그 속의 장기들은 망가지지 않는다. 그 이유는 부교감신경이 교감신경의 흥분이 마구 진행되어 심장 근육 등을 망가뜨리는 일을 막아주는 역할을 충실히 이행하고 있기 때문이다.

부교감신경의 기능 또는 톤의 저하

잘 알다시피 대자연은 모든 생명들이 모여 있는 곳이다. 이 속에서 우리가 어떤 일에 대해 **감정**을 갖고 그것을 표출하고 그에 따라 행동할 수 있는 것, 자신과 다른 사람의 마음 속으로 들어가 그것들과 **교감**할 수 있으며 그로 인해 행복해하기도 하고 웃기도 하며 사랑할 수 있는 것들은 모두가 음의 작용으로 인해 나타나는 결과라 할 수 있다. 그래서 이와 같은 풍부한 **감정**들은 기본적으로 부교감신경의 톤을 강화시켜 주는 역할을 하게 된다.

그리고 부교감신경의 톤이 강화되어 있는 사람은 심장 기능 측면에서 매우 유리한 입장에 서 있다고 말할 수 있다. 그 이유는 **부교감신경의 톤이 강할수록 심장 특히 심근의 기능을 보호하는 효과가 우수하기 때문이다**.

그럼 사람들 중에 어느 사람은 부교감신경의 기능과 톤이 강하고 어느 사람은 약한 이유가 무엇일까?

먼저 어린 시절부터 따뜻한 정과 안정된 분위기 속에서 성장하게 되면 부교감신경의 기능이 강하게 발달한다. 나는 이 점이 매우 중요하다고 생각한다. 왜냐하면 부교감신경의 기능을 발달시키는데 있어 이처럼 어린 시절부터 풍부하고 온화한 정서적 환경과 안정적인 대인 관계가 매우 크고 결정적인 역할을 하고 또 이것이 평생 유지되는 경우가 매우 많기 때문이다. 이에 반해 어렸을 때 불안정한 환경 속에서 성장한 사람은 부교감신경이 제대로 발달할 수가 없다. 또한 성장기에 만성적으로 자신의 감정을 억제하고 사회적으로 고립되어 있던 사람들도 부교감신경계가 충분히 발달되지 못하게 된다. 그렇게 되면 부교감신경계가 심장을 보호하는 작용도 많이 약해져서 나중에 심장 건강에 불리한 방향으로 작용하게 된다.

그런데 종종 건강하게 성장한 사람들 중에 불행하게도 부교감신경의 기능저하를 경험하게 되는 사람들이 있다. 그런 일은 도대체 어떻게 일어나는 것일까?

부교감신경의 기능저하 내지 톤의 약화는 하루 밤 사이에 일어나는 일이 아니다. 제2장에서 언급한 것처럼 어느 정도 시간에 걸쳐 서서히 일어나는 일이며 이 과정에 여러 요소들이 복합적으로 작용하여 만성적으로 부교감신경을 약화시키게 된다. 예를 들어보자. 한 사람이 과체중 상태로 몸을 움직이는 일은 별로 하지 않으면서 다른 사람들과 별로 접촉도 하지 않고 부정적이거나 또는 비관적인 시각을 갖고 여기 저기 몸도 아프고 에너지가 저하된 상태로 살고 있다고 가정해 보자. 만약 이 사람에서 이와 같은 상태가 장기간 지속되면 당연히 그 사람의 부교감신경의 기능은 매우 저하되어 그 톤이 약화된 상태로 변할 것이다. 게다가 만약 이 사람이 살아가면서 주변의 친지나 이웃들과 의견 충돌을 하거나 또는 사이가 별로 좋지 않아서 늘 긴장 관계 속에서 살게 되면 그 부담이 더욱 가중되어 부교감신경의 톤이 확실히 저하되어 있을 것이다. 또한 나이를 먹으면서 이 사람의 체력 및 건강 상태가 서서히 약화되어 가는 과정을 겪게 되면 부교감신경 기능저하도 당연히 그에 동반될 것이다. 그래서 **부교감신경의 기능저하는 위와 같이 내부적으로 균형을 서서히 상실해가는 과정을 통해 일어나게 된다는 점을 배울 수 있다**.

그래서 우리는 평소 부교감신경의 기능과 톤을 적절하게 유지시켜 놓은 것이 심장을 포함하여 건강 전반에 걸쳐 매우 중요한 작용을 한다는 점을 확실하게 깨달아야 한다. 만약 여러분이 평소에 열심히 노력하여 부교감신경이 심장을 조절하는 능력을 살아 있게 만들어 놓는다면 그 때에는 어떤 신체적 부담이나 정신적 스트레스가 갑자기 닥친다 해도 심장 근육에 큰 피해를 입지 않을 것이다. 왜냐하면 부교감신경의 완벽한 보완성이 교감신경의 항진된 상태를 진정시키고 심장을 보호할 충분한 능력을 갖고 있기 때문이다. 그렇지만 반대로 만약 부교감신경이 완전 기능을 상실한 상태라고 한다면 그 때에는 교감신경의 항진된 기능을 제어할 방법이 없다. 그래서 몸이 교감신경의 지나친 활성으로 인해 큰 손상을 입게 된다. 다시 말해 부교감신경의 기능이 약화되어 있는 상태에서는 교감신경의 기능이 항진된 상태를 감당하기 힘들어서 심장 근육에 막대한 부담을 주어 협심통증(angina)과 심장발작(heart attack)이 생기게 되는 것이다. 이는 마치 브레이크가 고장난 자동차를 몰고 계속 엑셀레이터만 밟다가 사고를 내는 것과 같은 형국이라 할 수 있다. 정말이지 이런 일은 생각만해도 끔찍하다.

[참고: 부교감신경의 기능 또는 톤이 얼마나 저하되어 있는지는 일명 '**자율신경 기능검사법**'이란 것을 통해 알 수 있다. 그 속에는 심박수 변이도(HRV; heart rate variability)란 항목이 들어가 있다. 이 점에 대해서는 부록을 참조하길 바란다.]

(참고: 약해진 부교감신경의 톤을 강화시키는 법에 대해서는 **제8장 '심근 일차원인설' 관점에서 심장발작을 예방하는 방법** 중 '**부교감신경 강화법**'에서 좀 더 자세히 설명하기로 한다.)

심장병 환자들의 특징: 부교감신경 기운의 약화와 내부 균형의 소실

심장병 환자들에서는 부교감신경의 심장에 대한 조절 기능이 만성적으로 저하되어 있다. 지금까지의 과학적 연구 결과들도 이런 사실을 뒷받침해주고 있다. 이렇게 평소 음의 기운이 약해져 있으면 그것이 심장 기능에 만성적으로 영향을 주어 궁극적으로 교감신경의 기운을 제어하는 브레이크 작용을 하지 못하게 된다. 그래서 심장 대사가 지나치게 과열되는 양상으로 치닫게 됨으로써 궁극적으로 급성 심장발작을 일으키는 상황을 맞이하게 되는 것이다.

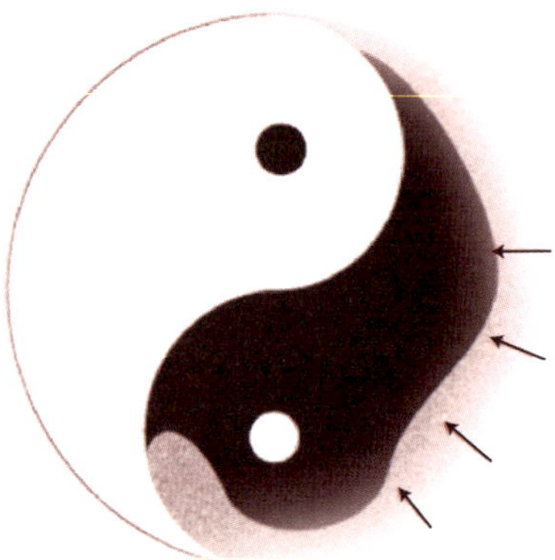

그림. 2. **심장발작이 일어나기 전 음의 기운 (부교감신경)이 약해지는 모습**

심장병 환자들에서 이처럼 부교감신경의 기능이 약해지는 이유는 무엇일까? 근본적인 배경을 살펴보자. 부교감신경은 아동기, 청소년 시절, 그리고 젊은 청년기 때 가장 활발하다. 그러나 나이를 먹으면

모든 사람에서 이 기능이 약해지기 시작한다. 일반적으로 남성들에 비해 여성들에서 음의 기운에 해당되는 부교감신경의 기능이 더 강하게 유지된다. 그 이유는 여성들은 한달에 한 번 월경을 하면서 부교감신경이 강화되는 기회를 얻기 때문이다. 이런 이유로 나이 많은 사람과 남성이 심장발작의 위험 요소로 등극하게 되는 것이다. 여성들은 폐경이 되기 전까지는 월경에 의해 부교감신경이 강화되는 영향을 받고 있기 때문에 그 때까지는 남성들에 비해 보호를 받는 상태라고 말할 수 있다.

신체 활동도 부교감신경을 강화시키는 역할을 한다. 그래서 앉아서만 생활하는 태도는 부교감신경을 약화시키는 매우 안 좋은 생활태도라고 할 수 있다. 운동 중에서도 지구력을 요하는 운동이 심장 근육의 기능을 보다 경제적으로 작동할 수 있게 훈련시켜 주기 때문에 도움이 된다. 또한 적극적으로 자신의 감정을 표출하고 다른 사람들과 즐겁고 생동감있게 관계를 맺으며 살아가는 것도 부교감신경이 심장에 미치는 영향을 증대시켜 주는 작용이라 할 수 있다. 그러므로 자신의 감정을 지속적으로 억누르고 사회적으로 고립된 생활을 영위하면 부교감신경의 기능 소실로 인해 심장발작이 더 잘 생길 수 있다는 점을 꼭 기억해 두길 바란다.

2. 심근세포의 과도한 대사 부담(대사 산증) 또는 미토콘드리아의 기능저하

자율신경 중에서 부교감신경의 브레이크 기능이 사라진 상태에서 교감신경의 기능만 작동하는 스트레스 상황에 처하게 되면 심장을 포함한 모든 장기가 대사적인 부담을 받아 많은 양의 에너지를 짧은 시간안에 생산하게 됨으로써 세포들이 적잖이 손상을 입게 된다. 이 때 가능한 빨리 부교감신경의 지원으로 이런 상황이 종료되고 원상으로 회복되지 않는다면 각종 세포들의 손상은 더욱 심해져서 세포가 망가지거나 죽는 과정 속으로 빨려 들어가게 된다. 심장 근육도 이런 상황에서는 급격한 퇴행적 변화를 겪을 수밖에 없다.

실험실에서 부교감신경의 보호 작용 없는 심장에 교감신경의 신경전달물질인 아드레날린을 투여하면 심장 근육의 대사에 있어 위와 같은 효과들이 집약되어 나타나는 것을 확인할 수 있다. 그 결과 미토콘드리아의 산소이용율이 저하되고 대사가 혐기성 포도당 분해 작용으로 급격히 바뀌면서 심근세포에서 젖산 생산이 늘어난다. 그러면 이들이 세포 안밖으로 축적되면서 주변에 심한 대사 산증(metabolic acidosis)이 발생하게 된다.

조직에 대사 산증이 발생하면 세포들은 매우 위험해진다. 이는 원래 설정된 안정 범위를 벗어나기 때문에 그런 것이다. 마치 어느 누구든 자신의 한계를 넘어가는 일을 하면 탈이 생기는 것과 비슷하다. 예를 들어 달리기를 한다고 해 보자. 너무 심하게 달리기를 하여 다리 근육에 젖산이 축적되면 골격근은 피곤해지면서 통증을 느끼게 된다. 그래서 더 이상 달리기를 할 수 없다. 이와 마찬가지로 심장 근육에 있어서도 심한 산증 상황이 벌어지면 다리 근육처럼 심장 근육도 더 이상 수축할 수 없어 수축력을 잃게 된다. 특히 좌측 심실 부분을 구성하는 근육은 다른 부분에 비해 더 많은 일을 하고 긴장도가 심하기 때문에 이 부분이 그런 상황에 빠질 가능성이 제일 높다. 그래서 좌측 심장 근육에 심장발작이 가장 잘 일어나는 것이다.

물론 달리기를 하다가 다리에 쥐가 나면 달리기를 중단하면 된다. 그러나 심장의 경우는 피곤해도 박동하는 것을 멈출 수 없다. 심장은 전신으로부터 돌아들어오는 혈액을 받아서 이를 다시 말초로 내보내야 하는 페이스메이커(pacemaker)역할을 해야 하기 때문에 피곤해도 계속 일을 할 수밖에 없다. 특히 말초 조직에서 혈액을 받아들이는 모세혈관의 음압 펌프 기능이 약화되어 있는 상황에서는 그만큼 높아진 압력을 감당하면서 페이스메이커 역할을 해야만 하기 때문에 심근에 가해지는 긴장과 대사 부담은 더욱 커질 것이다. 그 결과 심근세포들의 수축력이 저하되면서 세포내 대사 환경이 빠른 에너지 생산을 위해 포도당을 이용하는 방향으로 전환된다. 그러면 국소적으로 해당 부위에 젖산 생산이 늘어나 대사 산증(metabolic acidosis)이 발생하면서 세포 부종이 생기고 주변의 작은 모세혈관 통로들도 수축되어 닫히는 일이 동반되면서 이른바 심장 발작이 일어나게 되는 것이다.

이를 분자 레벨에서 다시 설명하면 산화질소(NO)와 cGMP란 신호전달물질이 제 기능을 하지 못해서 그렇게 된다고 할 수 있다. 산화질소(NO)는 혈관내피세포에서 생산되는 물질로 혈관벽을 이완시켜 작은 혈관들의 내경을 넓히는 작용을 한다. 그리고 부교감신경과 산화질소(NO)는 다같이 세포 속의 cGMP라는 신호전달물질의 레벨을 증가시켜 세포가 교감신경에 의해 지나치게 대사 활동이 증대되는 것을 견제하는 작용을 한다. 그래서 세포가 대사 산증에 빠지는 것을 차단하는 브레이크 역할을 하는 것이다. 그러나 만약 세포가 산화 스트레스를 받아서 산화질소(NO) 생산이 줄어들게 되면 cGMP 생산도 동반 저하되어 교감신경으로 흥분된 세포를 견제하는 능력도 같이 떨어지게 된다. 더구나 **이미 부교감신경의 톤이 저하된 상태에서 산화 스트레스가 추가되어 산화질소(NO)까지 함께 동반 저하된 상태가 되면 그 때에는 정말 교감신경의 흥분과 질주를 막지 못해 세포 안밖으로 대사 산증이 발생하면서 세포가 붓고 모세혈관들이 혈액을 받아들이는 일을 거부하게 된다**. 그러면 그 영역이 혈액 공급이 안되는 부분으로 변해 협심통증을 유발하고 심장발작이 일어나는 부분으로 변하게 되는 것이다. 그러므로 우리는 부교감신경의 기능저하 못지않게 스트레스로 인해 교감신경이 과도하게 흥분하는 것과 몸 속에 산화 스트레스가 증가되는 것을 막아야 한다.

그런데도 우리는 심근경색(심장발작)을 관상동맥이 막혀서 피를 심근 속으로 보내지 못하기 때문에 오는 것이라고만 생각해 왔다. 이는 혈액을 공급하는 쪽만 생각하고 혈액을 받아들이는 쪽은 무시하는 태도에서 비롯된 잘못된 사고방식의 결과라 할 수 있다. **혈액순환이 피를 보내는 측면(양의 작용)만 있는 것이 아니라 피를 받아들이는 쪽(음의 작용)의 작용도 함께 공조되어야 완성된다는 사실을 잊고 있기 때문에** 그런 생각을 하게 되는 것이다. 심장발작의 경우에 있어서도 문제의 발단은 혈액을 받아들이는 쪽(심근)에서 시작된 것임에도 이를 공급하는 측면(관상동맥)에 문제가 있다고 판단함으로써 어깃장을 놓고 있다. **만약 혈액을 받아들이는 쪽인 심**

근에서 모세혈관을 닫아버리면 그곳에 혈액을 공급하던 관상동맥 속의 압력이 올라가고 그 결과 혈관내막층에 손상이 가해져 플레이크가 생길 수 있다는 생각을 왜 하지 못하는가?

그래서 나는 죽상동맥경화증과 플레이크 형성의 진짜 원인이 관상동맥 자체에 있는 것이 아니라 혈액을 받아들이는 모세혈관 레벨에서의 강한 거부 작용 때문에 생기는 후속 결과에 해당된다는 새로운 패러다임을 이 책에서 소개하고자 하는 것이다. 제3장에서 살펴본 것처럼 심근 속에는 모세혈관 네트워크가 자연적으로 풍부하게 존재하고 있기 때문에 만약 이 레벨에서 세포들에 과도한 대사부담이 주어질 경우 세포 주변으로 대사 산증이 진행되고 그에 대한 반응으로 세포 부종과 모세혈관들의 수축 작용이 일어나면 더 이상 그 부위는 혈액을 받아들이려 하지 않는다. 이것이 바로 심장발작이 일어나는 근본적인 조건 중 하나인 '**심근 대사부담 또는 대사이상상설**'인 것이다.

이와 같은 심근의 대사 부담은 특히 심근세포 속의 미토콘드리아가 제기능을 충분히 다하지 못하는 상태일 때 더욱 심하게 일어난다. 그러므로 심근세포 속 미토콘드리아의 기능저하가 심장발작의 또 다른 기여요인으로 등장하게 된다.

미토콘드리아 기능저하

미토콘드리아는 세포 속에 존재하는 작은 소기관으로 세포호흡을 통해 ATP라는 에너지 화폐를 생산하는 일을 주로 담당하고 있다. 그러나 실제 미토콘드리아는 에너지 생산 이외의 다른 대사조절 과정에도 많이 참여하고 심지어 세포 자살(apoptosis) 과정에도 관여하고 있어 세포의 활동과 기능 그리고 수명에 지대한 영향을 미치는 핵심 기관이라 하지 않을 수 없다. 한 개의 미토콘드리아 속에는 약 3,000개의 유전자가 있는데 이중에서 ATP 에너지를 생산하는데 관여하는 유전자는 고작 3%밖에 안되고 나머지 95% 이상의 유전자들은 미토콘드리아의 다른 기능들에 관여하는 것들이다. 이는 그만큼 미토콘드리아가 세포의 대사과정에서 핵심 역할을 하고 있으며 이를 통해 핵 속의 유전자 발현에도 역으로 영향을 미치는 가장 강력한 후성 인자(epigenetic factor)임을 말해주는 증거라 할 수 있다.

이런 이유 때문에 미토콘드리아가 기능저하 상태에 빠지게 되면 세포들이 제 기능을 잃고 서서히 죽게 된다. 그래서 **많은 만성 퇴행성질환자들에서 공통적으로 발견할 수 있는 사실이 세포 속 미토콘드리아들의 상당 부분이 기능저하에 빠져 있다는 소견이다**. 미토콘드리아가 기능저하에 빠지게 되면 가장 특징적으로 나타나는 것이 에너지가 떨어지며 피곤함을 느끼게 되는 것이다. 그리고 이는 어느 한 특정 장기나 조직에서만 국한되어 나타나는 것이 아니라 그 사람의 여러 장기나 조직에서 전반적으로 함께 나타나서 진행되는 양상을 보여 준다. 그래서 많은 사람들이 미토콘드리아 기능을 보고 그 사람의 생체 나이나 생물학적 기능 등을 판정하는데 응용하고 있다.

미토콘드리아의 기능저하를 일으키는 원인으로는 유전적 이상을 제외하고 환경적인 영향이 대부분을 차지한다. 흡연, 공해 물질, 화학 물질, 처방 약물, 방사선 등이 활성산소 같은 자유기들의 활동을 자극하여 미토콘드리아의 기능을 저하시키는 대표적인 요인들이라 할 수 있다. 물론 세균이나 바이러스 감염에 의해 만성 감염증이 생긴 경우에도 미토콘드리아 기능이 약화된다. 이밖에 많은 사람들이 자각하지 못하는 요인으로 나이와 음식 문제도 있다. 그래서 노인들은 젊은 사람들에 비해 미토콘드리아 기능이 많이 저하되어 있어 세포 기능이 전반적으로 약한 상태에 머물러 있게 된다. 또한 지나치게 탄수화물 위주의 식사를 많이 한 경우에도 활성산소들에 의해 미토콘드리아의 기능이 빨리 쇠퇴하는 것으로 알려져 있다.

심장 근육세포의 경우 다른 근육세포에 비해 훨씬 많은 양의 미토콘드리아를 가지고 있다. 평균 세포당 약 5,000개 정도의 미토콘드리아를 가지고 있다. 그리고 심근세포의 미토콘드리아는 포도당보다 케톤이나 지방산을 연료로 사용하는 것을 선호한다. 그래서 지치지 않고 오래 수축할 수 있는 조건을 구비하고 있는 셈이다. 그러나 위에서 언급한 각종 위해 요인들에 의해 심근세포의 미토콘드리아들도 기능을 조기에 상실할 수 있기 때문에 그런 경우에는 조그만 스트레스에도 심근이 심장발작을 경험할 위험성이 높아진다. 그러므로 평소 미토콘드리아를 건강하게 만들고 유지시키는 건강법을 실천하는 것이 심장 건강에도 많은 도움이 된다. 그것은 환경 독소들을 피하고 쓸데없이 불필요한 약을 먹지 말고 저탄수화물 고지방식사를 하면서 적절한 운동을 하는 것으로 요약될 수 있다.

(참고: 원래 미토콘드리아는 진핵세포가 세균을 받아들여 같이 공생하는 차원에서 만들어진 세포내 소기구다. 따라서 세균을 살상하는 약물들에 원초적으로 매우 취약한 특징을 지니고 있다. **그러므로 항생제와 같은 약물들을 자주 그리고 오래 사용하면 미토콘드리아 기능이 빨리 약해진다. 이 밖에도 합성 갑상선호르몬 제제**(T4)**인 씬지로이드, 혈액응고 방지약물인 쿠마딘**(**와파린**)**, 스타틴 계열의 고지혈증약, 프로톤 펌프 억제제, 당뇨병약, 부정맥 치료제 등의 약물들이 미토콘드리아 기능을 저하시키는 대표적인 약물들로 알려져 있다.**)

재관류 손상

부교감신경이 차단되면 심장 근육 속에 혈액이 없어지면서 협심통증이 발생된다. 그러다가 부교감신경의 차단이 해제되면 심근 모세혈관의 수축도 조금씩 풀어지면서 혈액이 그동안 피가 없던 곳으로 다시 흘러 들어가게 된다. 이를 재관류(reperfusion)라 부른다. 문제는 이와 같은 재관류가 필요하지만 무조건 좋은 것만은 아니라는 사실에 있다. 한동안 혈액이 공급되지 않았던 세포들에 다시 혈액이 공급되어 산소를 전달해주는 것이 궁극적으로 이루어져야 할 일이긴 하지만 그럴 경우 처음에는 해당 부위의 세포들이 아주 큰 스트레스 상황에 처하게 된다. 이를 공식적으로 재관류 손상("reperfusion injury")이라 부른다. 이것은 혈액을 통해 산소가 다시 공급되면서 많은 양의 활성산소들("oxygen radicals")이 발생하기 때문이다.

이들 활성산소들은 허혈성 손상을 받은 심근세포들의 주요 분자들에 강한 파괴적 반응을 일으킨다. 그래서 심장발작이 발생한 환자에서 한동안 심근 기능이 약해져 있는 이유가 허혈성 손상을 입어서도 그렇겠지만 그 이후에 치료를 하면서 재관류 손상이 나타나 심근 기능이 계속 떨어져 있는 상태를 유지하는 것도 그런 이유에 포함된다는 점을 알고 있어야 한다. 보통 심근의 허혈성 손상은 심한 통증을 호소하지만 재관류 손상은 마치 망치로 얻어맞은 것과 같은 무기력한 상태나 느낌이라고들 표현한다.

당연히 이렇게 약해진 심장 부분은 추가 손상에 더 취약할 수밖에 없다. 예를 들어 반갑지 않은 사람이 다시 나타나 위협적인 행동을 하는 경우 이것을 감당할 능력이 많이 떨어져 있다. 또한 날씨가 따뜻했다가 추워지는 쪽으로 변화가 일어나는 것만으로도 새로운 발작이 일어나기에 충분한 자극이 될 수 있다. (참고: 날씨가 따뜻하면 부교감신경을 자극하고 추워지면 부교감신경을 억제시킨다.)

이상과 같이 심근 속의 혈관들이 수축하고 이완되는 작용이 반복되면 해당 부위의 조직 산증이 증가하게 된다. 그리고 재관류 후에는 활성산소들에 의한 파괴적인 활동도 같이 증가한다. 그 결과 세포들이 견디질 못하고 활성산소들에 의해 분해되기 시작하면서 이른바 돌아올 수 없는 선을 넘게 되는데 그러면 세포에 대한 손상은 더 이상 수리될 수 없는 상태가 되고 그로 인해 해당 부분의 근육들이 분해되고 상처조직으로 대체되는 사태가 초래된다. 이것이 바로 심근경색인 것이다.

3. 심근 속 모세혈관들의 기능저하

심근에서 심장발작이 일어나게 되는 최종 기전에는 언제나 해당 부위 속으로 혈액이 들어오지 않는다는 공통점이 존재한다. 그것은 곧 해당 부위 주변의 혈관들이 수축한 상태로 혈액을 받아들이려 하지 않기 때문에 그런 것이고 이는 다시 그곳 주변의 모세혈관들이 기능저하 상태에 빠져 있을 때 더욱 그렇게 된다고 추정해 볼 수 있다. 그러므로 **심장발작은 '심근 일차원인설'의 관점에서 판단하면 작은 모세혈관 레벨에서 혈관들의 기능저하로 인해 미세순환 장애로 발생한 질병이 아닌가라는 해석을 해볼 수 있다**. 다시 말해 결코 큰 혈관인 관상동맥 레벨에서 일차적으로 발생한 순환장애가 아니라는 의미다.

그럼 모세혈관의 기능저하는 어떻게 발생하는가?

모세혈관의 기능저하는 **산화 스트레스**와 밀접한 관련이 있다. 산화 스트레스는 몸 안에서 산소유래 자유기(ROS)가 너무 과도하게 많이 발생할 경우 이들의 산화작용에 의해 분자 레벨에서 건강한 분자들이 손상을 입고 제 기능을 상실하는 상황을 일컫는 말이다. 그래서 산화 스트레스가 발생하면 가장 많이 손상을 받는 곳이 대사를 관장하는 미토콘드리아다. 그 결과 에너지 생산과 대사 과정 전반에 많은 지장을 주고 세포 노화를 촉진시킨다. 또한 세포막에도 영향을 주어 독소가 자유롭게 넘나들며 염증 반응을 일으키도록 허락해주는 역할을 한다. 그래서 산화 스트레스는 분자 레벨에서 세포의 기능저하를 유발시키는 공통 기전이라 할 수 있다.

한편 혈관 속에는 혈관내피세포들이 그 안쪽 내부를 덮고 있다. **혈관내피세포들은 흐르는 혈류의 작용에 의해 산화질소(NO)라고 하는 신호전달물질을 생산하여 혈관벽 쪽으로 방출시킨다. 그러면 산화질소(NO)의 작용에 의해 혈관벽의 평활근육이 이완되어 혈관 내경이 넓어지게 됨으로써 그 혈관을 통해 하방으로 내려가는 혈류가 좀더 원활하게 흐를 수 있게 도와준다**. 그러므로 혈관내피세포들의 산화질소(NO) 생산능력은 혈관기능을 결정하는데 있어 매우 중요한 요소가 된다. 특히 모세혈관과 같이 작고 가는 레벨에서는 산화질소의 작용이 혈액흐름에 결정적인 역할을 한다고 말할 수 있다.

그런데 만약 혈관내피세포들이 산화 스트레스를 받아 산화질소(NO)를 생산하는 능력을 상실하게 된다면 어떤 일이 벌어질지 쉽게 상상해볼 수 있다. 만약 그렇게 된다고 하면 작은 혈관들은 수축되어 열리지 않게 될 것이고 그러면 모세혈관이 혈액을 빨아 당기는 흡입력이 감소하면서 해당 부위의 미세순환이 크게 장애를 받게 될 것이다. 이것은 모든 미세순환 장애의 공통 기전이고 그 바탕에는 위에서 언급한 **모세혈관들의 기능부전**이 자리잡고 있다.

게다가 혈관내피세포에서 생산되는 산화질소(NO)의 생산 능력은 산화 스트레스 때문만 아니라 나이를 먹으면서 자연스레 급격히 감소하는 경향을 보인다. 그래서 모든 사람에서 나이가 들수록 모세혈관 레벨의 미세순환 장애는 필연적으로 발생할 수밖에 없다고 생각한다. 우리가 나이를 먹으면 눈이 침침해지고 귀가 잘 안 들리고 기억력이 저하되며 콩팥의 기능저하, 발기부전 등이 발생하는 이유가 모두 이와 같은 모세혈관 레벨에서의 미세순환 장애가 진행되기 때문에 그런 것이다. 같은 맥락에서 심장 근육 속의 혈액순환 구조도 이와 비슷한 모세혈관 레벨의 혈관 네트워크에 의존하고 있기 때문에 내 생각으로는 **심장발작 역시 모세혈관 레벨에서 그들의 기능저하가 발생하면서 혈액을 받아들이는 능력이 많이 감퇴되었기 때문에 생기는 현상일 것이라는 결론을 내리게 되었다**.

그러나 현행 주류 심장의학에서는 허혈성 심장질환이 심근 모세혈관 레벨에서 처음 시작된 질환임을 무시하고 관상동맥과 같은 큰 혈관의 병리적 변화(협착이나 폐쇄)에만 집중하고 있어 진짜 문제가 무엇인지 핵심을 놓치고 있다는 느낌을 강하게 주고 있다. 실제로 현행 주류 심장의학에서는 모세혈관들의 기능을 살려주는 강심제와 산화질소(NO)의 중요성을 언급하는 문헌들이 거의 없다. 대신에 이들보다 새로운 특허 약물이나 스텐트 시술 같은 것들만 열심히 강조하고 있는 실정이다. **그러나 그것들은 대부분 모세혈관 레벨이 아닌 그보다 큰 관상동맥 레벨에 주로 작용하는 약물들이다. 따라서 약물 사용에 있어서도 목표가 빗나간 느낌을 주고 있다**.

브라질의 메스퀴타 박사는 29년에 걸쳐 낮은 용량의 강심제를 경구로 사용하는 온건한 방법을 주로 사용하여 허혈성 심장병 환자들을 치료하였다고 한다. 그 결과 심장병 환자들의 사망률을 낮추고 심근경색이 재발되는 것도 많이 줄일 수 있었고 급성 협심(통)증이나 기타 증상들을 극적으로 완화시킬 수 있었다는 임상 결과서를 내놓았다. 나는 이 이야기를 접하고 나서 다시 한번 우리가 관심의 초점을 심근 모세혈관 레벨로 바꿔야만 한다는 당위성을 실감할 수 있었다. (참고: Infarct Combat project website, www.infarctcombat.org)

그래서 나는 **심장발작은 평소 부교감신경의 기능이 약화된 상태를 유지하고 있는 사람이 심근세포의 미토콘드리아 기능저하와 모세혈관들의 기능저하가 동반되어 있는 상태에서 스트레스로 인해 에너지를 빨리 생산해야 하는 강한 대사적 부담을 받게 될 경우 심근 레벨에서 발생하는 현상이라는 생각을 더욱 공고히 하게 되었다. 이 과정을 보면 관상동맥의 혈류 상태는 그 어디에서도 결정적인 역할을 하지 못한다**. 대신에 심근 레벨에서 벌어지는 병리적 현상들만이 이 과정 전반에 걸쳐 중요한 역할을 하고 있음을 알 수 있다. 이런 이유로 나는 심장발작이 심근에서 시작되고 일어나는 현상이지 관상동맥에서 일어나는 일이 아니라고 자신 있게 말하는 것이고 이를 많은 사람들에게 알리기 위해 노력하고 있는 중이다. 물론 이런 과정이 진행되는 동안에 얼마든지 관상동맥의 플레이크 병소가 추가적으로 동반될 수 있다. 그렇지만 그것이 심장발작의 일차 원인이 될 수 없다는 것만은 분명하므로 사건의 본질을 호도하는 유인책에 절대 넘어가지 않도록 자신의 지식 기반을 확실히 다져 놓을 필요가 있다.

기타 심장발작을 일으키는데 기여하는 유발요인들

제6장

앞 장에서 '심근 일차원인설'에 입각하여 심장발작을 일으키는 진짜 중요한 3가지 기전들을 살펴보았다. 거기서 우리는 심장발작이 하루 아침에 갑자기 발생하는 사건이 아니라 오랜 시간에 걸쳐 여러 요인들이 다차원적으로 작용하면서 누적된 결과로 나타나는 복잡한 사건이란 점을 배울 수 있었다. 그래서 이를 너무 단순화시켜 '관상동맥의 협착 또는 막힘'이라고 해석하는 견해는 바다에 떠 있는 빙산을 보고 물 위에 드러난 부분만이 전부인줄 착각하는 것과 같은 피상적인 사고방식이다. 만약 이와 같은 사고 방식으로 접근을 하면 심장발작을 예방하고 치료하는데 큰 도움을 얻지 못한다.

그래서 이 장에서는 심근 속의 혈액순환을 방해하는 이상의 3가지 기전들이 작동하는데 기여하거나 또는 이를 유발시키는 실질적인 요인들을 좀 더 자세히 살펴보기로 한다.

스트레스와 심장발작

스트레스는 교감신경을 자극하기 때문에 심장발작이 일어나는 것과 직접 관련이 있는 가장 흔한 유발 요인이다.

잘 알다시피 스트레스는 심장은 물론 모든 건강 분야에 지대한 영향을 미치는 가장 큰 위험 요인이다. 그래서 '만병이 스트레스로부터 온다'고 하는 말까지 널리 회자되고 있다. 물론 급성 스트레스 반응이 위험으로부터 생명을 구하는 방어 수단에 해당되는 것도 사실이지만 장기간에 걸쳐 만성적으로 진행되는 경우에는 스트레스 반응이 자신의 몸을 호르몬 용액 속에 담가서 절이는 것과 같은 치명적 효과를 가져온다. 그래서 혈압이 증가하고 내장 주변에 지방이 축적되며 혈관을 포함하여 몸 전체에 염증 레벨이 증가하는 결과를 낳는다. 이를 자율신경 측면에서 살펴보면 교감신경들만 항진되고 부교감신경의 기능은 저하되어 불균형 상태가 고착화됨으로써 심근, 신장, 망막 등과 같이 모세혈관이 많은 조직이나 장기들이 혈액을 받아들이지 못하고 거부하는 경향을 보인다는 의미가 된다. **이것이 이른바 스트레스에 의한 '말초순환 특히 미세순환의 장애'인 것이다**. 이렇게 되면 해당 세포들은 여러 형태로 허혈성 손상을 입게 된다.

스트레스가 심장발작의 위험성을 크게 높이는 이유는 교감신경의 흥분과 부교감신경의 지원 중단으로 말미암아 뇌 속의 편도체(amygdala)가 과도하게 흥분하여 그 자극이 골수 포함 면역시스템에 전달됨으로써 면역세포들이 활성화되어 전신에 걸쳐 염증 반응을 크게 증가시키기 때문이라 추정되고 있다. 그 결과 부교감신경의 톤이 저하되고 증가된 백혈구들로 인해 심근 모세혈관들이 수축되어 혈액이 심근 속으로 스며들어가는 것이 방해받게 된다. 또한 염증으로 증가된 백혈구들이 궁극적으로 동맥벽 속에 있는 죽상동맥 플레이크를 파열시키는데 기여하여 심근경색을 일으킨다고도 주장되고 있다. 특히 스트레스로 인해 분비되는 노어에피네프린은 혈관벽 속에 존재하는 세균들의 보호막인 바이오필름(biofilm)을 약화시켜 이들이 터져 나와 다른 곳으로 퍼질 수 있게 만드는 유발작용을 한다고도 발표되었다. 그러므로 스트레스가 지속되는 한 심근 속 모세혈관 네트워크는 수축되고 죽상 플레이크 및 그 안의 세균성 바이오필름들이 언제든지 터질 수 있는 위험한 환경이 조성되기 때문에 심장발작이 잘 일어나게 된다는 것이다.

특히 여성들은 남성들에 비해 스트레스에 민감하여 심장발작도 스트레스에 의한 경우가 2배 이상 더 많은 것으로 알려져 있다. 그래서 이는 또한 평소 건강했던 중년의 여성들이 갑자기 심장발작을 경험한 경우에 노년의 환자들에 비해 회복하는데 더 많은 시간과 노력이 필요한 이유를 설명해주는 근거가 되기도 한다. 그리고 이런 형태로 심장발작을 경험하는 여성들은 심장발작으로 사망할 위험성이 남성들보다 2배 정도 더 높다고 한다. 또한 여성들이 일상생활에서 아주 심한 분노와 화를 표현한 경우에도 그 뒤에 심장발작을 경험할 위험성이 크게 증가한다고 한다. (약 8.5배 정도)

그렇지만 우리가 주목할 사항은 스트레스가 교감신경을 흥분시키면서 동시에 부교감신경의 기능을 억제시킨다는 점이다. 그래서 스트레스를 받게 되면 부교감신경이 하향적으로 억제되어 다시 그에 맞춰 재설정된다. 그러나 다행스럽게도 장기간 스트레스를 받고 난 후에 결과가 긍정적이고 만족스러우면 부교감신경이 다시 그 활동성을 증가시키고 그로 인해 몸과 마음이 편해지는 경험을 되찾을 수 있다. 그리고 이런 경우에는 부교감신경이 그 전보다 더 강해진 상태로 돌아오게 된다. 반면 괴롭고 화나고 짜증나며 좌절과 절망에 빠진 느낌이 지배하는 경우에는 부교감신경의 기능이 정상으로 회복되지 못하고 그 활동성을 지속적으로 상실하게 되는 위험한 상황에 직면하게 된다. 그래서 우리는 항상 **만성 스트레스가 바로 심장과 같이 자율신경의 지배를 받는 근육의 대사에 치명적 손상을 일으키는 가장 흔한 원인이란 점을 늘 명심하고 있어야 한다**.

특히 부교감신경이 위험스러울 정도로 차단되어 있고 그 밖의 다른 여러 위험 요인들이 동시에 함께 작용하는 복합적인 케이스에 해당되면 나이에 상관없이 심장발작이 빠르게 진행될 수 있다는 사실도 잊어서는 안 된다. 그 대표적인 예가 일명 'broken heart syndrome' 또는 "Tako-Tsubo syndrome"이라고 하는 경우다. 이는 심장이 과도한 스트레스로 인해 과수축 상태(hypercontraction)로 유지되는 상황을 말한다. 그래서 심장 전체가 갑자기 쥐가 나듯 경련 상태에 빠진 경우라 할 수 있다. 그러므로 심장발작은 심장발작인데 관상동맥의 플레이크 같은 병소는 전혀 없고 순수하게 심근의 문제로 심장 기능이 떨어지게 된 상황인 것이다. 그러나 증상은 흉통, 숨이 짧아짐, 혈압저하, 심부전증 같이 심장발작 증상과 비슷하다. 이런 상황은 극도의 감정적 스트레스를 받고 난 후에 발생하기 때문에 일종의 '스트레스성 심근병증'으로 이해되고 있다. 가령, 극도의 분노, 가정내에서의 심한 학대, 커다란 금전적 손해, 사랑하는 사람의 갑작스러운 죽음, 심각한 병명을 진단 받은 경우 또는 자동차 사고와 같은 큰 외상을 입은 경우처럼 그 사람의 감정이 극에 달해 스트레스 호르몬이 대량 방출됨으로써 심장 근육에 충격을 주어 심근이 갑자기 뭉친 채로 움직이지 않는 경우라 할 수 있다. 그래서 이 때의 움츠려진 좌측 심장 모양이 일본의 문어잡이 어망인 "Tako-Tsubo"를 닮았다고 하여 그런 표현을 쓰는 것이다.

이상에서도 알 수 있듯이 교감신경의 과도한 흥분을 부교감신경이 적절하게 견제할 수만 있다면 이런 일은 절대 생기지 않았을 것이다. 그렇지만 스트레스가 잦고 오래되다 보니 부교감신경의 기능과 톤이 저하되어 있어서 이처럼 교감신경의 과도한 흥분을 제대로 억제시키지 못해서 그런 현상이 생기게 되었다는 점을 우리는 확실히 인식하고 있어야 한다. 스트레스가 얼마나 무서운 것인지 직접 실감할 수 있는 극적인 경우라 할 수 있다.

그래서 심장발작을 예방하려면 생활 속에서 부정적인 스트레스도 잘 극복하고 다룰 수 있도록 평소 부교감신경의 톤과 능력을 키워 놓아야 한다. 그렇지 않고 이런 일을 중요하게 생각하지 않고 지내다가 갑자기 몇 개의 위험 요인들 함께 집중되어 자신에게 가해질 경우 바람에 힘없이 쓰러지는 나무처럼 자신도 쓰러질 수 있다. 예를 들어 아주 심한 스트레스로 인해 잠을 잘 자지 못하는 상태에서 담배는 많이 피우고 신체 활동은 거의 하지 않으면서 불량 식사에만 의존하여 나이를 먹어가는 경우가 바로 그런 대표적인 예라 할 수 있다. 이렇게 되면 부교감신경의 톤이 매우 저하된 상태이기 때문에 그 위에 여기서 말하는 스트레스를 포함한 여러 위험 요인들이 함께 겹치는 상황에 처하게 되면 영락없이 심장발작 또는 그와 유사한 위험한 상황 속으로 빠져들게 되는 것이다.

체내 유해 세균들의 증식과 이로 인한 내독소의 증가.

우리 몸 속에는 정상적으로 각종 세균들이 서식하며 살고 있다. 이들을 체내 미생물총(microbiome)이라 부르는데 주로 장관 속과 구강 속에 많이 존재한다. 정상적인 경우 몸에 유익한 세균들이 다수를 차지하지만 간혹 외부로부터 유해한 세균들이 들어오거나 또는 몸 속 환경의 변화나 항생제와 같은 약물 사용으로 인해 이들의 균형이 깨지게 되면서 유해한 세균들이 증가하고 그들이 방출하는 독소가 몸 안으로 유입되어 새로운 문제를 일으킬 수 있다. 보통 체내 공생미생물들은 몸 속으로 들어오지 않고 자신들의 서식지에서

숙주와 평화롭게 공존하며 살고 있다. 이에 반해 유해한 세균들은 점막과 혈관의 방어선을 뚫고 몸 안으로 들어오면 몸 속에서 각종 염증 반응 또는 감염증을 일으킨다. 그래서 혈관내막에 염증을 일으키는 원인 중에는 산화된 지질, 당화노폐물, 흡연 속의 독성 화학물질들, 중금속, 농약, 처방약물 등과 같은 화학적 요인들도 있지만 세균들과 그들이 방출하는 내독소(LPS; lipopolysaccharides)같은 감염성 물질도 큰 몫을 차지하고 있다. 이들은 혈류를 타고 돌다가 혈관 속에서 내막이 손상된 곳에 들러붙어 염증 반응을 촉발시키거나 또는 혈관내막의 보호층을 파괴시키는 역할을 한다. 그로 인해 혈관내피세포의 기능저하를 유발시키고 필요에 따라서는 혈관벽에 플레이크를 만들기도 한다.

한편, 이에 맞서 우리 몸에서는 면역세포들이 활동을 개시하여 염증 반응을 통해 이들이 널리 퍼지는 것을 막고 몸에서 이들을 몰아내는 작업을 한다. **이런 몸의 방어적 기전 중의 하나로 나타나는 것이 염증 반응이고 또한 혈관 수축작용이다**. 우리 몸은 이런 세균들이 조직 깊은 곳으로 침투해 들어가 그것을 파괴하는 것을 막기 위해 스스로 (모세)혈관들을 수축시키는 작용으로 대응한다. 특히 심근과 같은 주요 조직에서는 이와 같은 방어 기전으로 세균이나 그 내독소들이 깊이 침투하여 염증을 일으키는 것을 차단하고 있다. 그렇지만 이와 같은 면역 반응에도 한계가 있기 때문에 가능한 세균이나 그들의 독소들이 몸 속으로 들어오는 것을 막는 것이 최선이라 할 수 있다.

최근에 이와 관련하여 새로운 사실이 밝혀졌다. 그것은 세균들의 침입으로 동원된 호중구들이 염증성 사이토카인을 많이 방출하여 심장을 포함한 여러 장기들의 혈관 속에서 염증 반응을 강하게 일으켜서 혈관을 막히게 하고 주변 세포 및 조직 손상을 유발시킨다는 내용이다. 원래 호중구는 선천적 내재면역의 핵심 요원이다. 그래서 세균이 들어오면 호중구들이 많이 동원되고 면역시스템을 깨우게 된다. 면역시스템은 호중구가 방출하는 각종 염증성 사이토카인들에 의해 주로 혈관 속에서 염증 반응을 일으켜 여러 장기의 내부 혈관 속에서 혈관염과 혈전증이 발생하게 만든다. 이 때 갑자기 사이토카인들이 폭발적으로 증가하여 전신에 심한 염증 반응을 일으킬 경우 이를 '사이토카인 폭풍'이 발생했다고 말한다. 그러므로 이런 해로운 반응이 몸 안에서 일어나는 것을 예방하기 위해서는 몸 속으로 세균이나 그 독소들이 들어오지 않도록 막는 것이 매우 중요하다. 일단 유해한 세균들과 그들의 내독소들이 몸안으로 유입되면 그 자체가 스트레스로 작용하여 대사 과정에 부담을 줌과 동시에 면역시스템을 자극하여 염증 반응을 증가시킨다. 그러면 자율신경 중 교감신경의 긴장이 고조되어 심장발작이 일어나기 쉬운 사전 조건이 조성되는 것이다. 그러므로 우리는 심장발작을 예방하고 전신 건강을 증진시키기 위해 평소 정기적으로 '**몸속 대청소**'를 열심히 실시하여 장관 및 구강 속 유해 세균들의 부담을 줄이고 위생 상태를 청결하게 관리해 놓을 필요가 있다.

참고로 혈관 속으로 세균이나 내독소가 침투한 것이 죽상동맥경화증과 심장발작, 치매 등과 깊은 관련이 있음을 보여주는 연구들이 계속 발표되고 그 양도 늘어나고 있는 추세다. 1999년 이탈리아에서 나온 한 역학 조사를 보면 50-79세 사이의 516명의 중년 남녀들을 5년간 추적하여 혈중 세균 내독소(LPS; 그람 음성 세균의 세포막 일부분에 해당되는 물질)의 양과 죽상동맥경화증의 발생율 사이의 관계를 조사하였다. 그 결과 혈중 세균 내독소LPS 레벨이50 pg/ml 이상인 사람들이 5년 동안 죽상동맥경화증 발생이 3배 정도 더 높아진다는 사실을 경동맥 초음파 검사로 확인하였다. 또 다른 연구에서는 염증성 장질환 환자들이 다른 전형적인 위험인자들(콜레스테롤, 혈압, 비만, 당뇨 등)이 거의 낮은 수준인데도 불구하고 나이에 맞는 조정을 거친 뒤 비교해보니 관상동맥질환의 발병 위험이 증가되는 것으로 나타났다. 이는 그만큼 염증성 장질환을 앓는 사람들이 장내세균이상증을 많이 가지고 있기 때문에 그런 것이다. 이 밖에도 치아 및 치주 질환과 심혈관질환 사이에 깊은 관련이 있다는 연구 논문들도 많이 나오고 있다. 실제 **심장발작 환자들 중에는 치아 상태 및 구강 위생이 나쁜 사람들이 매우 많다는 점을 기억해 둘 필요가 있다**. 게다가 구강 속에서 염증을 일으키는 세균들(예: *Streptococus mutans*)이 관상동맥 플레이크 속에서 종종 발견되고 있기 때문에 그 연관성을 더욱 의심받고 있는 실정이다. 특히 흡연과 음주를 하는 사람의 경우에는 구강 속의 세균들이 위장에서 사멸되지 않고 바로 몸 속으로 들어가 염증을 일으킬 가능성이 크다. 따라서 이런 점을 잘 알고 심**장발작을 예방하기 위해서는 체내**

세균 부담을 줄이고 구강이나 장내 환경을 항상 청결하게 관리하는 것이 중요하다.

(참고: 혈관내 세균 감염은 심장발작뿐 아니라 관상동맥질환, 심방세동을 일으키는 요인으로도 잘 알려져 있다.)

체내 호르몬 생산 저하 및 대사이상이 생긴 경우

호르몬은 여러 생리적 기능들이 원활하게 발휘될 수 있도록 조절하여 주는 기능을 하는 물질이기 때문에 복잡하고 스트레스가 많은 현대 사회를 효율적으로 살아가기 위해서는 적절한 양이 꼭 필요하다. 그러나 나이, 질병, 스트레스 여부에 따라 그 양이 필요한 만큼 적절하게 생산되지 못해서 각종 생리적 기능들이 최대 효율을 발휘하지 못하고 오히려 퇴행적 코스를 밟는 경우를 자주 목격하게 된다. 심장과 혈관의 기능도 예외는 아니다. 그래서 나는 **심근 속의 모세혈관 레벨의 혈액 통로가 늘 열려 있고 음압 펌프로서의 기능을 최대로 발휘하려면 각종 호르몬 레벨들이 적절한 수준으로 유지되고 있어야 매우 유리하다**고 생각한다. 특히 남녀 모두 갱년기 이후 여러 호르몬 레벨이 저하되는 시기에 심장발작과 같은 심혈관계의 기능저하 발생율이 증가하기 때문에 호르몬 레벨과 심장병 발생 사이에 분명 연관성이 있다고 생각한다. 그래서 전체적인 건강 증진을 위해서 뿐 아니라 심장발작을 예방하기 위한 차원에서라도 항상 호르몬 레벨에 신경을 쓰고 이를 적절하게 관리하는 것이 매우 중요하다.

특히 심장은 쉬지 않고 일을 해야 하는 장기라서 다른 장기에 비해 미토콘드리아 기능이 매우 중요하다. 심근세포는 평균 약 5,000개 정도의 미토콘드리아를 가지고 있으며 이들은 주로 케톤과 지방산을 연료로 사용하여 지속적으로 에너지를 생산하고 있다. 여러 호르몬들은 미토콘드리아의 에너지 생산 기능에 큰 영향을 미치는 요인이라서 이들의 적절한 분비와 균형이 곧 심장 건강에도 중요한 역할을 하게 된다. 마찬가지로 미토콘드리아에 나쁜 영향을 주는 요인들 역시 같은 이유로 심혈관계에 나쁜 영향을 준다. (예: 호르몬 부족, 곰팡이, 중금속, 바이러스, 세균들과 같은 생물학적 독소들, 음식과 영양소들, 염증, 스트레스 레벨 등)

호르몬은 소량으로 큰 영향을 미치는 특징을 가지고 있기 때문에 그 레벨의 변화에 몸이 매우 민감하게 반응할 수밖에 없다. 따라서 그 양을 적절하게 유지하는 것이 중요하다. 문제는 나이, 건강 상태 등에 따라 호르몬 레벨이 변화하고 그 영향으로 심혈관계를 포함하여 여러 세포들의 기능도 함께 변화하게 된다는 점이다.

일반적으로 아드레날린, 코티졸, 인슐린, 갑상선 호르몬은 너무 많을 경우 심장 근육에 나쁜 영향을 준다. 그래서 박동수를 빠르게 증가시키고 혈압을 올리고 심근세포의 수축 능력을 약화시킨다. 그러나 반대로 호르몬 레벨이 저하되는 경우에도 심장의 기능에 좋지 않은 영향을 준다. 특히 갑상선 호르몬 분비가 줄어들 경우 심근세포의 미토콘드리아 기능이 저하되고 수축 능력이 크게 감소한다.

또한 심박수도 느려지고 혈관 유연성이 떨어져 전반적으로 혈관 저항이 증가하는 방향으로 변하게 된다. 그래서 동맥경화가 진행되고 심장 박출량이 감소하는 쪽으로 변화가 일어난다. 게다가 혈관내막의 기능이 저하되고 산화질소(NO)의 생산량이 줄어서 혈관벽의 이완 능력도 떨어지게 된다. 그래서 모세혈관의 기능도 저하되어 조직 속으로의 혈액 관류가 급격하게 감소하는 양상을 보인다. 그러므로 이런 상태에서 운동을 과하게 하거나 또는 심한 스트레스를 받게 되면 심근 속의 모세혈관 레벨이 급격히 위축되어 혈류 공급을 받아들이려 하지 않기 때문에 심근 허혈 및 급성 심장발작 상태를 맞이할 위험성이 증가하게 된다.

아드레날린은 스트레스로 인해 교감신경이 흥분할 때 분비되는 호르몬이다. 심박수를 빠르게 하고 혈압을 증가시키므로 위험한 상황에서는 유리하지만 장기간 작용할 경우 몸을 축내는 대표적인 호르몬이다. 코티졸 역시 스트레스에 대응하기 위해 분비되는 호르몬이다. 그러나 너무 많이 분비되면 혈당을 올리고 인슐린 분비를 자극한다. 그래서 인슐린 저항성을 만들고 체중 증가를 가져와 당뇨와 심혈관계의 동맥경화를 부르는 전령 역할을 한다. 반면 이것이 너무 저하될 경우에는 몹시 피곤하고 면역력이 억제된다. 이럴 경우 몸 전체가 미토콘드리아 기능저하에 빠져 심장 기능이 매우 약화될 수 있다.

DHEA와 테스토스테론 같은 호르몬도 심근의 수축 기능을 지원하고 혈관내피세포의 작용을 돕는 역할을 한다. 그러나 그 레벨을 과도하게 증가시키면 심장발작을 유발시킬 수 있다는 연구 결과가 나와 있어 적극적으로 보충 요법을 사용하지는 않고 있다. 그러나 최근에 다시 조사해 본 결과 그런 관련성이 없다는 보고들도 나오고 있는 상태라서 좀 더 연구 결과를 지켜볼 필요가 있다. 그렇지만 그 레벨이 저하되면 심근 및 혈관 기능도 떨어지는 것은 확실하기 때문에 가능한 그 레벨을 유지하도록 자연적인 방법으로 도와주는 것이 심장발작을 예방하는데 도움이 될 것으로 생각한다.

여성 호르몬인 프로제스테론의 경우 혈압을 낮춰주고 혈관을 이완시키는 효과를 가지고 있다. 특히 폐경기 이후에는 여성의 심혈관계 기능이 저하되는 것을 지연시켜주고 정서적 안정을 포함하여 긴장을 완화시켜주는 작용을 하기 때문에 그리고 특별히 심장발작을 유발시키는 위험 요소가 없기 때문에 심혈관계질환을 예방하는데 도움이 될 것으로 생각한다. 다만 합성 프로제스틴의 경우에는 혈전 생성, 암 발생, 우울증 발생 등과 같은 위험성이 보고되고 있어 사용하지 말아야 한다. 반면 에스트로젠의 경우 부족하면 혈관의 탄력이 저하되고 미토콘드리아의 에너지 생산도 감소하여 심장병 발생 위험이 증가하는 것으로 알려져 있어 보충이 도움이 되지만 반대로 그 레벨이 너무 높아지면 혈액을 응고시키는 능력도 함께 증가하기 때문에 전문가와 상의하여 조심스럽게 사용해야 한다.

체내 독소의 축적으로 '몸 속 환경'이 악화된 경우: 염증 레벨의 증가

몸 속에 각종 유해 독소들이 넘쳐나면 무엇보다 먼저 간과 콩팥이 이를 처리하기 위해 부담을 받는다. 그러나 만약 간과 콩팥의 능력을 능가하는 양의 독소가 외부에서 유입되거나 몸 안에서 발생하게 되면 간과 콩팥이 처리할 수 없는 독소들은 피부와 지방세포와 같은 저장 창고에 쌓게 된다. 이 와중에 독소들 중 일부가 심장, 뇌, 갑상선 같은 다른 장기 속으로 스며 들어가서 그 곳에 축적되기도 한다. 이럴 경우 해당 장기의 기능이 저하되는 일이 발생하는데 이 과정에서 뇌기능 저하, 갑상선 기능저하와 더불어 심근 기능저하도 얼마든지 일어날 수 있다. 그렇게 되면 심근 속 작은 모세혈관 레벨의 혈액 통로들이 수축하고 이로 인해 심장 부정맥과 심장발작 같은 일들이 발생할 가능성이 충분히 있다. 이는 모두가 독소로 인해 몸 속의 염증 레벨이 증가하기 때문에 생기는 현상이다. 염증이 증가하면 면역시스템이 긴장하여 몸 속에서 각종 전투를 벌이게 된다. 그래서 몸이 전쟁터로 변하게 되는 것이다. 그러므로 몸 안에 독소가 많이 있을 때에는 무엇보다 먼저 간과 콩팥 그리고 대장과 피부, 폐, 림프시스템 같은 배설시스템의 기능을 극대화시켜 이런 독소들을 몸 밖으로 배출시키는 작업을 먼저 실시해야 한다. 나는 이를 '**몸속 대청소**' 작업이라 부른다.

'**몸속 대청소**'를 하면 머리끝에서 발끝까지 구석구석에 쌓인 노폐물과 독소 쓰레기들이 모두 배출되므로 심근 속 같이 작은 모세혈관들이 많은 조직들과 세포간 공간(interstitial space)들도 모두 깨끗해진다. 그래서 **염증 레벨이 떨어지고 음압 펌프가 작동하는 미세순환의 기능도 되살아나기 때문에 혈액 순환의 페이스메이커(리듬 조절자) 역할을 하는 심장의 부담도 줄어들고 그 기능도 한층 개선된다**.

기타 심장발작의 유발 요인들

이 밖에 각종 감염이나 질병 또는 그것을 치유하기 위한 목적으로 합성 약물을 많이 복용한 경우에도 심장발작이 잘 일어날 수 있다.

감염성 심근병증

심근에 미생물의 감염으로 인한 염증 반응이 일어난 경우다. 짧은 기간 동안 감염증이 사라지면 심근 손상은 크지 않지만 면역력이 약해 장기전으로 진행될 경우에는 심한 심근 손상이 일어나게 된다. 특히 바이러스 감염이 이런 현상을 잘 일으킨다. 그래서 나는 이를 자가면역질환의 한 유형으로 본다. 심근 수축력의 감소는 물론 미토콘드리아의 기능저하로 심한 피로감을 느끼고, 부정맥 발생이 자주 동반된다. 그리고 심실 두께가 얇아지며 그 크기가 확대되는 유형으로 심근병증을 앓는 것이 일반적이다. 그래서 협심통증이나 심장발작보다 심부전증으로 치료받는 경우가 많다. 이런 사람들이 자신의 한계를 잘 깨닫고 실제 생활을 조심스럽게 운영하면 특별히 심장발작이 잘 일어나지 않는다. 그렇지만 자신의 한계를 넘어서는 스트레스를 받는 경우에는 아주 쉽게 심장발작을 맞이하게 된다.

표. 심근 염증을 일으키는 미생물들

바이러스	RNA 바이러스: Coxsackieviruses A and B, Echoviruses, Polioviruses, Influenza A and B viruses, Respiratory Syncytial virus, Mumps virus, Measles virus, Rubella virus, Hepatitis C virus, Dengue virus, Yellow fever virus, Chikungunya virus, Junin virus, Lassa fever virus, Rabies virus, Human immunodeficiency virus-1 DNA 바이러스: Adenoviruses, Parvovirus B19, Cytomegalovirus, Human herpesvirus-6, Epstein-Barrvirus, Varicella-zoster virus, Herpes Simplex virus, Variola virus, Vaccinia virus
세균	Staphylococcus, Streptococcus, Pneumococcus, Meningococcus, Gonococcus, Salmonella, Corynebacterium diphtheria, Haemophilus influenzae, Mycobacterium tuberculosis, Mycoplasma pneumoniae, Brucella
진균	Aspergillus, Actinomyces, Blastomyces, Candida, Coccidioides, Cryptococcus, Histoplasma, Mucormyces, Nocardia, Sporothrix
스파이러키트 (spirochete)	Borrelia, Leptospira

원생동물 (protozoa)	*Trypanosoma cruzi, Toxoplasma gondii, Entamoeba, Leishmania*
기생충	*Trichella spiralis, Echinococcus granulosus, Taenia solium*
리켓치아 (rickettsiae)	*Coxiella burnetti, R. rickettsii, R. tsutsugamuschi*

심장 근육과 기능을 약화시키는 처방 약물들

여러분이 치료 목적을 위해 복용하는 약물들 중에는 심장 근육의 기능을 약화시키는 것들이 많이 있다. 가장 대표적인 것이 다음과 같은 **항암 약물**들이다.

- 5-fluorouracil (Adrucil)
- Paclitaxel (Taxol)
- Anthracyclines (a class of drugs)
- Targeted therapies: such as monoclonal antibodies and tyrosine kinase inhibitors
- Some Leukemia drugs

고지혈증약인 스타틴도 심장 근육을 약화시키는 대표적인 약물이다. 그리고 심혈관질환의 치료 목적으로 사용하는 약물 중에 칼슘채널 차단제, 베타 차단제, 디곡신 같은 약물도 잘못 사용하면 심장 기능에 나쁜 영향을 줄 수 있다. 또한 우울증 치료제인 삼환계 항우울증약, 코카인, 메트암페타민 같은 약물들도 심장 기능을 약화시키는 성질을 가지고 있다.

이 밖에 항생제의 장기 복용 같은 경우 세포 속의 미토콘드리아 기능을 떨어뜨려 궁극적으로 심근 기능저하에 기여하는 작용을 한다.

또한 비스테로이드성 소염진통제, 프로톤 펌프 억제제 같이 **산화질소(NO) 생산을 저해시키는 약물** 등도 심근 모세혈관의 기능저하를 통해 심장 기능을 약화시킬 수 있다.

그러므로 **합성 약물들은 꼭 필요한 경우에만 한시적으로 복용해야 하며 쓸데없이 오래 복용하면 몸 속 세포들의 대사 과정을 망가뜨리는 흉기가 되어 부메랑 효과를 가져올 수 있음을 명심해야 한다**.

특정 영양소 부족

특정 영양소 부족으로 대사 작용에 이상이 생긴 경우에도 그 여파가 심근세포에까지 미쳐 미토콘드리아에서 에너지를 생산하는 과정과 주변 모세혈관 기능에 지장을 줌으로써 심장 기능을 약화시키는데 기여할 수 있다. 최근에 비타민 D가 부족할 경우 심부전증 및 심장발작 발생과 깊은 관련이 있다는 연구 결과들이 많이 나오고 있다. 비타민 B의 경우는 각종 약물의 사용으로 몸에서 고갈되어 이차적으로 심장병 발생과 관련이 있는 것처럼 결과가 나오고 있다. 이 밖에 코엔자임 큐텐, 마그네슘, 비타민 K 등의 영양소 부족이 심장발작의 유발 요인으로 거론되기도 하지만 실제 그렇게 되려면 그 부족량이 상당해야 하기 때문에 현실적으로는 맞지 않는다고 생각한다.

중금속 및 환경독소 과잉

납, 수은, 카드뮴, 비소, 알루미늄 같은 중금속들과 농약, 산업 공해물질, 미세먼지, 매연 등이 산화 스트레스 작용을 통해 세포의 대사 과정을 교란시킴으로써 심장, 뇌, 갑상선, 신장 등의 기능을 저해시킨다. 그러므로 이런 위험 요소에 노출되는 일을 삼가고 자신의 몸 속에 존재하는 독소들을 제거하는 "**몸속 대청소**" 작업에 최선을 다해야 한다.

한편 몸 속에 정상적으로 존재하는 금속 이온(미네랄)이면서 지나치면 도리어 해가 되는 것이 있다. 바로 **칼슘**과 **철 과잉**이다. 이 두가지는 보통 성인의 경우라면 절대 보충할 필요가 없는 미네랄로 이들의 농도가 높을 경우 심장발작의 위험이 증가한다는 연구 결과들이 계속 나오고 있다.

인슐린 저항성

인슐린 저항성은 지나친 당분의 섭취로 인해 세포가 인슐린 호르몬의 작용에 반응하지 않고 둔감하게 되는 것으로 나중에 비만, 대사증후군, 당뇨병을 유발시키면서 미세순환 장애와 혈관벽에 죽상 플레이크를 만드는 요인으로도 기여하게 된다. 특히 이는 케톤과 지방산 연료를 좋아하는 심장 근육세포들의 대사 과정에서 산화 스트레스를 증대시켜 미토콘드리아의 조기 퇴행을 촉진시키는 역할을 하게 된다. 심장 발작이 교감신경의 지나친 흥분으로 에너지 생산에 대한 요구량이 급증하기 때문에 이를 조달하기 위해 혐기성 포도당 대사로 전환되는 과정에서 심근세포들이 부담을 받아서 생기는 현상이란 점을 고려한다면 인슐린 저항성의 존재는 이런 환경을 조성하는데 있어 일등 공신이라 할 수 있다.

인슐린 저항성이 만성적으로 진행되면 미토콘드리아의 에너지 대사 과정의 비효율은 물론 혈관내피세포들의 기능저하도 필히 동반되기 때문에 미세순환의 장애를 필두로 혈관벽에 죽상 플레이크가 생기는 일이 많아지게 된다. 따라서 **심장발작을 근본적으로 예방하고자 한다면 평소 탄수화물 섭취를 최대로 자제하는 식사를 함으로써 인슐린 저항성의 발생과 진행을 막아야 한다**.

'관상동맥 막힘설'의 관점에서 심장발작을 유발하는 요인들

지금까지 나는 '심근일차 원인설'의 관점에서 심장발작의 기전 및 원인을 분석하였다.
그럼 주류 심장의학에서 주장하는 '관상동맥 막힘설'의 관점에서 생각하는 심장발작의 원인과는 어떤 차이가 있는지 알아보자. 주류 심장의학에서는 심장발작은 모두가 관상동맥질환이라는 생각에 고정되어 있다. 그러므로 그 원인은 관상동맥 벽에 존재하는 죽상 플레이크와 그것의 파열이 전부라고 할 수 있다. 그래서 이를 예방하기 위해 관상동맥의 죽상동맥경화증의 원인을 관리해야 한다고 말하고 있다. 그들이 말하는 죽상동맥경화증의 원인 또는 기여 인자들은 다음과 같다.

- 고콜레스테롤혈증
- 낮은 고밀도 지단백 콜레스테롤(HDL-콜레스테롤)↓
- 높은 저밀도 지단백 콜레스테롤(LDL-콜레스테롤)↓
- 높은 중성지방
- 고혈압(140/90mmHg?이상)
- 흡연
- 당뇨병
- 심혈관 질환의 가족력
- 연령 증가
- 운동부족, 과체중 및 복부비만

이중에서 '심근 일차원인론'과 가장 큰 차이가 나는 부분이 콜레스테롤 관련 부분이다. '관상동맥 막힘설'에서는 콜레스테롤 수치를 낮춰야 죽상 플레이크가 안 생긴다고 주장하지만 '심근 일차원인론'에서는 콜레스테롤 보다 인슐린 저항성을 유발시키는 당분 섭취를 줄이는 것이 훨씬 효과적이라고 주장한다.

'심근 일차원인설'의 관점에서 분석한 심장발작의 진행 과정

제7장

> "심장발작은 관상동맥질환이 아니라 심근질환이다."

> "심근 조직이 피를 받으려 하지 않으니까 심장발작(허혈성 손상)이 일어나는 것이다."

> "심장병 환자들은 관상동맥 질환으로 죽는 것이 아니라 심근 질환으로 죽는다."

많은 사람들이 심장발작은 관상동맥에서 충분한 혈액을 심근세포들에게 보내지 못하기 때문에 생긴다고 알고 있다. 그러나 지금부터 100년전만해도 이런 생각을 하는 사람보다 심장 근육이 충분히 이완되지 못해서 피를 못 받아서 가슴에 통증을 느낀다고 생각하는 사람이 더 많았다. 그 당시에는 많이 걸으면 다리 근육이 아프고 쥐가 나듯 심장도 힘들게 박동하면 아프고 강하게 수축되어 이완되지 않는 상태가 연출된다고 생각하는 것이 일반적인 생각이었다. 이는 오늘날 많은 사람들이 생각하는 것과는 정반대의 내용이라 할 수 있다. 그렇지만 실제 사실을 자세히 살펴보니 옛날 사람들의 생각이 맞았다는 점을 알 수 있다.

그럼 사람들의 지식이 왜 오늘날과 같은 과학시대에 거꾸로 가게 되었을까? 어떻게 해서 사람들이 생각의 중심을 심근에서 관상동맥 쪽으로 옮기게 되었을까? 이 점이 참 흥미로운 점이 아닐 수 없다. 내 생각으로는 심장발작을 겪고 사망한 사람들의 관상동맥을 살펴보니 그 벽에 죽상 플레이크라는 협착성 병변이 존재한다는 사실을 발견한 것이 결정적인 계기가 되었을 것으로 추정된다. 게다가 관상동맥조영술이란 기술이 도입되면서 모든 사람들의 시선을 관상동맥이 사로잡았기 때문에 그렇게 확 바뀐 것이 아닌가 생각된다. 아무튼 확실한 것은 눈에 보이는 죽상 플레이크 병변과와 관상동맥조영술의 소견이 눈에 보이지 않는 심근에 대한 추론을 따돌리고 관상동맥 쪽으로 관심의 초점을 전부 이동시킨 것만은 분명하다. 그리고 그로 인해 우리의 사고가 관상동맥이란 좁은 영역에 갇혀버리는 꼴이 되어 버린 것도 역시 부정할 수 없는 사실이다.

그렇지만 심근의 구조적 특성과 생리적 기능을 이해하고 있는 일부 양심적 의사들과 부검을 통해 진실을 밝히는 병리학자들의 합리적 의심을 통해 심장발작을 포함한 허혈성 심장질환에 대한 진실 규명 작업은 기울어진 운동장 속에서도 멈추지 않고 꾸준히 진행되어 왔다. 그 결과 나를 포함한 일부 의사들이 이런 선각자들의 주장을 접할 수 있게 되었고 그들의 말이 기존 주류심장학에서 내세우는 주장보다 더 합리적이라는 생각에 동의하여 "**심장발작은 심근의 문제로 발생하는 것이지 관상동맥에 일차적 원인이 있는 것은 아니다.**" 라는 '**심근 일차원인설**'을 신봉하게 된 것이다.

그래서 지금부터는 내가 이해한 대로 심장발작을 포함하여 허혈성 심장질환들이 어떻게 발생하는지를 '**심근 일차원인설**'에 입각하여 시간적으로 다시 한번 설명해보기로 한다.

먼저 우리 몸에서 각종 스트레스로 인해 또는 발달 트라우마로 인해 부교감신경 시스템의 톤 또는 활성도가 떨어지는 일이 발생한다. 실제 대부분의 심장발작 표본을 조사해 보면 심근의 병리적 소견들이 부교감신경의 톤 저하가 일어나기 전에 먼저 선행적으로 발생한 경우가 거의 없음을 말해주고 있다. 그러므로 **심근에 허혈성 병변이 생기기 전에 자율신경의 부조화 현상으로 부교감신경의 톤이 떨어지고 이것이 회복되지 않는 일이 먼저 일어났을 것이란 사실을 상기해 둘 필요가 있다.**

이 점을 좀 더 실감나게 이해하기 위해서는 여러분 주변에서 항상 긴장한 채 자신의 몸과 마음을 혹사시키며 살아가는 어느 한 사람을 떠올려 보면 된다. 그 사람은 여유롭게 사는 시간도 없고 휴일에 푹 쉬지도 않고 취미나 건강 생활도 하지 않은 채 열심히 일만

하며 살고 있다. 그러면서 먹는 것도 진짜 영양가 풍부한 자연 식품이나 건강한 양질의 음식을 먹지 않고 가공된 식품(예: 설탕, 식용유 등)으로만 먹으면서 지속적으로 카페인이나 당분으로 자신의 부신 피질을 자극하며 살고 있다고 가정해 보자. 게다가 이 사람의 식사 패턴도 불규칙하게 하고 잠도 충분히 숙면을 취하지 못하고 긴장된 상태로 살고 있다고 상상해보자. 그러던 어느 날 이렇게 살던 사람이 갑자기 스트레스를 받는 일이 생겨 교감신경이 극도로 흥분하게 되는 일이 생겼다고 쳐보자. 예를 들어 신체적으로 힘든 일을 하거나 또는 정신 감정적으로 매우 강하게 흥분하게 된 상태가 발생했다고 가정해 보는 것이다.

이런 사람은 평소 만성적으로 부교감신경 시스템이 억눌려져 그 기능(톤)을 잃고 있는 상태이기 때문에 갑자기 교감신경 시스템이 흥분하면 이를 막아줄 수 있는 견제 장치가 없는 상태라고 할 수 있다. 그래서 자율신경의 두 분지사이의 불균형이 크게 벌어진 상태가 되어 버린다. 즉, 아드레날린이 조절되지 않은 채 마구 증가하고 이것이 심근세포들로 하여금 유산소 해당작용(aerobic glycolysis)을 통해 포도당을 에너지 연료로 사용하도록 독려한다. 이런 사실은 심장발작이 일어나는 과정에서 세포내의 산소 분압(pO2)을 측정해 본 결과 혈류가 감소된 것과 같은 변화는 처음에 일어나지 않은 것으로 조사되었기 때문에 그렇다고 판단한 것이다. 다시 말해 심장발작의 첫 시기에는 심근세포들이 가장 선호하고 효율적으로 사용하는 연료인 케톤과 지방산을 사용하지 않고 대사를 포도당 연료 위주로 급격하게 전환하여 사용하고 있다는 사실을 발견할 수 있는 것이다. 그러나 여기까지는 준비 단계에 불과하고 그 다음부터 더 큰 변화가 일어난다. 즉 이제부터는 계속되는 스트레스로 인해 심근세포들이 산소 없이 포도당을 분해하여 신속하게 에너지를 생산하는 혐기성 해당작용으로 자신의 대사 패턴을 바꾸게 된다. 그래서 심장발작 환자들이 종종 심장발작을 경험하기 전에 몹시 심한 피곤함을 느꼈다고 말하는 이유를 이런 대사 패턴의 변화 때문이라고 추측해 볼 수 있는 것이다. 그리고 또 이런 이유 때문에 평소 당분을 많이 섭취하여 인슐린 저항성을 만들어 놓는 것이 얼마나 위험한 일인지 알 수 있고 반대로 평소 저탄고지방 식사를 하는 것이 심장 건강에 매우 많은 도움을 준다는 사실도 새삼 확인해 볼 수 있는 좋은 기회가 될 수 있다고 생각한다.

이처럼 교감신경 시스템이 과도하게 흥분하면 그로 인해 혐기성 해당 작용(anaerobic glycolysis)이 일어나 산소 없이 포도당이 분해되어 연료로 사용되는 비율이 늘어나고 그 결과로 인해 심근세포 속에는 젖산 생산이 급격히 증가한다. 이런 일은 실제 심장발작 환자 모두에서 일어나는 현상이다. (참고: 교감신경의 흥분으로 세포 에너지 대사가 해당작용으로 전환되는 것은 산소가 없어서 그런 것이 아니다. 산소가 있음에도 워낙 빠르게 에너지를 생산해야 하기 때문에 그렇게 되는 것이다.)

여기서 교감신경의 흥분을 제어하는 것은 부교감신경이다. 그런데 부교감신경의 톤이 저하되어 있기 때문에 교감신경을 제대로 견제하지 못하고 그것의 활성을 그대로 방치해 버리는 상태가 연출된다. 이를 분자 레벨에서 cGMP와 cAMP 간의 균형으로 다시 설명하면 다음과 같다. cGMP는 부교감신경의 신호를, cAMP는 교감신경의 신호를 세포내로 전달하는 역할을 하는데 이 두가지는 서로 상호작용을 통해 상대방이 지나치게 우세하게 작용하는 것을 막는 관계를 형성하고 있다. 특히 cGMP가 교감신경의 신호를 전달하는 cAMP의 작용을 견제하여 교감신경의 흥분을 제어하는 역할을 담당하고 있다. 그래서 세포 속에서 cGMP 레벨이 저하되지 않도록 조절하는 것이 매우 중요하다. 연구 결과 cGMP 레벨을 저하시키는 요인으로 부교감신경의 톤 저하와 국소적 산화질소(NO)의 생산 저하가 가장 큰 역할을 하는 것으로 밝혀졌다. 그래서 이 두가지가 함께 작용하게 되는 상황이 연출되면 세포가 교감신경의 흥분으로 대사를 마구 활성화시키는 작업을 억제할 수단이 없어지게 된다. 그래서 세포는 위에서 말한 대로 혐기성 포도당 대사를 증가시켜 대사 산증(metabolic acidosis)을 만들게 되고 산화질소(NO)부족과 젖산의 축적으로 주변 혈관들이 수축하여 혈액을 더 이상 받아들이려 하지 않게 되는 것이다. 만약 심근세포에서 이와 같은 일이 일어나면 그것이 바로 심장발작인 것이다. (참고: 아래 그림 2 설명)

그럼 지금 여기까지의 진행과정을 살펴본 결과 모두가 심근 레벨에서 일어나는 사건들이지 관상동맥에서 일어나는 일은 하나도 없다는 사실을 깨달을 수 있다. 그래서 내가 자꾸 심장발작과 허혈성 심장질환들이 관상동맥질환이 아니라 심근질환이라고 말하는 이유가 무엇인지 여러분도 이제 확실히 알게 되었을 줄 믿는다.

다시 심근세포들의 상황을 살펴보자. 심근세포들에서 젖산 생산이 증가되면 국소적으로 대사 산증(metabolic acidosis)이 만들어진다. 그러면 이런 산증의 영향으로 말미암아 칼슘이 세포 속으로 들어가는 작업이 방해를 받아 심근세포들의 수축 능력이 떨어지고 산화질소(NO)의 생산 저하로 주변의 심근 속 모세혈관들이 이완되지 못하고 수축된 상태로 있게 된다. 모세혈관들이 수축된 상태로 닫혀 있으면 심근세포들로부터 만들어진 젖산이 모세혈관을 타고 배출되어 씻겨 나가는 일도 방해를 받는다. 그래서 더욱 더 젖산이 축적되어 대사 산증을 악화시키는 악순환의 고리가 형성되는 것이다. 참고적으로 스트레스, 당뇨, 흡연 같은 3대요인이 산화 스트레스를 증가시켜 모세혈관의 수축을 더욱 촉진시키는 대표적인 요인들로 알려져 있다. 따라서 만약 이 사람이 당뇨병에 흡연자인 경우라면 이런 상황에서 심근의 대사 산증과 모세혈관 수축은 더 빨리 진행될 것이란 점을 쉽게 예상해 볼 수 있다.

심근세포들의 수축 능력이 저하되면 국소적으로 부종이 발생되고 해당 심장 근육의 운동성이 저하되어(hypokinesis) 심근 수축기능이 떨어지게 된다. 이는 허혈성 심장질환에서 흔히 관찰되는 소견이다. 특히 스트레스 초음파 검사(stress echo)나 방사선 동위원소를 이용한 탈리움 스트레스 검사(nuclear thallium stress tests)를 해보면 이를 쉽게 확인할 수 있다. 또한 심근 조직의 국소적 부종은 심근 수축력의 저하 말고도 해당 심근 영역을 공급하는 관상동맥

혈관의 혈류역학을 변화시키는 요인으로도 작용한다. 그래서 관상동맥 내의 구간별 전단응력(shear stress)과 혈압이 증가되는 곳이 생기게 된다. 그 결과 혈관내피세포층에 손상이 발생되거나 또는 기존에 존재하던 불안정한 플레이크가 파열되는 현상이 유발될 수 있다.

이상이 '심근 일차원인설'의 관점에서 바라본 심장병의 발생 과정이다. 다시 한번 이를 요약하면 **부교감신경의 톤과 활성도가 떨어져 있는 상태에서 심근의 대사이상 및 모세혈관 수축 작용으로 심근세포들이 혈액을 더 이상 받아들일 수 없는 상황을 맞이하면 허혈성 손상이 일시적으로 먼저 심근에 발생되고 이런 일이 반복되면서 나중에 해당 부위와 관련된 관상동맥 혈관 속에 플레이크가 생기게 되는 과정으로 발전하여 나가다가 마침내 해당 부위의 심장근육 활동들이 심하게 떨어지는 상태로 악순환의 코스를 거치게 되면서 발생하는 것이 심장발작이라고 말할 수 있는 것이다**.

이와 같은 관점에서 심장발작이 일어나는 전 과정을 이해한다면 관상동맥에 왜 죽상 플레이크가 생기고 그들이 왜 파열되는지도 모두 쉽게 결과적 현상으로 설명이 된다. 그래서 나는 심장발작이 혈액을 받아들이는 심근에 먼저 문제가 있어서 생기는 현상이지 혈액을 보내는 관상동맥에서 문제가 있어서 생기는 질환이 아니라는 점과 관상동맥질환은 심근질환의 마지막 단계에서 필연적으로 동반되는 이차적 현상에 해당된다는 점을 다시 한번 강조하여 언급해 두고 싶다.

새로운 이론에 따른 심장발작의 진행과정

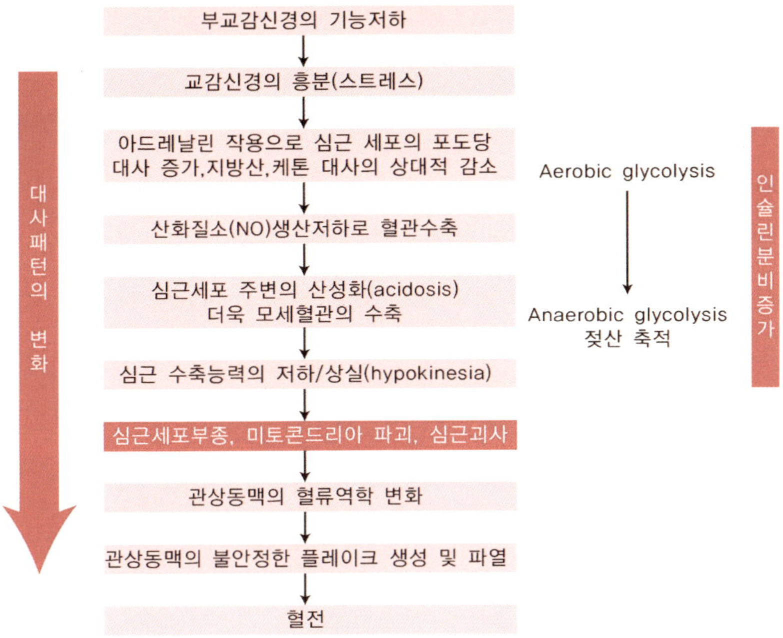

그림. 1. **새로운 패러다임에 입각한 심장발작의 발생 및 진행 과정**

그런데도 우리는 이제껏 심장발작을 포함한 허혈성 심장질환을 모두 혈액 공급을 담당하는 관상동맥의 문제라고만 생각하도록 강요하는 교육을 받아왔다. 이는 순전히 일부 심장병 전문의사들의 자기 중심적 그리고 자기 편의적 사고방식에서 비롯된 '지식 사기 행위'에 해당한다. 이들은 과학의 이름과 전문가라는 권위주의적 타이틀 아래 소수의 특정집단만을 위해 잘못된 프레임을 만들어 이를 남들에게 강요하고 일절 다른 방식의 사고를 용납하지 않는 오만함을 보여 왔다. 그래서 이른바 '학문 독재'를 자행하며 스스로 자신들만의 '전문가 오류'에 빠져 있는 상태다. 이에 일부 극소수의 양심적인 학자나 의사들이 반론을 펼치고 있지만 많은 대중들은 소수파의 진실을 들으려 하지 않는다. 그들은 이 문제가 자기 일이 아니라고 생각하는 것이다. 그래서 지난 70여년간 '관상동맥 막힘설'은 반대 의견을 무시하며 독점적 지위를 누려올 수 있었다. 물론 그렇게 해서라도 많은 사람들에게 건강이란 행복을 안겨주었으면 나도 다른 의견이나 학설에 빠지지 않고 기존의 개념에 의문을 제기하는 일도 하지 않았을 것이다. 그렇지만 실제 현실은 주류 심장의학이 예상한 것과는 전혀 다른 모습을 보이고 있다. 심장병과 심장발작 환자들은 점점 더 늘어나고 심장병으로 사망하는 환자들이 암을 제외하고 제일 많은 부분을 차지하고 있는 실정이다. 이 말은 현재 그들이 주장하는 '관상동맥 막힘설'이 잘못되어 효과가 없음을 실증적으로 입증해주는 확실한 증거라 하지 않을 수 없다. 또한 그들은 이와 같이 잘못된 '관상동맥 막힘설'에 근거하여 콜레스테롤을 나쁜 물질이라고 누명을 씌워 비난해 왔으며 심근 대사이상과 모세혈관 수축을 해결하기 위한 예방책을 대중들에게 전혀 가르쳐주지도 않고 오히려 대중들이 그런 사실을 알까 두려워 시선을 관상동맥에만 집중하도록 호도하는 작업만을 지속해 왔다. 그래서 조금만 이상하여도 겁을 주어 관상동맥조영술을 시행받도록 하고 측부혈관들이 잘 발달되어 심근 혈류에 문제가 없는데도 심근 문제가 아닌 관상동맥의 협착 문제라고 우기면서 이를 해결하기 위해 스텐트를 삽입하거나 바이패스 수술을 받아야 한다고 강요해 왔다. 이것은 분명 그들이 '전문가 오류와 독선'에 빠져 자신들만의 방식이 유일하게 옳고 과학적이며 다른 방식은 모두가 '돌팔이 방식'이고 근거가 없다고 생각하는 오만방자함에서 나오는 독재적 행동들이라 지적하지 않을 수 없다. 아니면 환자들에게 증상 치료만 해주겠다는 생각만 가지고 접근한 것이라서 그렇다고 해석할 수 밖에 없다. 물론 그 뒤에 엄청난 이해관계가 자리잡고 있음은 너무도 당연한 이야기라서 더 말하지 않아도 여러분이 충분히 짐작할 수 있을 것이라 생각한다.

따라서 이와 같은 오만하고 잘못된 사고방식을 가진 심장 전문의들의 태도를 바로잡으려면 우리가 심장발작을 포함한 여러 허혈성 심장 문제들이 관상동맥에서 피를 제대로 보내주지 못해서 생긴 것이 아니라 심근에서 피를 충분히 받아들이려 하지 않기 때문에 생기게 된다는 식으로 사고의 발상을 완전 전환시키는 프로젝트에 참여해야 한다. **만약 많은 사람들이 심장발작이 심근에 기원한 문제라고 생각하는 계몽 운동에 동참하게 되면 기존의 가설들은 모두가 쓰레기통으로 들어가고 치료의 주체도 지금까지 심장 전문의가 아니라 환자 자신으로 바뀌게 되는 일대 변혁이 일어나게 된다**. 이점에 대해서는 다음 제8장 '심근 일차원인설' 관점에서 심장발작을 예방하는 법과 제9장 '심장발작의 올바른 치료법'에서 좀 더 자세히 이야기하기로 한다.

분자 레벨에서 진행되는 자율신경계의 조절 작용: cGMP 레벨의 급격한 저하가 심장발작을 유발한다.

자율신경계의 조절 과정을 분자레벨에서 설명하려면 생화학적으로 조금 더 복잡한 이야기를 해야만 한다. 그것은 세포 속에서 빠른 신호전달 작용을 하는 "cGMP"와 그것과 길항작용을 하는 "cAMP"란 두 개의 메신저에 대한 내용을 조금 알고 있어야 함을 의미한다.

cGMP(cyclic guanonsine monophosphate)란 분자는 몸 속의 다른 세포에서도 그렇지만 심근세포 속에서도 부교감신경의 메시지를 전달하고 반면 cAMP (cyclic adenosine monophosphate)는 교감신경의 메시지를 전달하는 역할을 한다. 그래서 교감신경의 활동성이 증가하면 세포내의 cAMP 레벨이 증가하고 부교감신경의 활동성이 증가하면 cGMP의 레벨이 증가한다. 그러므로 이 두가지는 음과 양처럼 서로 길항작용을 하면서 몸의 균형을 일정하게 조절하는 역할을 맡고 있다.

앞서 제5장에서도 설명하였지만 교감신경은 양에 해당되기 때문에 활동량을 늘리고 수행 능력과 에너지 소비를 촉진하는 방향으로 몸을 작동시킨다. 반면, 부교감신경은 음에 해당되어 이완, 재생, 회복, 경제성, 세포보호, 항상성 유지 등의 기능을 주로 수행한다. 그래서 항상성 유지 측면에서 볼 때 이 두가지의 작용과 견제가 매우 중요하다는 점을 여러 차례 강조한 바 있다. 특히 부교감신경은 스트레스에 대응한 세포들이 다시 제 기능을 되찾을 수 있도록 도와주고 보호해주는 작용을 하면서도 언뜻 보기에 수동적인 것처럼 생각되어 그 중요성을 망각하기 쉽다. 그러나 이는 부교감신경이 음의 역할을 담당하기 때문에 눈에 잘 띄지 않아서 그런 것이지 결코 작용을 안하고 있는 그런 상태와는 다르다는 점을 잘 알고 있어야 한다.

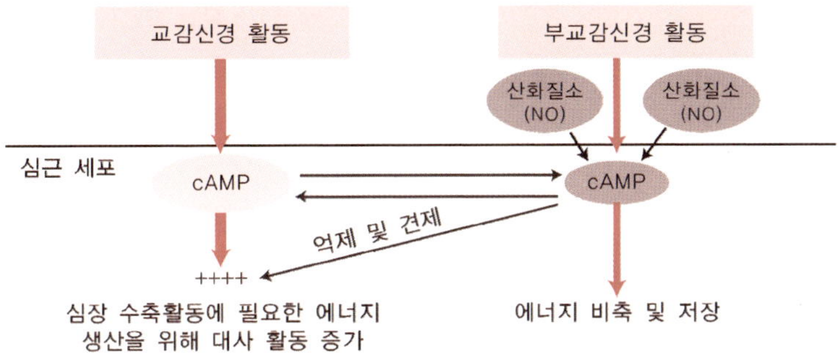

그림. 2. cAMP와 cGMP의 정상적인 균형 관계

그림에서 보듯 cAMP와 cGMP는 여러 방식으로 서로 영향을 주고받는다. 그러나 이들의 작용을 이해할 때 분명 알아야 할 점은 한 쪽이 크게 증가하면 자동적으로 상대방을 활성화시키기 때문에 무한정으로 어느 한쪽이 일방적으로 증가할 수 없다는 사실이다. 그래서 일정 범위 안에서 상호 길항적으로 보완작용을 하고 있다는 점을 항상 염두에 두고 있어야 한다. 그 결과 아무리 스트레스가 위험한 수준이라고 해도 심장 근육은 크게 손상을 입지 않도록 설계되어 있는 것이다.

한편 이런 자율신경의 신호를 전달하는 cGMP와 cAMP 레벨에 영향을 주는 다른 요인들이 있는데 그 중에서 혈관 기능과 관련하여 중요한 요인이 바로 혈관내피세포에서 생산되는 산화질소(NO)라 할 수 있다. 산화질소(NO)는 맥박이 뛸 때마다 생산되어 세포막을 쉽게 통과하여 혈관벽 속으로 들어가 혈관을 이완시키는 작용을 한다. 그러나 이 과정을 cGMP와 cAMP의 신호전달 과정으로 설명하면 다음과 같다. 즉, 산화질소(NO)가 (심장)세포 속으로 들어가면 "cGMP"가 활성화된다. 반면 산화질소(NO)가 없으면 "cAMP"가 활성화된다. 그래서 산화질소(NO)는 cGMP를 증가시키므로 부교감신경과 같은 작용을 한다고 볼 수 있다. 반대로 산화질소(NO)가 없으면 부교감신경은 차단되고 교감신경이 활성화되는 효과를 초래한다. 그렇지만 이

두개가 **어느 한가지만 작용할 때에는 그 효과가 크지 못하고 같이 동시에 작용할 때 크고 결정적인 효과를 발휘하게 된다.** 예를 들어 산화질소(NO)가 존재하는 상태에서 부교감신경이 차단된 경우에는 cGMP 레벨의 저하가 심하지 않다. 반면 산화질소(NO)가 부족한 상태에서 부교감신경이 차단되어 있는 경우에는 cGMP의 레벨이 크게 떨어진다. 그래서 부교감신경이 하는 대사 브레이크 작용이 심하게 망가져서 교감신경에 의한 대사 활동이 억제되지 못하고 마구 증가하는 일이 벌어지게 된다. 그러면 심근세포 속에서 대사 산증(metabolic acidosis)이 발생되고 결국 심장 발작이 일어나게 되는 것이다. (아래 그림3을 참조)

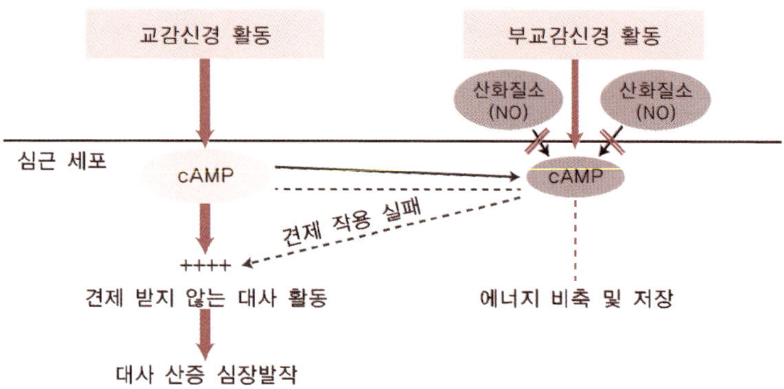

그림. 3. **부교감신경과 산화질소(NO) 작용의 차단에 의한 cAMP와 cGMP의 비정상적인 불균형 관계**

여기서 **산화 스트레스로 발생되는 자유기 활동은 산화질소(NO)의 생산 및 생체 작용을 저해시키는 일을 한다.** 예를 들어 슈퍼옥사이드 래디칼은 산화질소(NO)와 반응하여 이를 파괴시키는 작용을 한다. 그래서 전체적으로 산화 **스트레스는 산화질소(NO)를 파괴시키고 몸에서 산화질소(NO)가 심근 및 순환계에 작용하여 이들을 보호하는 효과를 빼앗아가 버리는 역할을 한다고 말할 수 있다.**

그래서 만약 산화질소(NO)가 부족할 경우 동맥혈관은 더욱 손상 받기 쉬워진다. 산화질소(NO)는 혈관을 팽창, 이완시키는 일을 하기 때문에 매 박동시마다 혈관벽에서 생성되어 혈관벽으로 하여금 혈류에 적응하도록 이완시켜주는 역할을 하는데 이때 혈류가 강할수록 더 많은 산화질소(NO)가 생성되고 혈관벽이 더 많이 확장되도록 설계되어 있는 것이다. 이런 점에서 볼 때 산화질소(NO)는 혈류가 혈관벽에 미치는 스트레스를 최소화시켜주는 작용을 하는 매우 소중한 물질이라는 점을 알 수 있다. 그래서 만약 산화질소(NO)가 부족하게 되면 동맥은 그 유연성을 상실하고 손상을 받는 경향이 강해질 수밖에 없다. 이렇듯 **산화질소(NO)의 부족은 산화 스트레스의 결과로 나타나는 현상으로 혈관벽에 죽상동맥경화증이 발생하는 과정에서 가장 중요한 역할을 하는 요인 중 하나로 간주되고 있다.**

‘심근 일차원인설’ 관점에서 심장발작을 예방하는 방법

제8장

심장발작을 관상동맥의 혈류 장애가 아닌 **심근의 혈액 수용 거부 반응**의 결과로 보는 것이 새로운 관점의 ‘**심근 일차원인설**’의 견해다. 즉, **자율신경의 기능저하 그리고 세포내 대사 장애나 세균 독소의 침투 등과 같은 해로운 요인들이 심근 레벨에 영향을 주어 주변 심근세포들이 혐기성 대사 활동을 증대시키는 반응으로 대응하다가 국소적 대사산증**(acidosis) **환경을 조성하게 되고 그로 인해 주변 모세혈관들의 통로가 닫히게 됨으로써 허혈성 손상을 입게 되는 것이 심장발작의 근본 기전이라는 주장이다**. 그러므로 이런 이론에 입각하여 심장발작을 예방하려면 무엇보다 먼저 **자율신경의 균형을 회복시키는 것이 필요하다. 그리고 심근에 주어지는 대사적 스트레스를 경감시켜주는 조치가 필요하다 그래서 심근 속의 작은 모세혈관**

들이 혈액을 받아들이는 일을 거부하지 않도록 만들어 주어야 한다. 또한 혈관 속으로 세균이나 그들의 독소가 침투해 들어가지 않도록 하고 산화질소가 많이 생산되어 모세혈관들이 제 기능을 유지할 수 있도록 '몸 속 환경'을 청결하게 관리해주는 것이 필요하다.

자율신경의 기능은 그 사람의 성장 배경과 생활 속의 스트레스, 영양 및 질병 상태, 나이 등 여러 요인들에 의한 영향을 받는다. 그래서 항상 자신의 몸을 늘 관찰하고 조금이라도 이상하면 이를 초기에 바로잡는 것이 매우 유리하다. 일반적으로 교감신경은 스트레스를 받을 때만 활동하는 부분이라서 이것이 기능저하에 빠질 경우 생존하기 힘들기 때문에 실제 생활 속에서 그런 사람을 보는 일은 매우 드물다. 오히려 지나치게 항진된 경우를 목격하는 일이 대부분이다. 이에 반해 교감신경의 흥분을 제어하고 그로 인해 손상된 조직이나 세포들을 다시 원상으로 회복시키는 부교감신경의 기능저하는 자주 볼 수 있다. 그 이유는 부교감신경의 기능이 스트레스로 인한 교감신경의 흥분을 억제하는 것이 핵심이다 보니 교감신경의 활동 부담을 고스란히 넘겨받아 그 뒷수습을 하는 과정에서 충분한 시간적 여유가 배당되지 않기 때문에 잦은 또는 반복적인 스트레스의 고통이 궁극적으로 모두 부교감신경에게 귀결되어서 그 기능이 약해지는 경우가 많다고 할 수 있다. 게다가 부교감신경의 활동 모습은 교감신경처럼 눈에 띄지 않아서 종종 우리의 인지 대상으로부터 제외되어 그 중요성을 인정받지 못하고 소홀히 취급받는 불공정의 문제점도 안고 있다. 그래서 대부분의 자율신경 기능

실조증 환자들을 보면 교감신경의 기능저하라고 해도 실제로 보면 부교감신경의 기능저하가 먼저 와 있고 나중에 교감신경의 기능마저 동반 저하되어 맥을 못추는 상황에 빠져 있음을 쉽게 알아차릴 수 있다. 그래서 나는 **모든 자율신경 시스템의 불균형은 각종 신체적 정신적 스트레스로 인해 발생하며 그것은 부교감신경 축의 약화로부터 시작된다는 점을 꼭 강조하고자 한다**.

이런 관점에서 보았을 때 스트레스가 당연히 심장의 기능에도 큰 영향을 미치고 있으며 그것이 자율신경 중 부교감신경의 기능저하를 통해 먼저 심장 주변에 불리한 환경을 조성하는데 기여하고 있음을 쉽게 짐작해 볼 수 있다. 그래서 우리는 **부교감신경의 기능저하 또는 활성(톤)의 약화가 심근 기능저하의 발생 과정에서도 가장 먼저 기여하는 발생 원인임을 여기서 단번에 알아차릴 수 있다**. 즉, 자율신경의 기울어진 운동장이 심장발작의 첫 번째 원인 기전 및 기초 환경 조건에 해당된다는 사실을 깨달을 수 있는 것이다. 그러므로 심장발작을 근본적으로 예방하기 위해서는 이 첫 단계에서부터 기울어진 운동장을 바로잡으려는 노력을 해야 한다. 그것은 바로 여러분도 잘 알 수 있듯이 약화된 부교감신경의 기능이나 톤을 정상상태로 회복시켜 주는 일을 하는 것부터 시작된다고 할 수 있다.

이 밖에 심장발작을 예방하기 위해서는 스트레스를 줄여서 심근에 대사부담이 가해지지 않도록 하는 일도 매우 중요하고 올바른 식생활로 이를 뒷받침해주는 것도 필요하다. 그래서 나는 다음과 같은 순서로 심장발작에 대한 예방법을 알아보고자 한다.

1. 부교감신경 강화법
2. 스트레스 줄이기
3. 올바른 항염식사법
4. 산화질소(NO) 생산 늘리기
5. '몸속 대청소'

1. 부교감신경 강화법

스트레스를 받으면 그에 대항하여 교감신경의 톤이 증가한다. 이는 생존을 위한 방어 차원에서 피할 수 없는 자연스런 반응이다. 문제는 이를 다시 원 상태로 회복시켜주는 부교감신경의 회복 기전이 충분히 작동되어야 하는데 그러지 못하는 경우가 매우 많다는데 있다. 실제 심장발작 환자들을 조사해보아도 대부분 부교감신경의 기능이 만성적으로 약화되어 있음을 발견할 수 있다. 이는 교감신경의 흥분으로 유발된 몸 속 상태를 부교감신경이 적절히 진정시키고 원래대로 복원시키지 못하는 상태가 오랫동안 유지되어 왔음을 시사해 주는 소견이다. 그래서 이런 사람들에게 평소 약화된 부교감신경을 회복하고 강화시키는 노력을 하게 독려하였다면 심장발작이 오는 것을 사전에 예방할 수 있었을 것이라 생각된다. 물론 그렇다고 심장발작의 모든 원인을 전적으로 부교감신경의 기능저하 탓으로 돌려 말하는 것은 아니다. 그렇지만 **부교감신경의 기능저하가 모든 심장발작의 발생 기전에 있어 맨 처음 바탕에 존재하고 있으면서 그것이 다른 요인들이 무르익어 영향을 줄 때까지 상당한 기**

반 조성을 하고 있는 것만은 확실하다.

부교감신경은 미주신경(열 번째 뇌신경)을 통해 뇌에서 나와 심장, 위장관, 면역시스템 등의 여러 장기 및 말초 조직들과 연결되어 있다. 그래서 때론 부교감신경 강화법을 일명 '미주신경 강화법' 이라고도 부른다. 우리 몸에서 부교감신경을 강화하고자 하려면 몸과 마음이 분리되어 있는 것이 아니라 하나로 연결되어 있다는 생각을 반드시 가져야 한다. 그리고 그 증거로 뇌와 말초 조직이 미주신경을 통해 연결되어 있다는 사실도 기억하고 있어야 한다. 표 1에서는 부교감신경의 기능(톤)을 강화시키는 여러 방법들을 내 나름대로 정리해 놓았다. 이들은 모두 부교감신경의 활성을 증대시켜 우리의 몸과 마음을 진정, 이완시켜주고 그 안에 평안, 안락함, 사랑을 채워주는 작용을 하는 것들이다. **여러분이 진정으로 심장발작을 예방하고 싶으면 평소 일상 생활에서 이런 행동과 생각들을 부지런히 실천하며 살아야 한다.**

'심근 일차원인설'에서는 약이나 시술 없이 자신의 약화된 부교감신경의 기능(톤)을 회복하거나 강화시키는 일을 열심히 하는 것을 매우 기본적으로 중요시하게 여기고 있다. 왜냐하면 이것이 심장발작의 발생 첫 단계의 원인을 바로잡는 조치일 뿐 아니라 진정으로 심근을 보호하는 전략으로 간주되기 때문이다. 게다가 부교감신경을 강화시키는 일은 대부분 의사나 병원의 도움 없이 혼자서 할 수 있는 것들이라는 특징을 지니고 있다. 그래서 그런지 몰라도 많은 심장 전문의들은 '심근 일차원인설'을 무시하고 이를 인정하려 하지 않는다. 아마도 이 주장에 따르면 자신들이 기여할 수 있는 부분이 별로 없다고 생각해서 그런 것 같다. 그렇지만 이는 매우 근시안적 생각이다. **환자들은 자신에게 몸과 마음의 평온함을 가져다 주는 의료인을 더욱 신뢰한다는 사실을 알아야 한다**.

표. 부교감신경(미주신경)을 활성화시키는 방법들

1. 정신적
- 복식호흡 하면서 명상하기
- 심호흡법, 신체이완법, 마인드 컨트롤, 멍 때리기, 수면 상태 등
- 시각화 훈련: (예: 대자연 속에서 평안함을 느끼는 모습을 상상한다.)
- 자연 속에서 시간 보내기
- 배려와 감사하기: 남 탓하지 말고 내 탓으로 돌리기

2. 신체적
- 복식 호흡: 횡격막을 사용하여 호흡하면 부교감신경이 자극된다.
- 이완 동작: 스트레칭, 하품, 기지개, **요가**, 태극권 등
- 마사지 받기 / 자가 마사지
- 침샘 마사지, 안구 마사지
- 구강체조(혀 스트레칭),
- 적절한 운동(심한 운동은 도리어 스트레스를 가중시킴)
- 충분한 수면: 매우 중요(정신, 기억, 면역력, 신체 능력 등을 향상시킴)
- 목욕: 반신욕, 엡손염 목욕, 아로마 목욕
- 사우나: 건식, 습식
- 햇빛 쬐기
- 실내에서 야외로 나가 시간보내기
- 맨발로 땅밟기, 바닷가 걷기, PEMF

3. 사회적

- 대화하기, 사랑받고 있다는 느낌 받기
- 사랑하기/파트너 아끼기
- 아이들, 애완동물들과 놀기
- 웃음치료, 음악치료, 미술치료
- 여행가기(내가 있는 환경을 바꿔준다. 그래서 뇌로 하여금 다른 자극을 받아들이게 만든다.)

4. 영양/대사적 측면

- 혈당 안정화: 대영양소 비율 맞추기(자신에게 맞는 연료 공급)
- 커피, 가공식품, 정제 설탕, 알코올, 유제품, 밀가루 등을 피하고 자연적인 식품(건강한 지방, 양질의 육류, 생선, 달걀, 유기농 채소, 발효 식품 등)을 섭취한다.
- 충분한 수분을 섭취한다. (커피와 검은 색깔의 차는 피한다.)
- 영양보충: 비타민, 미네랄, 부신지원 영양제, 항산화제, 오메가 3 등
- 심신을 안정시키는 허브
- 간헐적 단식

5. 생활 태도: 가능한 느린 삶을 살도록 노력한다. 가치관 재정립(목적보다 가치 지향적인 삶)

6. 부교감신경의 반사작용 유도: 얼굴을 찬물에 3분간 담근다. (포유류 다이빙 반사)-(**특히 이마, 눈, 뺨의** 2/3 **이상**) 물속에서 천천히 움직이면 엔도르핀이 분비된다.

여러분들 중에 눈치가 빠른 분은 벌써 부교감신경을 강화시키는 방법들이 경쟁과 목표지향적 생활 방식을 자기 만족과 가치중심적 생활 방식으로 전환시키는 방법들과 정확하게 일치한다는 점을 깨달았을 것이다. 산업화된 사회 속에서 사람들 간에 각종 스트레스를 받으며 긴장된 상태로 살아가야 하는 현대인들에게는 이런 조치들이 꼭 필요하다. 이런 조치들을 통해 긴장을 풀어주고 지친 몸과 마음에 진정한 영양과 휴식을 제공함으로써 다시 에너지를 재충전시키고자 하는 것이 부교감신경을 강화시키는 목적이다. 그러다 보니 그 속에는 현대적 문명을 거부하고 자연으로 돌아가라는 의미가 일부 내포되어 있다. 그렇다고 내가 그런 것을 실천하라고 강요하는 것은 절대 아니다. 다만 바쁘고 긴장된 생활을 계속하면 부교감신경이 회복되지 않고 점점 더 약해져 간다는 사실을 잊지 말고 그동안 자신의 부교감신경이 얼마나 힘들게 버텨왔을까 진지하게 돌이켜보는 기회를 갖고 이제 어떤 선택을 할 것인지 현명한 선택을 하길 바라는 의미에서 이런 말을 하는 것이다. 일보 전진을 위해서는 일보 그 이상의 후퇴도 할 수 있다는 생각으로 자신의 몸을 사랑하고 보호하는 결정을 내리길 바란다.

이처럼 **부교감신경을 강화시켜주는 방법들은 모세혈관 레벨에서 혈액을 끌어당기는 기능을 강화시켜주는 일과 동일하다**. 그러므로 이런 훈련을 하면 신체는 물론 정신(마음)까지 신선한 산소와 영양을 공급받게 되고 손상된 부분이 회복되면서 몸 속에 에너지가 충전된다. 그래서 심장발작과 같은 일은 더 이상 걱정할 필요가 없기 때문에 여러분도 열심히 부교감신경 시스템에 힘과 영양을 주고 그 기능을 보호하는 훈련에 매진하길 바란다.

심장발작이 오는 것을 막으려면 명심하고 있어야 할 것들

- 자신에 대한 자긍심을 갖는다. 자신을 사랑하고 소중히 대하라. 절대 자신이 못났다고 생각하지 마라. 그러면 심장은 즐겁게 뛴다.
- 긍정적인 생각을 많이 한다. 긍정은 심장에 힘을 준다.
- 시각화 훈련을 통해 자신의 일에 집중하고 마음의 안정을 찾고 자신이 하는 일과 과정에 대한 자신감 또는 확신을 얻도록 한다.
- 물질적인 목적보다 정신적인 가치를 더 중요시하라.
- 자신이 감당할 수 없는 일과 스트레스는 과감히 포기한다.
- 포기한다고 잃는 것은 아니다. 다음 번 기회가 있고 또 대신에 다른 것을 얻을 수 있는 기회를 만나게 된다.
- 복잡하고 느슨한 관계보다 단순하며 단단한 관계가 더 진실되고 오래간다. 그리고 그것이 심장 건강에 더 유익하다.
- 내가 신뢰할 수 있는 단 한사람만 있어도 심장은 행복해서 발작을 일으키지 않는다.
- 오늘 행복하면 내일도 심장은 분명 뛸 것이다.
- 부교감신경을 강화시키는 습관을 부지런히 실천한다.
- 스트레스를 이겨낼 수 있는 식사를 한다. 항염증, 항산화 식단을 하고 몸을 축내는 설탕, 가공식품, 정제 가공유, 인공첨가물, 방부제, 농약 등이 함유된 식품을 먹지 않는다.
- 절대 과식하지 않는다. 혈당이 오르는 것 자체가 스트레스다.
- 과음과 과식을 동시에 하지 않는다. 심박동수가 빨라진다. 그러므로 회식과 파티 때 조심해야 한다.

- 가슴이 조금이라도 불편하면 끼니를 거르고 금식하라.
- 흡연, 알코올, 카페인, 흥분성 약물, 여러 약제 섭취와 같이 불필요한 행위로 몸에 교감신경을 자극하는 일을 하지 마라. 심장은 약물을 싫어한다.
- 스트레스 상황에서는 수분을 충분히 섭취한다.
- 심호흡을 통해 몸에 산소와 에너지를 충분히 공급한다.
- 숙면을 취한다. 잠은 언제나 심장을 편하게 해준다.
- 적절한 운동을 통해 몸에 활력 신호를 준다.
- 긴장된 몸을 마사지, 스트레칭, 사우나 등을 통해 이완시킨다.
- 가능한 야외에서 10분 이상 햇빛을 쬔다.
- 스트레스를 이겨낼 수 있는 어댑토젠 허브(인삼, 아쉬와간다, 로디올라, 동충하초, 영지버섯, 홀리 바질 등)를 보충한다.
- 몸을 이완시켜주는 에센스 오일을 활용한다.
- 핸드폰과 같은 유해 전자파를 방출하는 기기를 가슴이나 목, 얼굴에 가까이 대지 않는다.

2. 스트레스 줄이기

스트레스는 교감신경을 흥분시킨다. 그래서 심장을 포함하여 작은 모세혈관들이 있는 조직을 긴장시키고 그들이 혈액을 받아들이는 능력을 감퇴시키는 작용을 한다. 그러므로 스트레스를 받지 않고 살거나 또는 받아도 이를 회피하거나 줄이거나 또는 분할해서 받는 방식으로 대처해야 한다.

물론 살면서 스트레스를 안 받고 살 수는 없다. 그래서 내가 하는 말이 너무 이상적인 소리로 들릴 수 있을지 모른다. 그렇지만 심장 발작의 예방하기 위해선 이 충고를 어느 정도 받아들여야만 한다.

그렇다고 내가 스트레스가 전부 나쁘다고 말하는 것은 아니다. 개인마다 차이가 있지만 어느 정도의 스트레스는 도리어 삶의 활력소가 될 수 있다. 가장 대표적인 것이 바로 운동 후 느끼는 쾌감 같은 것이다. 내가 말하는 문제의 스트레스는 그런 것이 아니라 스트레스가 너무 심하거나 또는 장기간 지속되어 몸에 손상을 주는 스트레스를 말하는 것이다. 이런 경우에는 부신에서 분비되는 코티졸이란 호르몬이 과다하여 몸의 근육 등을 분해시키는 이화작용(catabolism)을 하기 때문에 몸에 손상이 많이 가해지게 된다. 그러면 몸이 수척해지고 각종 장기의 기능과 면역력이 크게 저하되며 정신 감정도 불안하고 우울해진다. 당연히 심장의 근육도 긴장되어 피를 받아들이길 거부한다. 그러므로 **평소 자신의 능력에 맞게 스트레스의 양을 적절히 조절하고 그에 적응하며 살아가는 것이 지혜로운 사람들이 선택하는 현명한 삶의 길이다**.

나는 '사람들이 스트레스를 받는 이유가 무엇일까?'에 대해 오랜 세월 고민해 왔다. 그러다가 나이를 먹다 보니 자연스레 다음과 같은 것들을 깨닫게 되었다. 우선 스트레스를 받는 원인이 어디에 있는가 생각해보니 두 가지 종류가 있다는 것을 알게 되었다. 하나는 자기 자신에 그 원인이 있을 수 있고 다른 하나는 자신이 속한 환경 또는 상황으로부터 가해지는 스트레스로 구분해 볼 수 있다. 전자의 경우에는 그 근본 원인이 자신의 지나친 욕심과 이기심에서 비롯된다고 볼 수 있다. 인간은 사회적 동물이기 때문에 자연스레 다른 사람들과 함께 살아갈 수밖에 없다는 점을 우리는 인정해야 한다. 이 과정에서 각 개인의 사회적 기대치와 능력 사이에 괴리가 생기게 된다. 이를 해결하기 위해 각 개인은 항상 부족한 자신의 능력을 끌어올려 사회적 기대치에 맞추려 노력하지만 사회적 기대치에 절대치가 있는 것도 아니고 그 상한선이 존재하는 것도 아니기 때문에 항상 만족하지 못하고 상처받는 일로 끝나곤 한다. 그러나 곰곰이 생각해보면 그런 기대치를 만든 것도 남이 아니라 자기 자신이고 그런 기대치는 항상 상대적일수 밖에 없어서 잡으려 하면 자꾸 도망가는 고무 풍선과 같다고 할 수 있다. 그래서 모두가 다른 사람보다 더 많은 명예, 부, 권력을 갖고 싶어하고 이를 자신의 자존감과 연결시키다 보니 몸이 신체적, 정신적으로 부담을 받게 되는 것이라는 생각을 하게 되었다.

그래서 나는 **스트레스 문제를 해결하기 위해서는 결국 자신에 대한 셀프 이미지를 스스로 조절하는 수밖에 없다는 믿음을 갖게 되었다**. 만약 자신에 대한 셀프 이미지를 너무 높게 설정한 사람은 그것에 맞추려고 더 많은 스트레스를 받으며 살 수밖에 없고 그로 인해 몸과 마음은 늘 피곤하고 긴장된 상태를 유지하게 될 것이라 예상된다. 물론 이런 상황이 초기 어느 정도까지는 자신의 능력을 개발하고 이를 향상시키는데 기여하기 때문에 무조건 나쁘다고 할 수만은 없다. 오히려 긍정적인 측면도 충분히 있다고 인정한다. 그렇지만 이런 태도가 자신의 능력 향상을 넘어 몸에 손상을 주는 영역으로 들어가기 시작하면 그 때부터는 도리어 해가 되고 위험해지기 때문에 **그 분기점을 알아차릴 수 있어야 한다**.

반대로 자신에 대한 셀프 이미지가 너무 부정적인 경우에도 몸에는 좋지 않고 해를 입히는 스트레스로 작용하게 된다. 이 때에는 몸에서 긍정의 에너지가 사라져 버리기 때문에 에너지 부족으로 다른 의미의 각종 대사 및 순환 장애가 생기게 된다. 그래서 혈액을 받아들이는 모세혈관들의 기능이 매우 약해져 심장도 많은 부담을 받는다. 셀프 이미지가 매우 낮으면 사고와 행동이 위축되고 감정도 우울해지고 근심과 걱정, 불안 등의 어두운 그림자가 전신을 지배하게 된다. 그래서 **우리는 자신에게 맞는 적절한 수준의 셀프 이미지 범위를 알고 그에 맞춰 만족할 줄 아는 훈련을 해야 한다**. 이것이 바로 내가 생각하기에 자신의 스트레스를 다스리는 가장 근본적이면서도 핵심적인 전술이라 할 수 있다.

한편 스트레스를 받게 되는 또 다른 경우로는 자신의 욕심이나 의도와는 상관없이 자기가 현재 속한 환경이나 상황 때문에 어쩔 수 없이 스트레스를 받는 경우가 있다. 이런 경우는 다른 사람이나 환경 변화 때문에 스트레스를 받는 것으로 가능한 이를 피하는 것이 좋다. 그렇지만 많은 사람들이 여기서 갈등을 겪기 때문에 이런 상황에서 빠져나오지 못하고 주춤거리다가 상처를 입는다. 나는 현대인들이 겪는 만성 스트레스 중 상당수가 이런 유형에 속한다고 생각하고 있다. 직장에서 시간에 쫓기는 업무 부담, 집과 사회에서 사람들 간의 갈등, 자연 재해로 인한 고통, 경제적 어려움 등이 모두 그런 예라 할 수 있다. 특히 자신이 속한 집단이나 사회의 불확실성은 미래에 대한 불안감으로 이어져 항상 몸을 긴장시키고 정서를 우울하게 만들며 인생을 보는 시야를 자꾸 좁히는 결과를 낳는다. 게다가 나이를 먹어가면서 생리적으로 저하되는 자신의 신체적 능력을 체감하면 할수록 이런 불안감은 더욱 크게 증가할 수밖에 없다. 그래서 많은 사람들이 움츠리고 현재의 자신과 자신이 가지고 있는 것을 지키려고 애쓰게 된다. 나는 이런 생각과 판단이 도리어 장기적으로는 자신의 몸과 마음을 해치는 부메랑이 되어 돌아오는 경우를 많이 목격해 왔다. 왜냐하면 **긴장과 불안감은 몸에서 음의 기운을 약화시키는 작용을 하기 때문에 전신에 걸쳐 모세혈관 레벨에서의 미세순환 장애를 초래하고 근섬유들이 오그라드는 결과를 낳게 된다**. 그러므로 이런 문제점을 깨닫고 항상 자신이 처한 상황을 변화시키거나 또는 이를 극복할 적응력과 탄성을 길러야 한다. 또한 필요하다면 그런 상황을 깨부실수도 있는 용기를 발휘해야 한다. 만약에 그런 용기도 없이 그런 상황에 갇혀 지내다 보면 괜한 의심만 늘어나고 불안이 심해진다. **의심은 부메랑처럼 자신의 몸과 마음을 망치는 아주 나쁜 스트레스로 이는 자신이 처한 환경을 바꾸는 용기를 통해서만 해결할 수 있다**. 그래서 나는 자신과 궁합이 맞지 않는 환경에서 탈출하거나 아니면 그것을 바꾸는 혁신적인 용기가 필요한 때가 바로 이 때라고 생각한다. 그렇지 않고 우물쭈물하면 그 피해를 고스란히 자신이 입게 된다는 점을 깨달아야 한다. 그러므로 경우에 따라서는 자신이 가진 것의 일부를 포기하는 한이 있더라도 몸과 마음을 살리는 길을 선택하는 현명함을 발휘할 필요가 있다. 그래야만 궁극적으로 여러분 스스로가 모두 자신의 인생에서 보람을 찾을 수 있을 것이라 생각한다.

모든 부귀영화는 한낮 바람과 같은 무형의 가치이고 그것은 내가 건강하게 존재할 때에만 비로소 의미가 있다는 생각을 잊지 말고 모두가 자신의 인생에서 스트레스에 잘 대응하는 삶의 자세를 갖출 때 심장은 행복하여 발작을 일으키는 일이 절대 없을 것이다.

신체적으로 스트레스를 주는 가장 흔한 원인으로는 지나치게 많이 먹어 혈당을 올리거나 알코올 같이 심박동수를 빠르게 증가시키는 물질을 섭취하거나 또는 흡연, 카페인처럼 모세혈관을 수축시키면서 몸에서 탈수를 일으키는 행위를 하는 것이다. 이렇게 되면 코티졸, 인슐린, 에스트로젠, 세로토닌 같은 물질이 증가되어 신경내분비학적으로 교감신경이 우세한 환경이 조성된다. 그러므로 **먹고 마시는 행위로 몸에 스트레스를 주는 행동을 절대 하지 말아야 한다**.

일상 생활에서 스트레스를 줄이는 7가지 요령

1. 자신의 능력을 알고 그에 맞는 도전 계획을 세운다. 무조건 "예" 라고 생각하거나 말하지 마라.
2. 포기할 줄 알고 끊을 줄 알아야 한다.
3. 즉흥적 행동을 최대로 자제한다. 과욕, 과신, 과식, 과음, 과운동 금지
4. 절대 서둘지 마라
5. 지금 이 순간이 행복하다고 생각한다. 아니면 그렇게 만들어라.
6. 내일은 더 행복할 것이라고 생각한다. 쓸데없는 걱정을 하지 마라.
7. 규칙적이고 절제된 식사 습관을 갖는다.

심장발작을 줄이는 생활 태도

미국 간호사 건강연구에서는 심장발작의 위험을 줄이기 위해 다음과 같은 건강한 생활스타일을 유지할 것을 권하고 있다.

- 항염증성 건강 식단의 유지
- 체중 관리(정상 체중 유지)
- 적절한 운동 (일주일에 적어도 2.5시간 이상)
- 금연
- 알코올 섭취 제한 (일주일에 한 병 이내)

이와 같은 건강한 식생활스타일을 유지하면 심장발작의 발생 위험을 70%이상 줄일 수 있다고 한다. 이는 남성들에게 적용하여도 마찬가지로 약 79%의 효과를 얻을 수 있었다고 밝히고 있다.

여기에 나는 **현대인들의 과중한 생활 속 스트레스를 줄이는 작업이 함께 포함되어야 한다고 생각한다**. 이 점의 중요성에 대해서는 이 책의 여러 곳에서 자주 강조하였기 때문에 그 부분을 참조해 주길 바란다. 어찌됐든 자신의 그릇에 비해 너무 지나친 욕심과 긴장이 자신의 건강을 해치는 숨은 주역이라는 점을 항상 잊지 말고 이 점에 늘 유념하며 살아갈 것을 지적해 두고 싶다. 그리고 **잠을 잘 자는 것**이 매우 중요하다는 점도 꼭 강조하고 싶다.

또한 자신의 몸 속에 **철 레벨을 적당한 선(가능한 낮은 쪽)에서 유지하는 것도 매우 중요하다는 점을 추가로 지적하고 싶다**. 왜냐하면 여러 연구에서 철 레벨이 너무 많거나 적은 경우가 심장발작의 위험 요인으로 지목되고 있기 때문이다. 특히 현대 사회에서는 철 부족보다 철 과잉 상태에 있는 사람들이 많기 때문에 이 점의 심각성을 지적하지 않을 수 없다. 핀란드에서 나온 한 연구에서는 혈중 페리틴 레벨이 높은 남성들이 심장발작에 걸릴 위험이 2-3배 증가한다고 밝히고 있다. 또 다른 연구에서도 페리틴 레벨이 증가한 여성들에서 심장발작의 위험이 5배 이상 증가한다고 밝히고 있으므로 철 과잉에 주의하길 바란다.

3. 올바른 항염식사법

앞서 심장발작에서 관상동맥이 막히는 일은 그 진행 과정 상에서 맨 마지막에 일어나거나 또는 일부분의 환자들에서만 관찰되는 결과적 현상이지 이것이 문제의 근본적 시발 원인은 되지 않는다는 점을 계속 강조해 왔다. 그러면서 동시에 관상동맥 혈관이 막히는 죽상동맥경화증 역시 혈관벽에 가해진 손상과 염증이 그 원인이고 콜레스테롤은 이를 치유하러 달려온 구조 물질이라고 여러 차례 말한 바 있다. (참고: 이 점에 대해서는 본인의 다른 저서인 **"콜레스테롤과 포화지방에 대한 오해풀기"**와 **"콜레스테롤은 적이 아니다"**에 자세히 적혀 있다.)

그럼 혈관벽에 손상 또는 염증을 일으키는 원인은 무엇이고 이들이 어떻게 혈액 속으로 들어와 염증을 일으키는지 살펴볼 차례다. 나는 이점에 있어서 가장 중요한 역할을 하는 것이 **평소 우리가 먹는 식사**라고 생각한다. 식사를 통해 들어온 각종 친염증성 물질이 혈액 속으로 들어가 혈관벽에 직접적인 손상을 일으킬 가능성도 있지만 내 생각으로는 그보다 더 중요한 작용을 하는 것이 섭취한 음식에 의해 우리 몸 속에 서식하는 세균들의 판도가 바뀌어서 그들 또는 그들이 생산해 내는 유해한 독소의 양이 많이 증가하여 혈관벽에 손상을 주는 것이라고 생각한다. 그러므로 **심장발작을 예방하**

기 위해서는 양질의 항염증성 식단을 통해 해가 되는 독소의 체내 유입을 최대한 막고 아울러 체내에 서식하는 균들 중에 유해한 세균들의 수가 증가하는 것을 최대로 억제시키는 예방책을 실천하는 것이 매우 중요하다. 그래서 나는 평소 건강한 식생활을 유지하는 것이 얼마나 중요한지 새삼 강조하여 말하지 않을 수 없다.

심장발작을 예방하기 위해서는 무엇보다 먼저 몸에 산화 스트레스 및 염증을 일으키는 식품을 피하고 그것을 줄여주는 **항염증, 항산화 식단**을 구성하여 이것들만 먹는 습관을 들여야 한다. 그래서 이를 요약하면 다음과 같다.

- 몸 속에서 혈관을 포함하여 각 조직에 염증을 유발시키는 음식의 섭취를 철저히 피해야 한다. 당분, 정제 식용유, 트랜스 지방, 각종 식품 첨가물, 흥분성 물질, 방부제, 농약 등이 함유된 식품들이 바로 이런 식품들이다.
- 심장병을 포함한 각종 성인병의 시작이 정제 고탄수화물 식사를 통한 인슐린 저항성의 발생에서 비롯되는 것으로 알려져 있다. 그러므로 문제를 근본적으로 해결하기 위해서는 역시 **약과 시(수)술이 아닌 올바른 음식을 선택하는 방법**으로 해결책을 찾는 것이 진정으로 바람직한 전략이라 할 수 있다.
- 가장 좋은 것은 **항염증 치유 식단**을 선택하여 이를 유지하는 것이다. 이는 주로 자연적인 천연 식품으로 구성된 식단으로 그 내용을 보면 각종 천연 채소, 특히 당지수가 낮은 채소와 과일 그리고 깨끗한 육류와 생선, 달걀, 여기에 건강한 지방을 함유한 견과와 씨앗 등으로 구성된 식단을 말한다. 참고적

으로 최근에는 이보다 더 나아가서 강력한 케토제닉 식단(저탄고지방식단)을 통해 항염증 효과를 더 많이 그리고 더 쉽게 달성할 수 있는 것으로 알려져 있다. 이런 식사를 하면 자연스레 혈당도 안정화되면서 몸 속의 세균 불균형을 해소시켜 만성적인 각종 염증 레벨을 진정시키는데 매우 우수한 효과를 얻을 수 있다.

[항염증 식단의 4대 목표]

1. **혈당을 안정화시킨다.**
2. **염증을 진정시키고 치유시킨다.** (항산화 작용)
3. **불필요한 독소의 유입과 이에 대한 노출을 줄인다.**
4. **세포 재생과 치유에 필요한 영양소를 제공해 준다**

- 동물성 포화지방과 콜레스테롤을 많이 함유한 식품이 죽상동맥 플레이크를 만들고 혈액을 끈적거리게 만들어 혈전 생성을 일으킨다고 알려져 있으나 이는 전혀 근거가 없는 거짓말로 도리어 이와 같은 식품이 심장 및 혈관 건강에 더 좋은 식품으로 알려져 있다. 절대 잘못된 가짜 정보에 속지마라. 포화지방과 콜레스테롤은 우리 몸에 없어서는 안 될 매우 소중한 영양물질이란 점을 깨닫고 이들이 너무 부족해지지 않도록 신경 써야 한다.
- **콜레스테롤보다 정제 당분과 정제 기름이 더 나쁘다.** 이들은 혈관염을 일으키는데 기여하는 주된 범인이다. 그러므로 이들의 섭취를 피하거나 최대로 줄이는 것이 중요하다. 특히 기름 중에 공장에서 정제하여 만든 식물성 식용유, 산화된 기름, 가공하여 수소첨가 반응을 시킨 인조 고체지방(마가린, 쇼트닝 등) 같은 것은 나쁜 기름으로 가능한 먹지 말아야 한다. 이들 속에는 오메가 6 지방과 트랜스 지방 그리고 산화된 지방산이 많이 들어 있다. 그래서 이런 기름을 섭취하면 몸 속

에서 자유기 발생이 늘어나 불포화지방산과 콜레스테롤이 산화되고 이들이 다시 다른 분자들을 산화시키는 연쇄 반응을 일으켜서 전체적으로 몸 속에서 산화 스트레스와 염증 반응을 증대시켜 몸을 친염증성 환경으로 바꿔 놓는 역할을 한다.

- **정제 당분의 섭취도 최대한 줄이는 것이 좋다.** 정제 설탕, 정제 과당, 올리고당, 시럽 같은 당분을 많이 섭취하면 인슐린 저항성이 발생하여 미토콘드리아 기능이 빨리 저하되고 모세혈관 기능도 일찌감치 저하된다. 또한 혈액 속에서 당화 노폐물을 만들어 혈관염을 일으키는데도 관여한다. 그러므로 가능한 정제 탄수화물의 섭취를 최대한 줄이는 것이 중요하다.

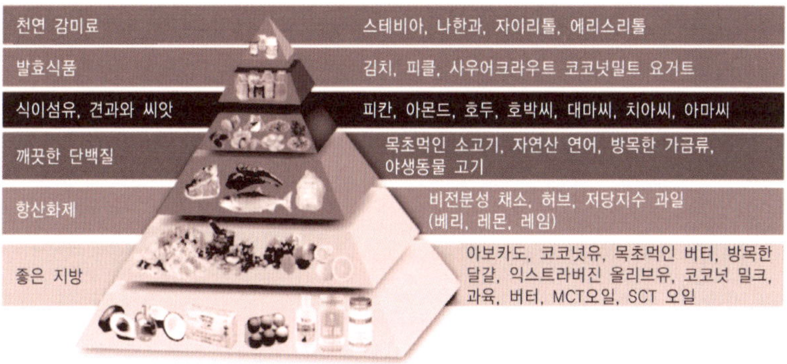

그림. 1. **항염증식단 피라미드**

실제 항염증식단에는 몇 가지 유형이 있다. 생채식 식단, 지중해식 식단, 저탄고지방 식단, 구석기(팰리오) 식단, 케토제닉 식단 등이 그런 것들이다. 이중에서 세계적으로 가장 널리 알려진 식단이 지중해식 식단으로 신선한 올리브와 올리브 오일 그리고 많은 채소와 과일 등으로 구성되는 식단이다. 하루도 신선한 과일을 먹지 않으면 안 되고 여기에 추가로 육고기 보다는 생선을 더 많이 먹고 아마도 고기는 가금류 형태의 흰색 고기를 붉은 고기보다 많이 먹는 것을 권하고 추가로 지중해 연안에서 생산된 포도주를 마시는 것이 포함된 그런 식단이다.

그렇지만 대사체질에 따라 **아시아식 전통 식단**을 실천하는 것도 심장 건강에 도움이 된다고 생각한다. 또한 최근에 유행하는 저탄고지방 식단이나 구석기(팰리오) 식단도 역시 염증을 조장하는 정제 당분과 정제 식용유의 섭취를 피하고 자연적으로 신선한 식품을 가능한 통째로 먹는 것을 권하기 때문에 심장 건강에 도움을 주는 식단이 될 수 있다.

다시 한번 말하지만 심장에 가장 좋은 식단은 항염증, 항산화 식단이다. **심장은 건강한 지방을 좋아하기 때문에 양질의 지방을 많이 먹는 것을 좋아한다**. 자연산 생선이나 그 기름, 목초를 먹여 키운 가축의 육류 속 기름이나 버터, 방사하여 키운 가금류와 그 달걀들, 유기농 견과 및 씨앗들, 익스트라 버진 코코넛유와 올리브(유), 아보카도(유) 등이 이에 속한다. 여기에 매일 지역에서 생산된 계절에 맞는 신선한 제철 채소를 추가로 먹으면 금상첨화라고 할 수 있다. 이들을 가능한 열을 덜 가한 채 조리하여 먹으면 지방을 포함하여 각종 영양분들이 파괴되지 않고 항산화 성분들이 그대로 보존되므로 더 큰 효과를 얻을 수 있다. 이 모든 것이 복잡하고 어렵다면 매일 아침에 달걀을 1-2개씩 꼭 챙겨서 먹는 것만으로도 심장 건강에 많은 도움을 줄 수 있다.

음식은 몸을 구성하는 재료와 에너지를 생산하는데 필요한 연료를 제공하는 역할을 함과 동시에 세포와 DNA에 정보를 제공하는 수단이 되기도 한다. 그러므로 건강을 지키기 위해서는 항상 다른 수단을 강구하기에 앞서 제일 먼저 먹는 음식에 신경을 써야 한다. **음식을 제대로 선택하지 않고 약과 시(수)술에만 의존하려고 하는 것은 아주 잘못된 생각이라는 점을 다시 한번 명심하고 항상 자연적인 식품으로 최소한의 가공을 통해 음식을 만들어 먹을 것을 강력히 추천하고자 한다**. 한편 이 때 여러분이 잊지 말아야 할 중요한 점은 다양성, 신선함 그리고 식품을 부드럽게 요리하는 것 3가지란 점도 명심해 주길 바란다.

심혈관질환의 핵심은 모세혈관 수준의 작은 혈관들이 기능저하에 빠져 혈액을 받아들이는 음압 펌프 작용을 상실하는 것이다. 이렇게 **모세혈관들이 음압 펌프 작용을 상실하는 가장 큰 이유는 섭취한 음식물이나 독소 작용에 의해 자유기들이 발생하여 산화 스트레스를 가하기 때문이다**. 그래서 이런 자유기들(예: 활성산소)은 마치 네이팜탄과 같은 효과를 발휘하여 혈관내막에서 산화질소(NO) 같은 것이 생산되는 것을 차단시키고 그곳에 염증 반응을 일으킨다. 그래서 작은 혈관에서는 음압 펌프 작용을 막고 좀 더 큰 혈관에서는 혈관벽에 플레이크를 만들거나 또는 이들을 파열시키는 역할을 한다. 그러므로 이런 과정을 막으려면 항산화제를 투여해야 한다. 가장 좋은 방법은 음식을 통해 항산화제를 섭취하는 것이다 그래서 항산화 작용을 하는 각종 식물성 영양소들을 색깔별로 고루 먹는 것이 바람직하고 부족하다고 생각하면 영양보충제를 통해 항산화 성분들을 지원해 주면 된다. (참고: 심혈관질환에 도움을 주는 식품 및 영양보충제에 관해서는 본인의 다른 저서인 "**심혈관질환의 예방 및 근본치유법**"에 자세히 적혀 있다.)

4. **산화질소 생산을 늘린다.**

심장발작은 심근 속 작은 모세혈관 레벨의 순환 장애로 생기는 질환 또는 증후군이다. 따라서 모세혈관의 기능저하를 막는 것이 중요하다. 앞서 말한 부교감신경의 기능 지원, 스트레스 감소, 함염증 식단을 통한 산화스트레스 감소 전략이 모두 이런 작은 모세혈관들의 기능을 살려서 그들이 혈액을 더 잘 받아들일 수 있도록 만드는 전략이란 점을 잊어서는 안 된다. 이런 목적에서 또 하나 빠뜨려선 안 되는 것이 산화질소(NO)의 생산 부족의 문제다.

산화질소(NO)는 혈관내피세포에서 생산되는 일종의 신호전달 물질로 cGMP 작용을 통해 혈관벽의 평활근을 이완시키는 작용을 한다. 그러면 해당 혈관을 통한 혈류가 증가되기 때문에 미세순환이 개선되고 혈압이 떨어지며 심근에 대한 부담을 덜어주는 효과를 일으킨다. 이와 동시에 산화질소(NO)의 작용으로 세포에 신선한 영양분과 산소 그리고 전자를 전달해 줄 수 있어서 대사 개선 및 에너지 증진에도 많은 도움을 준다. 또한 최근에는 활성산소를 없애 주는 항염증 작용을 하는 것으로도 알려져 있다. 그러므로 우리 몸에서는 건강을 위해 항상 적절한 양의 산화질소(NO)가 생산되어야 한다. 만약 산화질소(NO)가 적절하게 생산되지 못하게 되면 혈액순환이 원활하지 못해 여러 장기와 조직들의 기능저하가 순차적으로 진행되고 면역세포의 기능도 저하되어 감염증에 잘 걸리는 일이 벌어지게 된다. 그래서 **사람들이 "모든 병은 혈액순환이 원활하지 못해서 생긴다."라고 말하는 이유가 바로 다름 아닌 혈관 속에서 산화질소가 충분히 생산되지 못해서 혈액순환이 나빠지는 상황을 강조해서 표현한 것으로 이해해 볼 수 있다**.

문제는 이렇듯 중요한 산화질소의 생산이 20대이후 꾸준히 감소하여 40-50대가 되면 한창 때의 절반 정도로 떨어지고 그 이후에도 계속 감소한다는 사실이다. 그런데도 혈액순환을 강조하는 많은 전문가들이 모세혈관 기능의 핵심이라 할 수 있는 산화질소(NO) 문제에 대해서는 그 중요성을 별로 언급하지 않고 있다.

산화질소의 생산이 부족하면 고혈압, 죽상동맥경화증을 포함한 주요 심혈관질환에 대한 위험이 증가하게 되고 향후 이와 같은 질환이 발병할 가능성을 예측하는데 있어서도 이것이 매우 유효한 지표 역할을 한다. 그래서 대부분의 만성 대사질환과 심혈관질환을 가진 사람들을 보면 그들의 혈액 속에 산화질소(NO)의 레벨이 모두 저하되어 있음을 공통적으로 발견할 수 있다. 특히 이런 **만성질환자들은 여러 종류의 처방약을 계속 복용하고 있는데 그 중에서 비스테로이드성 소염진통제**(NSAIDs), **항생제**, **프로톤펌프 억제 제**

산제(PPIs), **콜레스테롤 합성 억제제인 스타틴**(**일명 고지혈증약**), **멸균 구강세정제 등의 약물이 몸에서 산화질소**(NO) **생산을 더욱 감소시키는 작용을 하기 때문에 이런 약물을 복용하는 사람들에서는 그 레벨이 더욱 낮은 상태를 보이고 있다**. 그런데도 이런 사실을 환자들에게 제대로 알리지 않고 있어 제약회사와 의사들이 이를 일부러 숨기고 있는 것이 아닌가 하는 의심이 든다. 만약 혈액순환에 있어서 산화질소(NO)의 역할을 조금이라도 알고 있다고 한다면 의사들과 환자들이 그렇게 많은 약을 함부로 처방하고 복용하는 일을 강요하지 않을 것으로 생각된다.

몸에서 산화질소가 만들어지는 과정은 두가지다. 하나는 L-아르기닌이 NOS라는 효소에 의해 산화되면서 몸 속에서 자체적으로 산화질소를 만드는 경로이고 다른 하나는 외부에서 질산염 또는 아질산염을 섭취하면 그것이 몸 속의 세균들과 위산에 의해 산화질소(NO)로 환원되는 과정을 거치는 경우다. 오래전부터 협심통증 때 니트로글리세린과 같은 질산염을 치료 약물로 사용한 것도 이런 이유에서 그렇게 한 것이다. 니트로글리세린 속의 질산염이 입 안에서 세균과 침의 작용에 의해 환원되어 산화질소(NO)로 바뀐 다음에 그것을 빠르게 심장까지 전달하고자 했던 것이 그 목적이었던 것이다. 이렇게 전달된 산화질소(NO)는 세포에서 부교감신경의 신호전달물질인 cGMP 레벨을 증가시키고 그 결과 혈관 평활근세포들이 이완, 확장되는 효과를 일으키게 만드는 것이다. (참고: 최근 '산화질소-cGMP' 복합체에 대한 연구가 많이 진행되고 있다. 실험실에서 심장발작 때와 마찬가지로 심근세포들이 피를 공급받지 못하는 허혈성 상황에 처하게 되면 짧은 순간안에 죽는 것을 목격할 수 있다. 그렇지만 이런 상황에서도 만약 사전에 세포 속에 cGMP 함량을 증가시켜 놓으면 세포는 훨씬 안정적이고 그런 상황에 대한 저항성을 갖게 된다는 연구 결과들이 나와 있다.)

이런 이유로 나는 심장발작을 예방하고 싶다면 자신의 몸에서 산화질소(NO) 생산을 늘리기 위한 다음과 같은 조치들을 일상생활에서 꾸준히 실천하는 것이 매우 중요함을 늘 강조하고 있다.

1. 유기농 녹색 채소(예: 시금치, 케일 등)를 많이 섭취한다. 그 속에 질산염(nitrates)이 많을수록 좋다.
2. 적절한 운동을 한다. 하루 20분 이상, 일주일에 5회
3. 멸균 작용을 하는 구강세정제의 사용을 중단한다.
4. 항생제를 너무 많이 복용하지 말아야 한다.
5. 제산제 복용을 중단한다. 특히 프로톤펌프 억제제(PPIs). 위산 생산을 억제시키면 질산염으로부터 산화질소를 얻을 수 없다.
6. 소염진통제의 장기간 복용을 금해야 한다.
7. 산화질소(NO) 생산을 보충해주는 보조영양제를 사용한다.

보조 영양제에는 크게 두가지가 있다. 하나는 L-아르기닌 / L-시트룰린 이란 아미노산 제품이고 다른 것은 질산염 또는 아질산염을 함유한 제품이다. 전자의 경우는 혈관내피세포의 효소(eNOS) 기능이 적절해야만 효과를 볼 수 있다. 그러므로 혈관 상태가 안 좋은

사람에게는 사용해도 별 효과를 얻지 못한다. 그래서 주로 젊은 사람들에게만 권장되고 있다. 반면, 질산염 또는 아질산염 함유 제품들은 구강내 편리공생균(commensal bacteria)과 위산의 도움을 받아야 최종적으로 산화질소(NO)가 될 수 있는 조건을 충족시키기 때문에 구강 위생이 나쁘거나 또는 위산이 부족한 사람에게는 별 효과가 없을 수도 있다. 그러므로 이런 점들을 잘 고려하여 자신에게 어느 보충제가 도움을 될 것인지 전문가와 상의하여 결정하길 바란다.

(참고: 산화질소의 생성과 작용에 관하여는 그 내용이 매우 복잡하기 때문에 나중에 다른 책에서 좀 더 자세히 설명하기로 한다.)

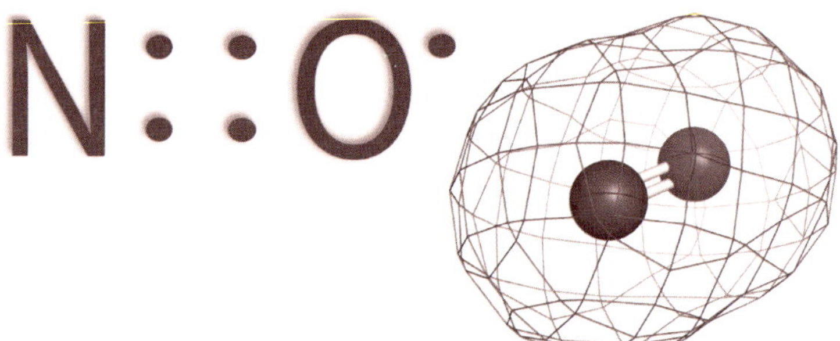

그림. 2. **산화질소(NO)의 분자식**

5. '**몸속 대청소**' 작업

심근 속의 모세혈관 기능을 회복시키는 방법으로 또 하나 빠뜨려서는 안될 중요한 항목이 바로 "**몸속 대청소**"를 통해 몸 속 환경을 다시 최적의 상태로 전환시키는 전략이다. 나는 이미 여러 책에서

"**몸속 대청소**"를 하면 모든 병이 사라지고 다시 건강한 몸을 만들 수 있다고 강조한 바 있다. 물론 병이 생기기 전에 "**몸속 대청소**"를 하면 금상첨화다. 왜냐하면 몸 속의 각종 염증성 쓰레기와 독소들이 다 제거되어 배출되기 때문에 병이 생기려 해도 생길 수 없기 때문이다. 그래서 **나는 항상 약이나 시(수)술로 병을 고치려 하지 말고 '청소'로 대응하는 것이 최선의 대책이라고 설명하고 있다**. 물론 이 말 뜻을 알아듣는 사람이 매우 적어서 섭섭하고 맥이 빠지긴 해도 말이다.

심장발작에 있어서도 마찬가지다. 여러분이 "**몸속 대청소**"를 해서 몸 속의 염증성 쓰레기와 찌꺼기들을 모두 배출시키게 되면 심장과 혈관들은 다시 제 기능을 찾고 행복해 할 것이다. 이는 아주 분명한 사실이다. 그래서 여러분이 심장발작과 같은 것에 대한 두려움에서 벗어나 놀라운 개운함과 평온함을 느끼게 될 것이라 장담할 수 있다.

심장발작은 드라마에 나오는 것처럼 갑자기 오는 병이 결코 아니다. 그것이 오기전에 이미 여러 차례 여러분 몸에 경고 신호를 보내고 난 뒤에 찾아온다. 그러므로 이런 신호를 무시하고 지내다가 나중에 심장발작을 맞게 되는 경우 그 모든 책임은 본인에게 있다고 생각해야 한다. 그렇지만 만약 여러분이 이런 신호를 감지하고 미리 '**몸속 대청소**'를 한다고 치면 분명 심장발작은 절대 일어나지 않고 기존의 미약한 심혈관질환들도 거의 대부분 개선될 것이다. 그래서 **약물이나 시술을 받지 않고 얼마든지 건강하게 회복될 수 있**

는데도 많은 사람들이 이 신호의 의미를 모르고 쓸데없이 검사만 하거나 또는 아무 일도 아니겠지 하고 위안하면서 적극적으로 대책을 세우지 않고 있다가 심장발작이란 불청객을 맞이하고 있다. 여기서 많은 사람들이 나에게 "의심은 가지만 각종 검사에서 증거가 나오지 않았는데 무슨 대책을 세우란 말이냐?"라며 항변하는 식의 질문을 한다. 그러면 나는 조금도 주저하지 않고 "**몸속 대청소**"가 바로 그 대책이라고 말해준다. "**몸속 대청소**"는 **아직 특정 증상이나 질병 또는 후유증이 나타나지 않았을 때 하는 것이 가장 좋다**. 그래야만 큰 고통이나 손상 없이 원상으로 회복할 수 있기 때문이다. 병이 한참 진행되고 나서 몸에 질병으로 인한 각종 후유증이 남겨진 상태에서 "**몸속 대청소**"를 하면 완전히 정상으로 돌아오지 못하고 몸에 상처를 안은 채 살아갈 수밖에 없다. 그러므로 이런 염증 흔적을 하나도 남기지 않으려면 미리미리 "**몸속 대청소**"를 하는 것이 가장 현명하고 지혜로운 방법이란 점을 알아야 한다.

'**몸속 대청소**'를 할 때에는 모세혈관을 수축시키는 작용을 하는 흡연, 독한 약물의 사용(예: 항암제), 중금속이나 농약 같은 화학물질, 대기오염 속의 독성 물질(미세먼지) 등을 반드시 피하도록 한다. 이들은 모두 세포 속에서 산화 스트레스를 증가시키는 작용을 하기 때문에 혈관 기능을 저하시키고 움츠리게 만든다. 그래서 이런 물질들을 모두 제거할 수 있도록 각별히 신경을 써야 한다. 또한 당뇨 환자의 경우 당뇨병 자체로도 미세순환의 장애가 나타나지만 인슐린 주사의 사용으로도 작은 모세혈관들이 쉽게 수축할 수 있기 때문에 이를 막기 위해 언제나 불필요한 당분 섭취를 줄이고 양질의 지방과 단백질로 영양을 대체하는 건강한 식이요법을 꼭 함께 실천할 수 있도록 최선의 노력을 다해야 한다.

마지막으로 몸 속의 세균 유입을 차단시키는 것이 매우 중요하다. 세균이나 그 독소들은 혈관 속에서 염증과 산화 스트레스를 유발시켜 혈관벽에 손상을 주고 작은 혈관들이 수축되게 만드는 작용을 한다. 그러므로 몸 속의 세균 부담을 덜기 위해 평소 구강 위생을 포함하여 장내 환경 관리를 철저히 지도할 필요가 있다.

그렇지만 "**몸속 대청소**" 작업은 이상의 모든 것을 다 포함하는 큰 작업이라서 몸 속 어느 곳에 있는 세균이나 독소, 대사노폐물들을 전부 몸 안에서 몰아낼 수 있다. 그래서 질병의 종류나 부위에 상관없이 깨끗한 '**몸 속 환경**'을 조성하는 목적을 무난히 달성할 수 있는 강력한 수단이라 할 수 있다. 그러므로 심장발작이 두려운 사람은 관상동맥에 스텐트를 삽입하기 전에 "**몸속 대청소**"를 통해 질병이 진행되는 것을 막고 그런 시술이나 조작을 받는 것조차도 예방하는 현명한 선택을 할 줄 알아야 한다. 이 책에서 여러 차례 강조했듯이 여러분은 **스텐트를 삽입했다고 심장발작이 예방되는 것이 아니란 사실을 알아야 한다**. 내가 이 책에서 말한 대로 **심근의 문제를 근본적으로 해결하려고 하지 않는다면 많은 경우 심장발작은 다시 찾아오게 될 것이란 점을 분명히 경고하며 이를 막을 수 있는 대안의 방법 중 스텐트보다 더 강력한 것이 단기적으로 "몸속 대청소"를 하는 것이란 점도 귀띔 해주고 싶다**.

이 밖에 심장발작을 예방하는 방법은 본인의 다른 저서인 "**심혈관질환의 예방 및 근본치유법**"이란 책에 자세히 적혀 있다. 여기서 못다한 운동, 수면, 각종 영양보충제들에 대한 자세한 내용이 담겨 있으니 그것을 참고해 주길 바란다.

심장발작의 올바른 치료법

제9장

심혈관질환의 예방 및 치료 전략의 목표

1.추가 심장발작의 예방

1. 자율신경계의 기울어진 운동장을 바로잡는다. (부교감신경의 톤을 증대시키고 교감신경계를 활성을 가능한 억제시킨다.)
2. 심장으로 가는 미세순환을 개선시킨다.
3. 심장을 포함하여 전신 미토콘드리아 기능을 개선시킨다.
4. 염증과 산화스트레스를 줄이는 전략을 세운다.
5. 인슐린 저항성을 낮추고 인슐린 민감도를 회복시킨다.

2. 현재 심장 상태의 개선

1. 금식 모드
2. 혈관 확장제: 니트로 제제, ACE 억제제, 와베인
3. 심근 대사 안정 요법: 킬레이션, 혈액 정화법,
4, 수면 및 진정 요법: 에센스 오일, 파동 치료, 소프트 마사지

여기서는 이미 한 번 이상 심장발작으로 경험한 사람들 그래서 현재 허혈성 심장병(협심증, 심근경색)을 가지고 있거나 이로 인해 스텐트 삽입이나 수술 같은 것을 받고 관련 처방약물들을 복용하고 있는 사람들을 위해 '심근 일차원인설'의 관점에서 이들에게 맞는 적절한 치료법을 제시하고자 한다.

이런 사람들의 치료 목표는 추가적인 심장발작이 더 이상 오지 않도록 예방하는 것과 현재의 심장 상태를 개선시키는 것 두가지라 할 수 있다.

추가적인 심장발작이 오지 않게 하려면 제7장에서 말한대로 자율신경 중에서 부교감신경의 기능과 톤을 향상시키는 생활 태도를 꾸준히 실천해야 한다. 그리고 필요한 경우 부교감신경을 지원해주는 천연 약초를 사용할 수 있다. 부교감신경을 지원해주는 약초 중 가장 대표적인 것들이 강심제로 알려진 약초들이다. 그 속에는 부신피질에서 콜레스테롤을 사용하여 자연적으로 생산되는 호르몬 성분을 담고 있는 것들이 있다. 그러므로 콜레스테롤 생산을 억제시키기 위해 스타틴과 같은 약물을 사용하는 것이 얼마나 위험하고 어리석은 일인지 여기서도 다시 한번 알 수 있다.

강심제 약초들은 다음 두 가지 기전을 통해 심근 기능을 회복시키고 심장 리듬을 조절하는 작용을 한다. 하나는 아세틸콜린(Ach)이란 부교감신경의 신경전달물질을 생산하고 분비하는 것을 자극하는 작용이다. 또 하나의 중요한 기전은 이것이 젖산을 피부르산으로 전환시키는 작용을 촉진시킨다는 점이다. 나는 여기서 두 번째 기전이 더 중요하다고 생각한다. 왜냐하면 심근세포들은 젖산보다는 피부르산을 연료로 더 선호하기 때문이다. 젖산은 심장발작의 발생 및 진행 과정에서 중심적인 역할을 하는 독성 성분이기 때문에 이것을 심장이 좋아하는 다른 연료 성분으로 전환시켜주는 작용을 한다는 것이 심근세포들에게는 얼마나 구원자와 같은 역할을 하는 것인지 쉽게 상상해 볼 수 있을 것이다. 이는 아마도 그 어떤 다른 약물도 하지 못하는 고마운 작용이라 생각된다. (참고: 이런 강심제에 대해서는 부록에 자세히 설명되어 있다.)

또한 심혈관계가 약한 사람들은 몸 속에서 생산되는 산화질소(NO)의 양이 평균보다 많이 저하되어 있다. 그러므로 몸에 산화질소(NO)를 공급해주는 보충제를 사용하는 것이 많은 도움을 줄 수 있다. 원래 몸 속에서 자체적으로 생산하는 산화질소(NO)의 능력을 극대화시키는 방법도 있지만 심혈관질환자들은 이미 혈관벽에서 산화질소(NO)를 만드는 능력이 많이 떨어져 있기 때문에 그 방법보다는 외부에서 질산염 또는 아질산염을 함유한 보충제나 약제를 공급해주는 것이 훨씬 효과적이다. 그럴 경우 이들이 몸속에서 효율적으로 산화질소(NO)로 전환되려면 구강내 편리공생 세균들과 위산의 역할이 중요하다. 그러므로 이들의 전환율과 흡수율을 높이기 위해서는 경우에 따라 구강 건강과 위장의 위산 분비 능력을 향상시키는 보충제들을 함께 복용하는 것도 고려해 보아야 한다.

다음으로 이런 환자들이 꼭 지켜야 할 것이 스트레스 조절과 식사요법이다. 스트레스 조절에 대해서는 제7장에서 언급한 내용과 동일하므로 여기서는 식사 조절에 대해서만 추가 언급하기로 한다. 식사는 '**몸 속 환경**'을 결정짓는 가장 중요한 요소이기 때문에 몸 안에 염증이 생기지 않게 또는 염증이 있어도 그 레벨을 낮춰주는 음식만 골라서 먹는 식단을 유지하는 것이 매우 중요하다. 그런데도 많은 사람들이 이런 중요한 사실을 망각하고 자신도 모르게 방부제, 농약, 중금속 등에 오염된 음식을 먹고 설탕, 담배(흡연), 알코올, 카페인, 처방약물 등을 수시로 섭취함으로써 '**몸 속 환경**'을 스스로 망가뜨리고 있다. 위생 처리된 정상적인 먹거리라 해도 그것들 속에는 몸 속의 유해한 세균들을 증식시키고 독소들이 방출되게 만드는 식품들이 많이 있다. 그래서 음식 자체는 먹을 수 있는 음식인데도 그것을 먹고 나면 도리어 피곤해지고 계속 조금씩 몸에서 염증 레벨을 증가시키는 그런 음식들이 있다는 점을 또한 분명히 인식하고 있어야 한다. **특히 이미 한 번 심장발작을 경험한 사람들은 절대 이런 음식을 가까이해서는 안 된다**. 왜냐하면 다시 그런 음식들의 유혹에 빠지게 되면 세포의 미토콘드리아 기능이 저하되고 염증과 세균 독소들의 레벨이 증가하게 된다. 그래서 작은 말초 모세혈관부터 시작하여 혈액순환 기능이 전반적으로 나빠지는 상황으로 빠져들게 된다. 특히 심근, 신장의 사구체, 망막, 사지의 끝단 같은 곳에 존재하는 모세혈관 레벨에서 혈액을 받아들이려 하지 않는 변화가 일어나게 되면 그곳으로 흐르는 혈류양은 줄고 혈압이 증가함으로써 심장과 동맥혈관들이 받는 부담이 늘어난다. 또한 몸 안으로 들어오는 세균 침입이 늘어나 염증을 자주 일으키면 혈관벽에 죽상 플레이크들이 다시 발생하거나 있던 것이 파열하는 일도 생기게 된다. **이런 일은 고지혈증약, 혈압약, 소염제, 항생제, 혈액응고 방지제 등으로 막을 수 없다. 오직 식단을 조절하고 "몸속 대청소"를 하는 것만이 혈관 내부를 깨끗하게 치유하고 원상으로 회복시킬 수 있는 유일한 길이란 점을 명심하길 바란다**.

염증 레벨을 낮추기 위해서는 인슐린 분비를 자극하며 당화노폐물을 만드는 설탕, 정제 과당과 같은 가공 탄수화물의 섭취를 가급적 최소화시키는 것이 중요하다. 이와 동시에 염증을 조장하는 오메가 6 지방산, 트랜스 지방, 산화된 지방의 섭취도 멀리할 필요가 있다. 혹자는 이런 이유 때문에 콜레스테롤을 포함하여 지방 전체를 혐오시하는 식단을 강조하기도 하지만 이것은 잘못된 생각이다. **심장 근육세포들은 지방을 연료로 사용하는 것을 선호한다**. 그러므로 양질의 건강한 지방을 공급해주는 것이 심근세포들에게도 매우 유리하다는 점을 알아야 한다. 다만 지방이라고 다 같은 것이 아니라 앞서 말한 몸에 염증을 일으키는 지방들도 있기 때문에 그런 지방은 피하면서 몸에 에너지를 주는 건강한 지방을 많이 섭취하도록 식단을 조절할 필요가 있다. 또한 건강한 지방 속에는 비타민A, D, E, K 같은 지용성 영양소들이 많이 들어 있다. 이 중에서 비타민 K2는 칼슘이 뼈와 치아 속으로 들어가게 조절하여 이들을 튼튼하게 만드는 역할을 한다. 만약 비타민 K2가 부족하면 칼슘이 뼈나 치아로 가지 않고 연부 조직(예: 혈관)으로 가서 축적되는 엉뚱한 일이 발생하게 된다. 그래서 실제 허혈성 심장질환자들을 보면 관상동맥 플레이크 주변에 칼슘이 침착되어 있는 경우를 자주 목격할 수 있다. 이런 사람들은 충분한 양의 비타민 K2를 함유한 양질의 기름(버터 오일, 에뮤 오일 등)을 많이 섭취하면서 '**몸속 대청소**'를 열심히 하면 혈관 염증이 가라앉고 다시 혈관 속에 구조화된 물 층(배제구역 층, 일명 EZ water층)이 형성되면서 플레이크가 줄어들고 주변 석회화도 얼마든지 사라지게 만들 수 있다. 그래서 **나는 모든 심혈관질환자들에게 양질의 건강한 지방을 가능한 많이 먹으면서 '몸속 대청소'를 열심히 하라고 항상 권하고 있다**.

최근에 비타민 D 부족이 심장발작을 포함하여 각종 심혈관질환의 위험을 증가시키는 요인인 것으로 발표되고 있다. 따라서 지용성 비타민 중에서 특히 비타민 D 레벨을 잘 관리할 필요가 있다. 그러나 햇빛을 쬐고 건강한 지방을 섭취하는 사람에 있어서는 비타민 D 부족을 크게 걱정하지 않아도 된다. 그래서 보충제부터 챙겨 먹는 것보다 우선 건강한 식생활습관을 갖도록 노력하는 것이 여러 면으로 더욱 유익하다는 점을 꼭 기억해 주길 바란다.

표. 건강한 지방과 먹지 말고 피해야 할 지방 목록

건강한 지방	피해야 할 나쁜 지방
• 동물성 육류(우지, 돈지 포함) • 달걀(노른자) • 버터 • 유제품: 유기농 치즈, 크림 • 오메가 3지방: 자연산 생선, 견과와 씨앗류 • 코코넛유 • 올리브(유) • 아보카도(유) • 견과류/씨앗류 • 카카오버터와 다크초콜렛	• 정제 (식물성) 식용유 • 경화유/트랜스 지방 • 산화된 지방

현재 협심통증(angina)과 같은 심장발작의 증상이나 신호를 가진 경우에는 일단 음식을 끊고 '금식 모드'로 들어가는 것이 가장 안전하다. 이는 심근세포들이 불필요한 포도당 대사를 중단하고 케톤이나 지방산을 연료로 사용하도록 독려하는 강력한 수단이 되기 때문에 꼭 필요한 조치라고 생각한다. 또한 이런 상태인 사람은 무조건 하던 일을 중단하고 약간 어두운 방에서 안정을 취하거나 잠을 청하는 것이 좋다. 그리고 심근을 보호해주는 강심제나 니트로글리세린 같은 질산염 보충제을 섭취하고 최대한 혈관을 이완시키려 노력해야 한다. 그러면서 반드시 주위 사람에게 자신의 상태를 알리고 지켜봐 달라고 부탁하는 것이 좋다. 만약 그렇게 했음에도 상태가

호전되지 않는다면 즉시 119를 불러 가까운 병원의 응급실로 방문할 것을 권한다.

급성 상황에서는 통증을 줄이고 산화질소 생산을 늘리기 위해 니트로글리세린 같은 질산염, 부교감신경 강화 및 젖산 축적을 완화시켜 주는 강심제(예: 와베인), 심근 수축의 부담을 줄여주고 교감신경의 활성을 억제시키기 위한 ACE 억제제와 베타 차단제, 기타 진정제 또는 수면 유도제 등을 적절히 사용할 필요가 있다. 만약 심장 근육이 이미 많이 약해져 있는 사람의 경우에는 코엔자임 큐텐(또는 유비퀴놀)도 도움이 된다.

주류 심장의학에서 심장발작시 사용하는 약물 등 중에 니트로글리세린 같은 질산염(모세혈관 확장제) 제제를 제외하고 나머지 것들은 관상동맥 레벨에서 혈액 공급에 문제가 있다고 생각하여 사용하는 것들이다. 그래서 심근 문제를 해결하는데 도움은 안 되지만 만약 환자가 관상동맥 질환을 함께 가지고 있을 경우에는 이런 약물들을 함께 사용하는 것도 필요할 수 있다고 생각한다. 그렇지만 스타틴(콜레스테롤 생산 억제제)과 아스피린(혈액응고 방지제)은 나름 부작용을 포함하여 그 효과에 대한 논란이 많기 때문에 적극 권하지 않는 편이다. 이 점에 대해서는 부록에서 자세한 나의 의견을 따로 실어 놓았다.

다시 말하지만 **약으로 병을 고치려는 생각은 매우 잘못된 생각이다**. 이는 심장발작이 온 경우에도 마찬가지다. 현재 협심 증상이 있으므로 급한 순간을 넘기기 위해 한시적으로 약을 사용할 필요가 있지만 그것에 평생 의존하겠다는 생각만 가지고 있어서는 안 된다. 반드시 심근의 혈액순환을 개선시켜주는 다른 방법에 더 많은 투자를 해야 한다. 그래서 나는 환자들에게 약이 없다고 가정하고 심장발작에서 빠져나올 방법을 찾아보라고 권하고 있다. 물론 그것의 목적은 심근의 대사 및 혈액순환 상태를 개선시키는 방법들이어야 한다. 심장발작으로 급사하는 사람들은 이런 생각을 하지 않고 심근에 부담을 주는 행동을 그대로 하면서 약으로만 문제를 해결하려다 큰 일을 당한 사람들이다. 따라서 그런 사람들에게는 어떤 약을 써도 효과가 없을 것이기 때문에 이 책에서 권하는 치료의 적응 대상이 되지 않는다. 그런 사람들은 이 책의 내용을 따르지 말고 주류 심장의학 의사들을 찾아가 그들이 권하는 치료를 받길 바란다. 다만 이 때에도 이 책의 내용이 틀려서 그런 것이 아니라 본인이 이 책의 내용을 믿지 않거나 포기해서 그런 것이라는 점만은 분명히 해주었으면 한다. 약물과 마찬가지로 스텐트 삽입과 같은 관상동맥 혈관성형술에 대한 나의 의견도 부록편에 자세히 언급해 놓았다.

이 밖에 현재의 심장 상태를 개선하기 위한 적극적인 방법으로 앞장에서 설명한 부교감신경 강화법(수면 및 진정 요법 포함) 이외에 직접 미주신경을 약하게 자극하는 전기 자극법, 심근 모세혈관의 수축을 풀기 위한 킬레이션 주사 요법, 오존이나 자외선을 사용한 혈액 정화법, 사혈법, PEMF, 말초 역박동 심혈관순환 증진 치료법(EECP) 등이 있다. 이런 대안적 방법들은 주류 심장의학에서 무시하고 있는 방법들이지만 환자 상태에 맞춰 적절한 시기와 용량으로 사용할 경우 매우 효과적인 결과를 가져다 준다. 현대 주류 심장의학에서는 '관상동맥 막힘설'에 의거하여 관상동맥의 협착을 개선하는 혈관성형술(풍선확장술 후 스텐트 삽입)과 심장 바이패스 수술 같은 침습적인 방법을 표준 공식으로 정해 놓고 이를 권하고 있기 때문에 다른 대안적 방법들에 대해 효과가 없다는 식의 일방적 주장을 하고 있지만 이는 그만큼 기회를 놓치고 막바지에 몰린 환자들에게 적용하였기에 그런 것이지 실제 효과가 없는 것이 아니란 점을 분명하게 밝혀둔다. 그래서 나는 환자들이 막다른 궁지에 몰리지 않도록 미리 교육시켜 다른 대안적 방법들을 먼저 체험해 볼 수 있는 기회를 주는 것이 의사로서 올바른 컨설팅안이라고 생각한다. 그래서 주류 심장의학에서 권하는 혈관성형술 같은 시술이나 심장 바이패스 수술 같은 것은 오히려 최후의 선택으로 미루고 먼저 비침습적으로 심근 속의 젖산을 제거하고 대사 산증을 개선시키며 모세혈관들의 수축 상태를 이완되게 바꾸려는 노력을 시도해보는 것이 바람직하다고 생각한다. 그래서 **심장발작은 무조건 관상동맥을 뚫어야 한다는 공식에서 벗어나 심근의 긴장을 풀어주는 방향으로 접근해 볼 소지가 얼마든지 있음을 사람들에게 알릴 필요가 있다**.

이를 위해 심장발작이 갑자기 닥치는 사건이라는 잘못된 생각을 사람들의 인식 속에서 뽑아내고 이것이 일어나기 전에 충분히 몸에 안 좋은 경고 신호가 여러 차례 울렸을 것인데 이를 무시하며 지내는 나쁜 습관을 버리도록 주의시키고 이럴 때일수록 **사전에 심근 혈액순환을 개선시키고 대사를 보호하는 방법을 실천할 수 있도록**

교육시켜 실제 그런 사태에 대비하는 일에 더 큰 가치를 부여하고 이를 인정해 주는 패러다임 변화를 추구해야 한다. 이것이 진정으로 심장발작을 예방하고 치료하는 일이지 갈데까지 몰린 사람을 치료하는 방법을 가지고 대다수 건전한 몸과 마음을 가진 사람에게 거꾸로 이를 적용하는 것이 표준은 아니라고 생각한다. 그래서 나는 이제 비정상을 다시 정상으로 되돌려 놓고 가설을 진실로 몰아내는 **진정한 계몽 운동을 펼칠 때가 되었다고 믿는다**. 여러분도 이런 점을 잘 알고 심장발작과 관련하여 획일적인 사고와 두려움에 휩싸이지 말고 자신이 그런 상황을 의연하게 헤쳐 나가는 주체라는 생각을 갖고 대처하면 다시 심장을 건강한 상태로 회복시키는 일에 있어 틀림없이 성공을 거둘 것이라 믿는다.

(참고: 처방약물의 장단점 및 이들의 사용 여부 그리고 심혈관계에 도움이 되는 특정 영양 보충제들의 사용 그리고 심장발작을 예방하는 식생활습관 등에 관해 본인의 다른 저서인 "**심혈관질환의 예방 및 근본적인 치유법**"이란 책에 좀 더 자세히 적혀 있다.)

심장발작은 인슐린 저항성의 연장선 상에서 발생한다.

앞서 심장발작이 자율신경의 불균형 특히 부교감신경의 기능저하에서 시작된다고 말한 바 있다. 그러면서 다른 한 편으로는 심근의 대사 장애로 인해(즉, 포도당 연료의 과다 사용으로 인해) 세포의 대사 패턴이 젖산을 많이 생산하는 형태로 변하고 혈관내피세포에서 산화질소(NO)의 생산이 저하되면서 주변 모세혈관들이 수축되어 허혈성 변화가 오게 된다고 설명 하였다. 여기서 후자의 심근 대사이상이 발생하는 과정을 좀 더 자세히 들여다보면 그것이 바로 인슐린 저항성으로부터 시작되었음을 알 수 있다.

인슐린 저항성은 세포가 포도당을 제대로 산화시키지 못할 정도로 넘치는 상태를 일컫는 용어이다. 본래 심장 근육세포들은 에너지 생산을 위한 연료로 포도당보다 케톤과 지방산을 더 좋아한다. 그런데 만약 지방산 보다 포도당이 너무 많을 경우 또는 미토콘드리아의 산화 능력이 저하된 경우(일명 미토콘드리아 기능저하)에는 심근세포들도 어쩔 수 없이 포도당을 연료로 사용하게 되는데 그렇게 되면 대사요구량에 따라 미토콘드리아에서 연료가 산화되지 않고 세포질에서 바로 포도당이 젖산으로 변하게 되는 대사 과정(세포질의 해당과정)이 우세하게 진행되는 상황이 벌어진다. 그렇게 되면 앞서 말한 대로 심근 대사이상으로 대사 산증(metabolic acidosis)가 발생하고 주변의 모세혈관들도 산화질소(NO)가 부족하여 확장되지 못하고 수축되어 혈액 공급 및 노폐물 배출 기능이 현저히 떨어지게 된다.

이와 같은 상황은 특히 당뇨병과 같이 인슐린 저항성이 한참 진행된 상황에서 잘 일어나기 때문에 이를 대사적 관점에서 보았을 때 인슐린 저항성의 연장선 상에서 나타나는 일종의 파생 현상이라고 말할 수 있다. 참고적으로 **인슐린 저항성이 진행된 상태에서는 전신의 모세혈관 레벨에서 기능저하로 인해 여러 곳에서 미세순환 장애가 발생하게 된다. 그래서 심근 속의 모세혈관 네트워크를 포함하여 신장의 사구체 속 모세혈관들, 망막 속의 모세혈관들, 말초사지의 모세혈관 네트워크 등에서도 순환 장애가 일어나게 된다.**

인슐린 저항성은 대사성 염증 레벨을 증가시킨다.

또한 인슐린 저항성은 대사 효율을 저하시키고 면역력을 약화시킨다. 그래서 몸 속으로 유입되는 세균과 독소들의 양이 크게 증가함으로써 각종 조직에서 염증을 증가시키는 결과를 초래한다. 이런 염증 레벨의 정도를 혈액 속에서 파악하기 위해 여러 혈액 지표들이 개발되었다. 그 중에서 최근에 C-**반응성 단백**(CRP) **또는** hs-CRP 수치가 심혈관질환과 관련하여 신뢰성이 높아 자주 사용되고 있다.

원래 이 수치는 몸 속 전반의 대사성 염증 레벨을 반영하는 일반적인 검사이지만 심혈관계의 염증 상태도 잘 반영하는 것으로 알려져 있어 최근에 심장발작의 발생 가능성을 사전에 예측하기 위해 의사들이 이 항목을 자주 체크하고 있다. 그렇지만 내 생각은 이와 조금 다르다. 몸 속의 염증 레벨을 객관적 수치에 의존하는 것보다는 그 사람의 대사 상태를 문진, 시진, 촉진, 체중(비만도) 등을 종합하여 파악하는 주관적인 느낌이 훨씬 더 정확하다고 생각한다. 그래서 꼭 수치에 의존하지 않더라도 선제적으로 대처하여 염증 레벨을 낮추는 방법을 환자들에게 권하고 있다. 그 이유는 **비만, 당뇨, 대사증후군, 허혈성 심질환, 암 같은 각종 만성 질환들의 공통 분모에 인슐린 저항성과 관련된 대사성 염증이 자리잡고 있기 때문에** 이를 쉽게 판단할 수 있는 것이다.

대사성 염증은 인슐린 저항성과 같은 대사 장애가 있으면 몸 안에서 더욱 기승을 부린다. 그러므로 만성 질환의 근간을 바로잡고 몸 속 미생물들의 준동을 막기 위해 인슐린 저항성을 없애고 '**몸 속 환경**'을 깨끗이 하여 면역력을 안정화시키는 조치들을 취해주는 것이 정말 중요하다. 심장발작을 예방하고 치료하는 차원에서도 몸 속의 각종 염증 레벨을 낮추는 작업이 중요하며 이를 위해 정기적으로 '**몸 속 환경**'을 정화하는 '**몸속 대청소**' 작업을 빠뜨리지 말고 자주 그리고 열심히 실천할 것을 여러분께 권해드린다. 그렇게 하면 심장발작은 절대 오지 않을 것이고 여러분도 그것에 대한 두려움에서 벗어나게 될 것이다.

이미 심장발작을 경험한 사람들의 관리 및 치료법 요약

이미 심장발작을 한 번 이상 경험한 사람들은 불안해하지 말고 편안하게 자신의 자율신경 상태(스트레스) 및 대사를 관리하여 추가로 심장발작이 오는 것을 막도록 노력해야 한다. 이를 위해 다음과 같은 사항들을 잘 기억해 두고 습관화시키는 것이 유리하다. 대부분 자신이 스스로 해야 할 일이라는 점을 깨닫고 열심히 노력하면 얼마든지 추가 심장발작을 막을 수 있다.

1. 금연과 금주가 중요하다.
2. 몸을 활동적으로 움직이는 것이 중요하다. 운동은 모세혈관 레벨의 순환을 개선시키는 탁월한 효과를 가지고 있다. 그러나 절대 무리하거나 심한 운동은 하지 마라.
3. 잠을 충분히 자고 숙면을 취하는 것이 도움이 된다. 특히 자정 전에 숙면을 취하면 약해진 부교감신경을 재생시키기에 가장 좋은 시간대가 된다.
4. 항염증 식단을 철저히 실천한다.
5. 진실된 마음으로 위로해주고 따뜻하게 돌봐주는 것이 심장병 환자들에게 큰 도움을 준다. 절대 고립된 상태로 환자를 방치하지 말아야 한다.
6. 배려와 감사하기: 주변 가족들과 친지들에게 마음을 문을 열고 베푸는 삶을 살면 부교감신경이 튼튼해진다. 그래서 심근의 치유도 빨리 일어나게 된다.
7. 이완 요법과 마음 다스리기: 스트레스를 줄이기 위한 노력이다. 명상과 깊은 심호흡법을 익히는 것이 좋다. 또한 요가, 스트레칭, 태극권 같은 느린 몸 동작을 통해 긴장을 풀어주는 것이 도움이 된다.
8. 마사지 치료: 경제적으로 여유가 되면 개인적인 마사지 치료를 받는 것도 도움이 된다.
9. 목욕, 반신욕, 족욕 등도 몸을 이완시키고 말초 순환을 증진시켜준다.

10. **몸속 대청소**: 몸에서 불필요한 쓰레기와 독소들을 제거시키는 작업으로 모든 환자들에게 꼭 필요한 기본 조치라 할 수 있다.
11. EECP(enhanced external counterpulsation): 이것은 심장으로 가는 미세순환을 비침습적으로 개선시켜주는 일종의 물리적인 치료법이다. 허벅지와 종아리에 압력 커프를 감고 이를 심장 박동과 동기화시켜 심장 이완기 때에만 커프내 압력을 증가시켜 심장으로 가는 혈류량을 물리적으로 증가시켜 심근 속의 모세혈관들이 새롭게 발달하도록 자극시키는 치료법이다. 심근 속에는 수많은 작은 혈관들의 연결 네트워크가 자연적으로 존재하고 있다. 그래서 이들이 다시 열리게 만들어 주면 혈류가 제한되는 곤경으로부터 보호받을 수 있다.
12. 허브 강심제: 와베인 등
13. 약물 치료: 니트로 설하제, 니트로 스프레이, 베타 차단제, 아스피린, 스타틴
    - 니트로 제제(질산염): 산화질소 방출을 증가시켜 이들이 바로 심장으로 가게 만들어 준다.
    - 베타차단제: 심장발작이 일어나고 난 후 매우 위험한 시기에 생존 찬스를 높여주는 작용을 한다. 이는 생명을 위협하는 심장 리듬의 문제로부터 심장을 보호해주는 작용을 하기 때문이다. 그리고 교감신경이 심장에 미치는 영향을 차단하거나 약화시키는 작용을 한다. 그래서 스트레스로부터 심장을 보호해주는 역할을 해주기 때문에 도움이 된다. 이와 동시에 어느 정도 시간이 흐른 뒤에는 부교감신경이 심장에 미치는 영향을 증대시키는 과정에도 기여하게 된다. 그러나 베타차단제는 그 부작용으로 우울증을 유발하고 나중에 그 약효 강도가 떨어지는 단점을 지니고 있다.

- 아스피린과 스타틴: 처음에는 아세틸콜린과 산회질소 생산을 증가시키지만 나중에 아세틸콜린과 산화질소의 생산이 반동적으로 확 떨어지게 된다. 그렇게 되면 부교감신경의 활성도가 더욱 나빠지기 때문에 함부로 사용하는 것을 반대한다.

"만약 여러분이 심장의 자연적인 자가 치유 능력을 믿는다면 환자가 되었을 때 관상동맥에 한 군데 이상 협착이 있다는 소리를 듣는다고 해도 두려워할 이유가 없다. 왜냐하면 자연스레 심근 속에서 측부혈행들이 발달되어 연결될 것이기 때문이다. 그러므로 여러분은 이들이 충분히 발달될 수 있도록 시간과 기회를 넉넉히 주기만 하면 된다."

-양생 의사 정윤섭-

심장발작이 갑작스레 생긴다고 알고 있다면 그것은 잘못이다. 만약 그렇게 생각한다면 사전에 충분히 경고 신호를 보냈음에도 이를 알아차리지 못한 본인의 잘못이 크다. 심장을 무시한 대가를 치를 수밖에 없다.

-양생 의사 정윤섭-

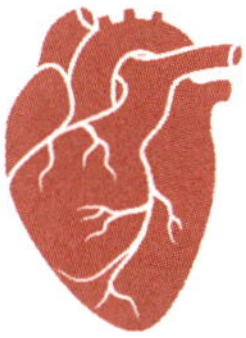

부록

1. 산화 스트레스란 무엇이며 이를 줄이는 실천 방법
2. 관상동맥 혈관성형술(풍선확장술 후 스텐트 삽입), 과연 필요한가?
3. 콜레스테롤 합성을 억제시키는 스타틴 계열의 약물들 (일명 고지혈증약), 정말 유용한가?
4. 아스피린 복용이 필요한가?
5. 심근에 좋은 약초 와베인
6. 부교감신경 기능저하를 찾아내는 방법: 자율신경 기능 검사(심박수 변이도 포함)
7. 심장발작의 예견 지표들
8. 수면 부족과 심장발작의 관계: 수면-심장병 가설

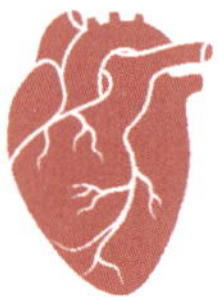

산화 스트레스란 무엇이며 이를 줄이는 실천 방법

부록1

의학 및 생물학 분야에서는 산화 스트레스라는 말을 자주 사용하고 있다. 그렇지만 안타깝게도 많은 사람들이 그 말의 의미를 제대로 이해하지 못하고 있는 듯하다. 그래서 이렇게 따로 지면을 할애하여 이 점에 대해 간략하게 설명하고자 한다. 왜냐하면 심장발작과 같은 증후군의 발생 기전을 분자 레벨에서 분석하면 산화 스트레스가 근본적인 역할을 하는 것으로 등장하기 때문이다.

산화 스트레스는 몸 안에서 산소유래 자유기(ROS) 또는 활성산소라고 하는 것이 분자 구조에 변화를 일으키는 화학적 반응을 일컫는 말이다. 이를 좀 더 자세히 설명하면 쌍을 이루지 못하고 혼자서 원자 주변을 돌고 있는 불안정한 전자를 가진 원자나 분자를 자유기(free radicals)라 부르는데 그것이 산소 원자를 포함하고 있을 때, 즉 산소 원자가 자신의 최외각 궤도에 쌍을 이루지 못한 전자를 가지고 있을 때 이를 산소유래 자유기(ROS) 또는 활성산소라고 부르게 되는 것이다. 이렇게 되면 해당 산소 원자는 매우 불안정하여 공격적이 된다. 그래서 다른 원자로부터 전자를 빼앗아 자신의 최외각 궤도를 안정화시키려고 안달한다. 이를 화학적으로 반응성이 매우 높아진다고 표현하는데 산소유래 자유기(ROS)가 있으면 산화반응(다른 원자나 분자로부터 전자를 빼앗는 과정)이 활발하게 일어나 여러 분자들의 구조가 변형, 파괴되는 일이 생기게 된다.

물론 정상적인 상황에서도 약간의 산소유래 자유기(ROS)가 일정하게 생산되어 세포 속의 노폐물이나 침입자들을 파괴시키는 역할을 하고 있다. 그래서 이런 정도의 자유기는 정상적인 생명 활동의 자연스런 과정으로 볼 수 있다.

문제는 반응성이 강한 자유기들이 너무 많이 생성되어 정상적인 분자들을 공격하는 경우다. 주로 세포막의 다중불포화지방산과 DNA를 공격하여 이들을 산화시키는 경우가 그에 해당된다. 산소유래 자유기(ROS) 중에 **슈퍼옥사이드 래디칼**(superoxide radical)이라는 것이 있는데 이것이 불포화지방산과 만나게 되면 그 반응에 의해 새로운 자유기들이 연쇄적으로 생겨나게 된다. 그래서 세포막과 핵이 연쇄적으로 파괴되면서 그것을 구성하는 분자들이 산화 쓰레기로 변하게 된다.

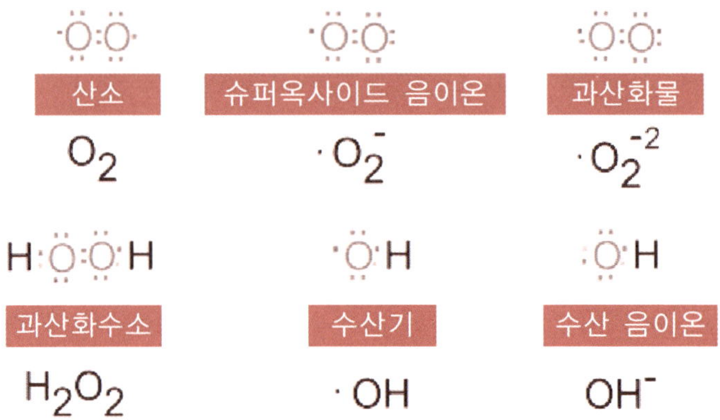

그림. 1. 산소와 산소유래 자유기들(ROS)

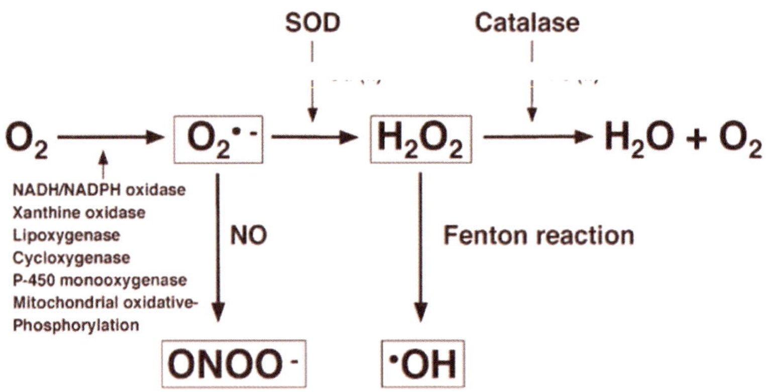

그림. 2. 산화 반응의 진행 과정

그러나 생명체는 이와 같은 산화 스트레스를 상대할 수 있는 방어장치를 가지고 있어서 산화반응이 과도하게 발생하는 것을 제어하는 기능을 가지고 있다. 게다가 정상 개체는 이런 자유기의 파괴적인 능력을 이용하여 외부 침입자나 쓰레기를 연소시키는 일에 활용하는 능력도 구비하고 있다. 몸 속의 대식세포(macrophage)나 자연살상세포(NK cell) 같은 것들이 이런 자유기의 성질을 이용하여 외부에서 침투한 세균이나 바이러스, 기생충 및 독소들을 무력화시키는 작업을 한다. 또한 기능과 수명을 다한 세포들을 청소해 내는 작업에도 이 능력을 활용하고 있다.

그런데 문제는 앞서 말했듯이 **자유기들이 너무 많이 생산되는 상황에 처하게 되는 경우라 할 수 있다**. 소량이면 문제가 되지 않지만 너무 많이 생산될 경우에는 이들에 의해 정상적인 분자 구조들이 파괴되어 산화 쓰레기로 전락하는 일이 발생되기 때문에 세포나 조직들이 조기 퇴행하는 과정을 밟게 만든다. 이를 집합적으로 **산화 스트레스**라고 부른다. 그래서 산화 스트레스는 세포의 에너지 생산 과정은 물론 면역시스템의 작동 과정에서도 일어나기 때문에 이것이 적절하게 조절되지 않는다면 지나친 염증 반응과 노화 작용, 퇴행성 변화(기능저하) 등을 일으키게 된다.

이런 산화 스트레스를 일으키는 원인으로는 다음과 같은 것들이 알려져 있다.

1. 스트레스
2. 세균과 바이러스 침입
3. 화학물질(처방 약물, 농약, 살충제, 질소화합물 등)
4. 방사선
5. 자외선
6. 인스턴트 식품
7. 과격한 운동, 힘든 육체노동, 과로
8. 흡연
9. 과식, 음주
10. 환경 공해

산업사회를 살고 있는 현대인들의 몸 속에는 자유기 생산이 과거 조상들의 시대보다 훨씬 많이 늘어나 있는 상태다. 이에 반해 우리 몸의 항산화 방어기전들은 점점 더 약해져 가고 있다.

만약 우리가 건강할 때에는 몸이 이런 자유기의 과잉 부담을 어느 정도 완충시킬 수 있는 능력을 가지고 있다. 자유기에 대한 방어 시스템 중 첫 번째 방어선이 바로 **혈액**이라 할 수 있다. 혈액 속에 존재하는 **요산**, HDL **콜레스테롤**, **설페이트** 같은 대사물질들이 자유기로부터 우리 몸을 방어해주는 작용을 한다. 그러나 문제는 이런 물질들이 산화되어 자유기를 제거해주는 역할을 상실하였을 때 일어나게 된다. 그렇게 되면 넘치는 자유기가 혈액 속에서 처리되지 못하고 조직과 세포를 공격하게 된다.

그 다음 자유기에 대한 이차 방어선은 세포 속에 있다. 세포 속에서는 여러 효소들이 자유기를 중화시키는 역할을 한다. 이들을 모두

총칭하여 **항산화 효소시스템**(ARE; antioxidant responsive element)이라고 부른다. 여기에는 아연, 구리, 망간, 셀레늄 같은 미량 원소들이 조효소로 참여한다. 따라서 미량 원소들이 부족하면 자칫 자유기의 과잉 생산보다도 더 큰 문제를 야기시킬 수 있다. 이런 항산화 효소시스템의 기능이 제 역할을 잘 하고 있는 상황에서는 슈퍼옥사이드 래디칼 같은 자유기의 수명은 몇 십 분의 일초에 불과하다. 반면, 이런 항산화 방어시스템의 기능이 약해져 있는 경우에는 자유기의 수명이 몇 시간 지속될 수 있다. 그래서 만약 슈퍼옥사이드 래디칼이 오랜 시간 동안 사라지지 않고 세포 속에 머물게 된다면 이들이 불포화지방을 함유하고 있는 세포막에 접근하여 이들을 변형시킬 것이다. 그래서 세포막에는 비타민C, E, 베타카로틴(비타민A의 전구물질) 같은 항산화 물질들이 존재하여 자유기들을 제거하는 역할을 맡고 있다. 특히 비타민 E는 슈퍼옥사이드 래디칼을 무력화시켜 세포막 속에 존재하는 매우 취약한 다중불포화지방산이 연쇄적으로 산화 반응을 일으키는 것을 막아주는 작용을 한다. 그러므로 이런 항산화 비타민이 고갈되면 그 때에도 역시 자유기의 활동성을 통제할 방어 능력이 사라지게 된다. 그 결과 세포막과 세포내 여러 구조물들이 자유기들의 산화 공격으로 파괴되어 나중에 세포내의 대사 쓰레기로 전락하는데 이런 과정을 모두 산화 스트레스 반응이라 부르고 있는 것이다.

산화 스트레스를 줄이기 위해서는 상기 위험 요인들과의 접촉을 피해야 하며 건강한 식사를 통해 몸 속에서 산화 작용이 일어나는

강도를 조절해주고 또한 산화 작용으로부터 몸을 보호해주는 물질을 공급해주어야 한다. 건강한 식사 속에는 항산화 비타민, 미량 미네랄 그리고 이차 식물성 파이토케미컬 등과 같은 항산화 물질들이 들어 있어 산화 작용을 일으키는 자유기들로부터 몸을 보호해주는 역할을 한다. 이런 성분들은 주로 신선한 천연식품 속에 많이 들어 있다.

이차 식물성 파이토케미컬(secondary phytochemicals)이란 식물의 색깔과 맛을 결정하는 성분으로 대략 4000여가지가 있는 것으로 알려져 있다. 이들은 항산화 작용을 한다는 공통적 특징을 가지고 있다. 그 중에서 대표적으로 잘 알려진 것이 플라보노이드(flavonoids)다. 각종 채소와 과일 속에는 여러 종류의 플라보노이드가 들어있다. 이들은 산화된 비타민 C와 E를 다시 환원시켜 재사용할 수 있게 도와주는 역할도 하기 때문에 항산화 비타민의 효율성을 크게 개선시켜주는 효과도 지니고 있다.

그러나 문제는 우리가 평소 이런 항산화 영양소들을 충분히 섭취하지 못하는데 있다. 오늘날 현대인의 보통 식사 속에는 아연이 하루 필요량의 1/3 정도, 구리와 망간의 경우는 1/4 정도, 셀레늄은 1/10 정도 밖에 들어 있지 못하다. 이처럼 평상시 식사를 통해 필요한 영양소들을 충분하게 공급받지 못하면서 오염이 심하고 스트레스가 많은 복잡한 현대 사회를 살고 있으니 현대인들이 산화 스트레스에 매우 불리한 환경에 있다고 말하게 되는 것이다.

게다가 현대인들은 과거 우리 조상들에 비해 산업적으로 생산된 가공식품들을 많이 섭취하고 있다. **이들은 신선도가 떨어져 있으며**

가공과정에서 많은 양의 항산화 영양소들이 파괴되어 몸에 필요한 영양소들을 충분히 공급해 주지 못하는 문제점을 안고 있다. 예를 들어 비타민 B는 빛에, 엽산은 공기에 매우 취약하다. 이런 식으로 가공식품 속에는 우리 몸에 필요한 영양성분들이 많이 파괴되어 부족한 상태이기 때문에 이런 식품들로만 구성된 식사를 하게 되면 몸에서 산화 반응이 우세하게 일어나고 몸이 빨리 약해지는 과정을 밟을 수밖에 없다. 그래서 몸의 방어 책임을 맡고 있는 면역시스템도 점점 약해질 수밖에 없는 것이다.

불균형한 식사는 또한 몸의 항산화 저항력을 약화시키는 결과를 가져온다. 가령, 일방적으로 곡물만 선호하는 식단이나 반대로 콜레스테롤 레벨을 낮추라고 권장하는 식단 같은 것이 그와 같은 불균형 식단의 대표적인 예라 할 수 있다. 콜레스테롤을 낮추는 식단은 달걀, 버터, 육류 섭취를 줄이고 대신에 식물성 불포화지방을 많이 섭취하라고 권한다. 그러나 그런 식사는 도리어 산화 스트레스를 더욱 증가시키는 작용을 한다. 그래서 나는 이렇게 잘못된 식사 가이드라인은 빨리 바뀌어야 한다고 늘 주장하고 있다. 여러분도 **이런 잘못된 말에 현혹되지 말고 빨리 식물성 정제 식용유의 섭취를 줄이고 피하려는 노력을 하길 바란다**.

천연 식물성 불포화지방 속에는 일정량의 비타민 E가 들어 있어서 그것이 산화되는 것을 막아주는 역할을 하고 있다. 그러나 우리가 이를 산업적으로 공장에서 대량으로 가공, 정제하여 정제 식물성 식용유를 만들게 되면 그 속에는 비타민E가 매우 부족하다. 그래서 이런 정제 식용유를 많이 사용하는 현대식 표준 식단을 먹게 되면 자동적으로 산화 스트레스가 증가되고 이를 방어하는 비타민 E는 부족한 처지에 놓일 수밖에 없다. 특히 비타민 E가 부족하면 몸에서 산화성 염증불이 자주 발생하고 그로 인해 주로 LDL콜레스테롤이 가장 잘 산화된다. 그러므로 아무리 콜레스테롤의 산화를 막기 위한 여러 노력을 한다고 해도 정제 식용유를 많이 먹는 한 그 모든 노력은 허사로 돌아가게 될 것이다.

정제 설탕과 정제 과당 역시 몸 안에서 인슐린 분비를 자극하고 인슐린 저항성을 유발시키면서 염증 레벨을 증가시킨다.

사정이 이런데도 정제 식용유를 만드는 업계와 설탕을 파는 제당업계에서는 이런 사실을 숨기기 위해 콜레스테롤에 모든 누명을 전가시키고 있다. 콜레스테롤이 혈관 플레이크 속에 있으니까 범인이라는 주장이다. 이는 매우 파렴치한 주장으로 더 이상 과학적 이야기도 아니고 순전히 사기성이 농후한 가짜 정보라 논평이나 논쟁할 가치조차 없다. 그러므로 여러분은 이제 더 이상 이런 주장에 속지 말 것을 당부 드린다. 내가 이 책과 다른 책에서도 많이 강조하였지만 콜레스테롤은 죽상동맥경화증의 원인이 아니다. 오히려 혈관벽의 염증으로 인해 이를 치료하기 위해 도와주러 달려온 구조대다. 그러므로 **이처럼 소중한 콜레스테롤 섭취를 줄이라고 하는 주장은 매우 잘못된 것이고 정확하게는 가공한 식물성 식용유와 가공 당분의 섭취를 줄이라고 말하는 것이 옳다**. 콜레스테롤은 지방 속에 들어있는 물질이기 때문에 지방 섭취를 증가시키면 당연히 혈중 레벨도 약간 올라간다. 그렇다고 이것이 죽상동맥경화증의 원인이 되지는 않는다. 도리어 산화가 잘 되는 식물성 가공 식용유의 섭취로 인해 몸 속에 친염증성 불포화지방산들이 많이 들어와 이들이 자유기 발생을 촉진시켜 다른 정상적인 분자들을 자주 산화시키는 작용을 하는 것이 더욱 큰 문제라고 할 수 있다. 그러므로 나는 **콜레스테롤을 낮추는 식단(정제 식용유와 정제 당분을 많이 사용하는 식단)이 도리어 산화 스트레스를 증가시키는 식단이라는 점을 다시한번 여기서 여러분께 강조해서 말해두는 바이다**.

그동안 우리 사회는 이처럼 잘못된 주장으로 인해 벌써 많은 피해를 입었다. 특히 그 중에서도 가장 큰 피해자는 심혈관질환자들이라 할 수 있다. 이들은 심장 건강에 도움을 준다는 현대 표준 식사를 믿고 그것을 따라 실천하다가 도리어 더 큰 피해를 입고 고생하며 죽어갔다. 그리고 지금 현재도 이런 식사법으로 인해 많은 심장병 환자들이 늘어나고 있는 실정이다. 과연 이런 어처구니없는 현실을 누가 책임지고 누가 보상해 줄 것인지 생각해보면 정말이지 진실을 알리는 양심적인 사람의 역할이 얼마나 중요한지 새삼 무거운 책임감을 느끼게 된다.

앞서 말했듯이 현대인들은 먹는 것을 포함 일상 생활을 통해 자유기 발생의 부담을 배가시키는 생활스타일을 영위하고 있다. 그렇다고 이를 모두 남의 탓으로 돌릴 수만은 없다. 그래서 나는 각자 자신의 건강을 스스로 챙기는 일을 하는 것이 무엇보다 당장 필요하다고 생각한다. **가장 소중한 건강을 위해 각자 자신에 맞는 식생**

활과 라이프스타일을 절대 양보해서는 안 된다. 담배와 약을 끊고 지나친 과식, 과음을 삼가고 소식을 습관화하면서 스트레스와 긴장을 풀고 이완된 삶을 살수 있도록 노력해야 한다. 물론 적절한 신체 운동도 가능한 야외에서 햇빛을 받으며 병행해 주어야 한다. 이렇게 건강한 식생활을 유지하는 것이 산화 스트레스를 줄이는 가장 좋은 방법이며 약이나 시(수)술로 문제를 해결하겠다는 생각은 가장 나쁜 방법이란 점을 다시 한번 명심해 주길 바란다.

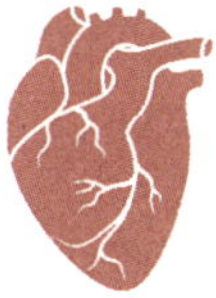

관상동맥 혈관성형술(풍선확장술 후 스텐트 삽입), 과연 필요한가?

부록2

현대 주류 심장의학에서는 허혈성 심장질환 환자에게 관상동맥 혈관조영술 후 카테타를 이용하여 풍선확장술을 시행하고 스텐트를 삽입하는 것을 기본 공식으로 설정해 놓고 있다. 그래서 만약 누가 스텐트의 문제점과 부작용에 대해 이야기하면 그는 정신 나간 사람이란 소리를 듣게 된다. 그만큼 관상동맥 조영술과 스텐트가 환자들의 위급한 생명을 구한다는 절대적이고 신성한(?) 믿음에 사로잡혀 있는 것이다.

그렇지만 이는 적어도 현재 나의 관점에서 보면 정말로 잘못된 논리적 비약이자 진실을 호도하는 말로 밖에 안 들린다.

심장병을 처음 경험해 보는 사람들에게는 관상동맥의 주행을 보여주는 혈관조영술과 카테터 기술이 놀랍고 더구나 좁아진 부위를 넓혀주는 풍선확장술과 그 자리에 스텐트를 삽입하는 과정이 너무나도 멋져 보일 수 있다. 그리고 무엇보다 이런 시술이 심근으로 혈류를 보내는 유일한 방법이란 의사들의 확신에 찬 설명에 한껏 도취되어 버리면 그들의 주장에 아무런 이의를 제기하지 못하고 무조건 "예" 하며 그들이 하자는 대로 동의할 수밖에 없다.

이는 나도 처음에 그랬기 때문에 충분히 이해할 수 있다. 그렇지만 현재의 나는 심장발작에 관해 더 많은 전후 사정을 알고 있기 때문에 그런 주장에 넘어가지 않고 반박할 수 있다. 내가 파악한 바로 심장발작은 관상동맥이 좁아지거나 막혀서 심근으로 피가 공급되지 않아서 생기는 그런 단순한 일차방정식의 질환이 아니다. 심장발작이 발생하는 과정에는 여러 요인들이 복잡하게 작용하여 최종적으로 그런 결과를 만들어 내기 때문에 상당히 복잡한 고차원 방정식을 푼다는 자세로 접근해야 근본적인 답을 찾을 수 있다. 자주 말하지만 관상동맥의 문제는 이 과정에서 주로 마지막 단계에 속하는 결과적 현상이기 때문에 그것을 해결한다고 문제가 근본적으로 해결되는 것이 아니고 단지 시간을 조금 벌거나 또는 국면을 일시 전환시키는 역할 밖에 하지 못한다는 점을 이해해야 한다. 그래서 **근본적인 해결책을 찾고자 하면 관상동맥의 병소가 발생하기 이전의 '기승전' 이야기부터 자세히 알고 있어야 하는 것이다**.

심장발작의 '기승전' 이야기는 그 무대가 심근이다. 심장은 근육으로 되어 있고 그것은 자신의 의지와는 상관없이 자율신경의 지배를 받아 움직인다. 그리고 심장의 역할이 혈액을 송출하는 작용이 우선이 아니고 폐쇄된 혈액순환 회로에서 순환 속도를 조절하는 리듬조절자 일명 페이스메이커(pacemaker)의 역할을 하는 것이 주된 작용이기 때문에 비록 심근에 신경 가닥이 보이지 않는다고 해도 리듬조절을 통해 수축 시간과 강도 등에 퀀텀적 영향을 미치고 있다. 그래서 심장에 영향을 주는 자율신경 중 특히 부교감신경의 영향력이 저하되거나 차단되면 심장 박동조절을 제대로 제어하지 못하고 그 여파가 심근에까지 미치게 된다. 여기에 심근세포의 미토콘드리아 장애 또는 대사 부담(케톤이나 지방산 대신에 포도당을 사용하는 상황)이 겹치게 되면 심근 주변 환경이 악화되어 국소적으로 부종이 생기고 혈액을 받아들이려 하는 힘이 사라진다. 게다가 혈관내피세포들의 기능저하로 산화질소(NO)가 충분히 생산되지 못하는 상황이 겹쳐져서 모세혈관들이 더욱 수축되어 하나의 고립된 섬과 같은 영역이 생기게 되어 심장발작이 일어나게 되는 것이다. 이처럼 심근이 혈액을 받아들이지 못하는 상황이 어느 정도 시간을 두고 가역적으로 생겼다 풀렸다 하면서 진행되기 때문에 그 도중에 관상동맥의 혈관내피세포층에 균열이 생길 수 있고 여기에 세균이나 독소 등에 의한 염증이 진행되면서 이를 막기 위한 플레이크가 형성되는 과정도 추가로 끼여 들게 된다.

그래서 나는 이처럼 복잡한 이야기를 전후좌우 다 자르고 단순히 관상동맥의 협착 병소(플레이크) 형성으로만 축약시킨 뒤 이를 풍선으로 확장시키고 스텐트를 삽입하는 것이 과연 맞는 주장인가에 대해 의문을 제기하는 것이다.

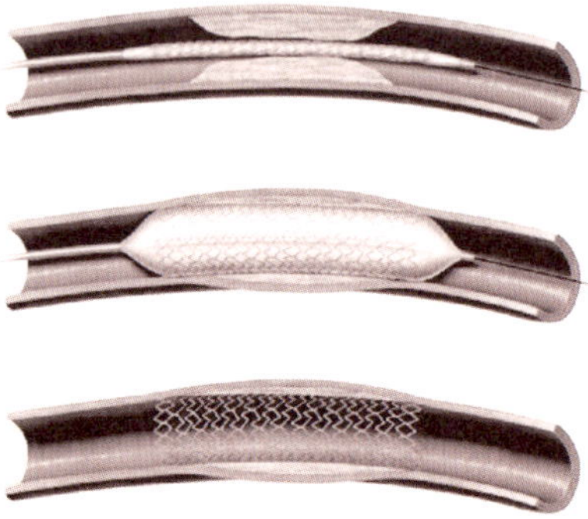

그림. 1. **관상동맥 협착 부위에 스텐트와 풍선을 함께 장착한 카테터를 사용하여 협착 부위를 넓히고 스텐트를 삽입하는 모습**

나의 이런 주장에 대해 심장 전문의들은 다음과 같이 항변할 것이다. 자신들의 임무는 흉통을 호소하며 곧 죽을 것 같은 위급한 환자들을 치료하는 것이지 이 사람이 왜 이렇게 여기까지 오게 되었는지 '기승전' 이야기를 듣는 것은 아니라고 냉정하게 말할 것이다. 여러분도 이들의 이와 같은 항변에 동의한다면 결국은 자신의 몸 상태를 이 지경까지 만든 것은 자신이라는 점을 인정하는 셈이 된다. 그래서 심장발작이 오지 않게 '기승전" 이야기를 잘 챙겨서 미리 예방하는 일을 본인 스스로가 했어야 하는데 이를 못해서 급한 상태로 궁지에 몰려서 병원에 왔다는 점을 인정하고 있는 것이다. 앞서 말했듯 마지막 상황까지 몰리게 되면 관상동맥의 병소가 이야기의 전부가 되어 버린다. 그래서 그 이전의 이야기는 모두 묻혀버리게 된다는 점을 잊어서는 안 된다. 그래서 내가 관상동맥의 문제가 전체가 아니며 설사 그것을 해결한다고 해도 임시방편적인 일에 해당할 뿐이라고 말하는 이유를 알아주었으면 한다.

만약 여러분이 피치 못해 이런 상황까지 몰렸다고 해도 과연 심장 전문의들의 말에 따라 자신의 관상동맥에 스텐트를 삽입하는 것에 무조건 동의해야 하는가 하는 문제를 좀더 심도 있게 살펴볼 필요가 있다.

풍선확장술 후 스텐트를 삽입하는 경우는 크게 다음 두가지로 나눌 수 있다. 하나는 심근 혈류가 부족하여 통증이 유발되고 이를 그대로 방치할 경우 심근이 허혈성 손상을 입을 수 있다는 가정이 제기될 때이다. 그래서 이와 같은 경우를 **만성 안정형 협심통증**(chronic stable angina)이라 부른다. 또 다른 이유는 새로운 증상이 나타났거나 또는 기존의 증상이 빠르게 악화될 때다. 이런 경우는 **급성 불안정형 협심통증**(acute unstable angina)이라고 하는데 이 때 스텐트 삽입을 통해 즉각적인 구제 조치를 하지 않으면 심장발작이 언제든지 올 수 있다고 주장해서 그렇게 많이 하고 있다.

어느 경우가 됐든 주류 심장의학에서는 관상동맥에서 협착이나 폐쇄 부위를 찾아 이를 풍선확장술 후 스텐트 삽입으로 해결하려고 한다. 그러기 위해서는 일단 환자들을 설득하여 관상동맥조영술을 실시하자고 해야 한다. 그래야만 관상동맥에서 문제가 되는 부위를 찾을 수 있기 때문이다. 하늘을 봐야 별을 따고 물에 가야 고기를 잡고 산에 가야 범을 잡는 것과 같은 이치인 것이다. 그러나 현대 산업사회를 살고 있는 사람들은 스트레스를 많이 받고 있기 때문에 증상이 없는 사람도 약 40%에서 관상동맥에 죽상 플레이크를 가지고 있다. 그래서 일단 관상동맥조영술을 하면 관상동맥에 이상이 있는 경우를 찾아낼 가능성은 당연히 높아진다. '털어서 먼지 안 나는 사람이 없다'는 속담처럼 조사하면 상당수에서 관상동맥 혈관벽에 이상 소견들을 발견해 낼 수 있는 것이다. 그러면 심장 전문의들은 이런 소견을 근거로 해서 풍선확장술 후 스텐트 삽입을 정당화시키게 된다.

그럼 먼저 만성 안정형 협심증 환자들에게 실시하는 스텐트 삽입이 심장 전문의들 말처럼 정당한 일인지 알아보자. 이에 대한 답을 찾는데 도움을 주는 중요한 연구가 있다. 2003년에 미국 메이요 클리닉에서 스텐트 삽입과 심장바이패스 수술에 대한 성적을 발표한 바 있다. 그 결과는 다음과 같다.

- 풍선확장술 후 스텐트 삽입, 그리고 심장바이패스 수술은 효과적으로 증상을 완화시켜 준다.
- 풍선확장술 후 스텐트 삽입, 그리고 심장바이패스 수술은 추가적인 심장발작(심근경색)을 막아주지 못한다. 그리고 생명을 연장시켜주지도 않는다.
- 스텐트는 삽입 장소에서 새로운 협착이 재발하는 것을 예방시켜준다. 그러나 그렇다고 심장발작이나 사망률을 감소시켜주지는 않는다.

2003년 이후에도 이런 결과는 크게 변하지 않았다. 여러 논문들을 검토해 보아도 **각종 중재 시(수)술들이 도움이 되지도 않을 뿐 아니라 도리어 심근에 손상을 일으킨다는 연구 결과들이 계속 나오고 있는 실정이다**. 실제 임상에서도 이와 같은 중재술로 인해 심장발작이 일어나는 경우를 심심치 않게 볼 수 있다. 이는 우리가 풍선확장술 후 스텐트를 삽입 과정을 곰곰이 생각해보면 그리 놀랄 일도 아니다. 풍선확장술은 인위적으로 높은 압력을 통해 혈관벽의 죽상 플레이크를 납작하게 눌러버리는 것이기 때문에 혈관 벽에 손상을 일으켜 출혈 성향을 증가시키고 때론 플레이크 내의 염증 물질 조각들 또는 작은 혈전들이 떨어져 나가 말초의 혈류를 막게 하는 일을 초래할 수 있다. 그래서 이런 중재술이 아무 위험도 없는 시술이 아니라 도중에 또는 이후에 합병증으로 심장발작이 일어날 수도 있다는 것을 가정하고 환자에게 서약서를 받고 시행하는 시술이란 점을 알아야 한다.

또한 풍선확장술 후 스텐트 삽입이 관상동맥의 협착 부위에서 시행되기 때문에 이 부분은 이미 그 주변에 측부혈관들이 풍성하게 잘 발달되어 있을 가능성이 많은 곳이다. 실제 병리 소견에서 보면 거의 대부분에서 측부혈관들이 협착 부위 주변에 많이 존재하고 있음을 볼 수 있다. **그래서 이런 중재술을 하는 것이 괜히 이미 잘 형성된 기존 질서를 교란 내지 파괴시키는 쓸데없는 행위가 되지 않을까 하는 우려와 걱정이 항상 따르게 된다**. 이런 이유로 나는 말초로 가는 혈류가 감소되지 않았다면 과연 그렇게 하는 것이 정당한 일인지 의문을 제기하고 싶다. 다시 말해 풍선확장술과 스텐트 삽입의 정당성을 논하기 전에 먼저 과연 관상동맥의 협착증으로 말초 심근에 혈류 공급이 줄어들었는지를 확인하는 과정을 반드시 거쳐야 한다고 주장하는 것이다. 그렇지만 실제 임상에서 보면 대부분의 경우에서 이런 평가를 하지 않고 관상동맥의 협착이 있으면 무조건 스텐트를 삽입하고 있어 불필요한 과잉 치료가 아니냐 하는 의심을 받는 케이스들이 적잖이 있다.

한편 급성 불안정형 협심통증의 경우에는 어떤지 살펴보자. 이 경우 심장 전문의들은 만성인 경우보다 훨씬 더 정당하게 관상동맥조영술을 자유롭게 시행하고 있다. 그러나 여기에서도 지적하고 싶은 문제점이 있다. 먼저 그것은 관상동맥조영술을 보다 자유롭게 하고 싶어서 새로운 진단명까지 만들어 낸 사례까지 있다는 점을 거론하지 않을 수 없다. 즉 과거에는 심근경색을 진단하는 기준에 다음 3가지 조건이 필요했다. 전형적인 심장 통증, 심전도에서의 전형적인 소견들, 그리고 혈액 검사에서 전형적인 항목들의 수치 변화가 그것들이었다. 그러나 1990년대 새롭게 등장한 심근경색의 범위 속에는 심전도 상의 변화 소견들이 생략되고 혈액 검사에서의 여러 지표들도 한가지 항목(트로포닌 수치)으로 줄인 기준을 따로 만들어 그것에 "NSTEMI"(**비ST분절상승 심근경색**)이란 진단명을 만들어 붙였다. NSTEMI란 N = non, STE = ST elevation (심전도 상에서 심장발작의 전형적인 신호인 ST분절의 상승) 그리고 MI = myocardial infarction (심근경색, 또는 심장발작)을 말하는 것이다.

그래서 이 형태의 심근경색 또는 심장발작은 심전도상에는 나타나지 않는다. 이것은 심전도 상에 조직 변화의 신호가 나타나기 전에 일어나는 급성 심장발작으로 몇 분이라도 일찍 조기에 심근경색 진단을 내리기 위한 선의적 의도에서 이런 하위 병명을 따로 만들게 되었다는 주장이다.

그래서 "NSTEMI"의 진단은 전적으로 혈액 검사에서 트로포닌(troponin)이란 물질의 수치가 약간 상승한다는 사실에 근거하여 내려지는 진단명이 되어버렸다. 트로포닌은 심장발작이 있을 때 혈액 속으로 방출되는 단백질로 급성 협심통증이 있고 난 후에 혈액 속에서 그 수치가 증가한다. 이 밖에 혈액 속에서 트로포닌 레벨이 증가하는 원인에는 여러 가지가 있을 수 있다. 아드레날린의 충격이 가해졌을 때 특히 술과 함께 이런 아드레날린의 자극이 가해지면 크게 흥분되면서 혈액 속에 트로포닌 레벨이 상승한다. 그렇지만 이런 경우는 심장발작과는 관련이 없고 일상 생활에서도 적잖이 이런 일이 발생되는 경향을 갖고 있어 구분할 필요가 있다. 이에 반해 만약 트로포닌이 심장과 관련하여 그 수치가 상승할 경우에는 보통 심장발작성 협심통증이 10분 정도 있다가 사라지고 나서 약 4시간쯤 뒤에 트로포닌 레벨이 증가하는 식으로 나타나게 된다. 그래서 환자가 병원에 와서 심전도 상에 이상은 없고 트로포닌 수치만 상승되어 있는 경우에 "NSTEMI" 심장발작 또는 심근경색이라고 진단을 붙이게 되는 것이다.

그러나 이는 **엄밀히 말해 심근 조직이 괴사된 명백한 심근경색은**

아닌 상태다. 그래서 트로포닌 레벨의 상승만을 가지고 전적으로 심근경색의 진단을 내릴 수 없음을 솔직히 인정해야 한다. 그럼에도 불구하고 이처럼 이론적으로 맞지 않는 일이 가능하게 된 이유는 무엇일까? 그것은 의사들이 관상동맥조영술을 시행하고 싶어 안달이 나서 그런 진단명을 만들었기 때문이라 해석할 수 있다. 다시 말해 일단 "NSTEMI"이란 진단이 내려지면 의사들은 즉시 환자들에게 관상동맥조영술과 이후 카테터 시술을 하자고 당당하게 권할 수 있는 근거가 마련되기 때문에 그렇게 한 것이란 뜻이다. 그러나 앞서 말했듯이 현대 산업사회를 살고 있는 사람들은 관상동맥에 죽상 플레이크를 가지고 있는 경우가 대부분이기 때문에 관상동맥조영술을 하면 관상동맥에 이상이 있는 경우를 찾아낼 가능성이 당연히 높아진다. 그렇기 때문에 심장 전문의들이 환자들에게 관상동맥조영술을 그토록 하고 싶어하는 것도 이런 관점에서 바라보면 충분히 그 이유를 짐작해 볼 수 있다. 일단 환자에게 관상동맥조영술을 받도록 하면 상당수에서 협착 병소를 발견해 낼 수 있고 이런 소견들을 근거로 해서 풍선확장술과 스텐트 삽입을 정당화시킬 수 있기 때문이다. 또한 그 와중에 만약 급성 혈관 폐쇄 상황이라도 발견하면 큰일이라도 난 것처럼 호들갑을 떨며 환자에게 위세를 부리는 말을 하곤 한다. 즉, 만약 관상동맥조영술을 받지 않았으면 큰일 날 뻔했다는 식으로 말하는 것이다. **설혹 그 정도까지는 아니라 해도 오래된 관상동맥의 협착 부위를 찾아내게 되면 바로 그것 때문에 증상이 있는 것이라고 환자에게 설명하곤 한다. 그러나 냉정하게**

생각해보면 환자는 그런 심한 협착이 오래 전부터 있어 왔음에도 불구하고 지금까지 증상 없이 잘 지내왔음을 알 수 있다. 그럼에도 불구하고 심장 전문의들은 바로 이 협착이 급성 "NSTEMI" 심근경색의 원인이라고 주장하며 이 부분을 풍선으로 넓히고 거기에 스텐트를 삽입하여 다시 혈관이 오그라들지 않도록 해야 한다고 환자에게 협박(?)한다. 그러면 환자와 가족들은 이런 주장에 아무런 이의제기도 하지 못하고 무조건 "예"라고 동의하게 되는 것이다. 그래서 나는 여러 사람들에게 **흉통이 있다고 해도** "NSTEMI" **라고 하면 무조건 관상동맥조영술을 받지 말고 내가 이 책에서 말하는 다른 대안적인 방법들을 강구해보고 상황을 좀 더 관찰해 볼 것을 권하고 있다.**

일반적으로 의학 연구는 특정 결과를 얻기 위해 그 연구 설계를 얼마든지 달리 구성할 수 있다. 이 점은 이미 의학계에서 공공연히 알려진 비밀이다. 그래서 이런 이유로 의학 연구들을 심지어 과학이 아니라 예술에 가깝다고 조롱하는 사람들도 있다. 왜냐하면 연구 설계에 따라 결과가 이미 원하는 방향으로 정해지는 경우가 얼마든지 있기 때문이다. 내가 여기서 이런 말을 미리 전제하는 이유는 사람들이 자신의 입맛에 맞는 연구들을 골라서 자기 주장을 정당화시키는 수단으로 사용하는 경우를 너무 많이 목격해 왔기 때문이다. 그래서 어느 의학 연구 결과를 놓고 해석을 하려면 항상 그 연구가 무엇을 겨냥하여 시행된 연구인지 또는 이미 결과가 정해져 있는 연구를 한 것인지 등을 균형된 시각에서 판단할 수 있어야 한다. 이런 관점에서 우리는 가능한 어느 특정된 곳으로 편향되지 않고 비교적 객관적인 관점에서 진행된 연구 결과들을 찾아서 살펴볼 필요가 있다.

영국에서 나온 'RITA 2'(Randomised Intervention Treatment of Angina 2) 연구는 만성 심장질환에서 관상동맥조영술 및 카테터 시술의 효용성을 평가하는데 있어 중요한 이정표 역할을 했다고 생각되는 연구다. **이 연구에서는 만성 심장질환에서 심장 카테터 시술이 소용이 없고 도리어 이로 인해 잠재적 손상을 일으킬 수 있음을 명확하게 입증해주었다**. (참고: 오리지널 RITA 연구는 관상동맥의 혈관성형술과 심장 바이패스 수술을 비교한 것이었고 RITA 2연구는 만성 협심증 환자에서 관상동맥 혈관성형술과 약물 치료를 비교한 것이었다. 그리고 'RITA 3' 연구에서는 급성기 상황에서 심장 카테타 중재술과 약물 치료를 비교하였다.)

'RITA 3'연구에서는 급성기 상황(불안정형 협심증 또는 "NSTEMI" 상태)에서 침습적 중재시술을 한 경우를 보존적 약물 치료를 한 경우와 비교하였다. 중재시술은 주로 풍선확장술 + 스텐트 삽입이거나 또는 가끔은 심장 바이패스 수술을 한 경우였다. 반면 대조군은 오직 약물 치료만을 시행한 경우였다. 일년 후 양쪽 그룹에서 심장발작과 사망률에 있어서 같은 수치가 나타났다. **비록 우리가 심장 카테터 시술과 스텐트 삽입이 생명을 구하는 시술이라고 알고 있지만 실제 연구에서 보니 이것은 심장발작을 예방하는 것도 아니고 생명을 구해서 연장시키는 것도 아니라는 사실을 깨달을 수 있다**.

그러나 5년이 경과한 후에 보니 중재 시술을 받은 그룹에서 좀 더 양호한 결과가 나타났다. 즉, 5년이 지난 후에 침습적 중재시술을 받은 그룹에서 약물만 사용한 대조 그룹에 비해 100명의 환자 중 3명 이상이 더 많이 생존한다는 결과를 보여준 것이다. 그럼 이 정도의 차이가 대단한 것인가? 나는 결코 큰 차이라고 생각하지 않는다. 우리가 통상 치료 효과를 판정할 때 년간 한 생명을 살리기 위해 시행하는 중재시술의 건수를 계산하는데 이것이 제일 이해하기가 쉽고 가장 뚜렷한 인지 효과를 가지고 있다. 그래서 이를 "NNT" ("Number Needed to Treat") 라 부르는데 이 수치가 낮으면 낮을수록 치료의 효과는 크고 효과적이라고 말할 수 있다. 'RITA 3' 연구에서 나타난 중재시술의 NNT는 165였다. 이 말은 년간 한 생명을 구하기 위해 중재시술(풍선확장술/스텐트 또는 심장바이패스 수술)을 165건을 해야 한다는 말이 된다. 물론 이 정도는 아무것도 아닌 것에 비하면 나은 것이지만 의사로서 환자들에게 시술 동의를 받기 위해 설명하는 말 치곤 너무나도 궁색하고 빈약한 수치가 아닐 수 없다. 환자에게 년간 1/165의 생존 확률을 높이기 위해 중재시술을 받으라고 한다면 과연 이런 중재시술을 받고자 동의할 사람이 얼마나 될까 하는 의문을 갖게 된다.

그럼 도대체 왜 이렇게 중재술의 효과가 낮은 것일까? 나는 과거 심장수술을 하던 사람으로서 이 점에 대해 많은 고민을 해보았다. 그 결과 내가 얻은 확신은 현재 심장 전문의들이 **관상동맥의 협착 병소에만 초점을 맞추고 심근 상태를 무시하고 이를 소홀히 하기**

때문에 그런 것이라는 내 나름대로의 확실한 판단을 얻을 수 있었다. 그래서 만약 이런 환자들에게 심근의 상태를 개선시키는 기본적인 조치들(예: 양생 항염식단, 미주신경 강화법, 몸속 대청소 등)을 추가로 병행하여 실천하도록 시킨다면 훨씬 더 좋은 결과를 얻을 수 있을 것이란 생각을 하게 되었다.

그렇지만 아쉽게도 심장 전문의들은 다른 방법에 대해서는 일절 관심이 없다. 그리고 임상 연구 결과를 자신들에게 유리한 방향으로 자의적으로 해석함으로써 중재술의 효과가 약물 치료보다 더 낫다고 계속 주장하고 있다. 그 증거로 그들은 풍선확장술과 스텐트를 삽입한 환자들에서 처음 1년 동안은 협심통증과 같은 심근 허혈 증상을 호소하는 비율이 훨씬 낮다는 점을 내세우고 있다. 이는 심장 바이패스 수술을 받은 환자들에서도 마찬가지다. 그래서 많은 사람들이 이런 자료를 보고 중재술이 약물 치료보다 치료 효과가 더 높다는 생각을 한다. 그러나 그것은 착시 현상일 뿐이다.

우선 증상 개선 효과가 나타나는 것이 심근으로 혈류 공급이 증대되어서 나타나는 현상이 아니란 점을 분명히 평가할 수 있어야 한다. 증상이 개선되는 이유로는 풍선을 팽창시키면서 혈관에 손상을 주는 일이 일어나서 **혈관 주변의 신경섬유들이 눌리고 기능을 잃어서 통증을 전달하는 능력을 상실했기 때문에** 증상이 개선된 것처럼 느끼게 된다는 설이 가장 유력하다. 또 다른 이유는 자신의 관상동맥이 넓혀져서 막힌 곳이 해결되었기 때문에 이제 더 이상 죽지 않을 것이란 믿음을 환자들이 무의식적으로 갖기 때문에 일종의

플라시보 효과가 나타나서 그럴 수도 있다는 해석도 있다. 플라시보 효과의 위력은 매우 대단해서 때론 거대한 산도 옮길 수 있을 정도다. 그래서 환자가 "이제 살았구나!" 라고 생각하는 순간부터 모든 불안함과 두려움이 사라지고 마음의 평화와 안도감을 되찾을 수 있어 가슴의 통증이나 다른 불편한 증상들도 함께 느끼지 못하게 되는 것이란 설명이다. 그런데도 심장 전문의들은 이런 설명들을 모두 인정하지 않고 중재술로 인해 심근으로 피가 많이 공급되어서 증상이 사라진 것이라고 주장하고 있다. 그러나 중재술 후 심근 혈류가 전보다 증가했다는 객관적인 증거들은 아직까지 전혀 없는 상태다.

실제 최근에 나온 연구에서도 이런 중재술의 흉통 개선효과도 과장된 것임을 밝히고 있다. 2017년과 2018년에 발표된 ORBITA STUDY에서 스텐트 삽입의 효과가 얼마나 미약한지 다시 한번 적나라하게 보여주고 있다. 비록 이 연구가 안정형 협심통증 환자들을 대상으로 시행된 것이긴 해도 그 결과는 다른 경우에 적용했을 때에도 마찬가지 일 것이라 생각한다. 그만큼 우리는 너무 지나칠 정도로 관상동맥에만 집착하고 심근을 무시하는 태도를 보이고 있다. 이 연구에서는 단일 관상동맥의 폐쇄를 가진 200명의 환자들을 두 그룹으로 나눠 연구하였다. 한 그룹은 관상동맥 조영술을 시행하면서 풍선확장술과 스텐트 삽입을 같이 시행한 그룹이었고 다른 그룹은 혈관조영술만 시행하고 풍선확장술이나 스텐트 삽입을 하지 않았다. 이들에게 모두 운동 부하 검사를 실시한 후 6주 동안 고 강도 약물 치료를 시행하였다. 6주 뒤에 다시 운동 부하 검사를 실시하고 증상에 대해 질문을 하였다. 그랬더니 놀랍게도 흉통의 정도에 있어서 두 그룹 간에 별 차이가 없었다. 두 그룹에서 운동 부하 능력의 향상 측면에서도 차이가 없었고 주관적인 증상의 개선 측면에서도 별 차이가 없었다.

이상에서 우리는 이제 관상동맥 혈관성형술 다시 말해 관상동맥 조영술 시에 카테타를 이용하여 풍선확장술과 스텐트 삽입을 하는 시술 같은 중재술이 정말 우리가 알고 있는 것처럼 생명을 살리는 마법과 같은 치료법인지 냉정하게 판단해볼 때가 되었다고 생각한다. 보통 심장 질환에 대한 치료법의 효과를 판정하려면 다음과 같은 항목들을 비교하여 그 효과 내지 우수성을 평가하곤 한다.

- 사망률 - 이것은 환자가 그런 치료법으로 실제 얼마나 더 오래 살게 될지를 말해주는 지표다.
- 심근경색 발생율 - 그 치료를 통해 심장발작의 위험이 얼마나 줄었는가를 말해준다.
- 협심통증(흉통)의 완화 정도

초기 연구들에서 관상동맥 혈관성형술(풍선확장술 후 스텐트를 삽입하는 시술)의 효과가 장기적인 사망률, 비치명적인 심근경색 발생율 또는 급성 허혈성 관상동맥의 증상으로 입원하는 비율에 미치는 영향이 거의 없는 것으로 이미 판명되었다 그래서 유일하게 남은 항목이 협심통증의 완화에 기여하는 정도였다. 그런데 이렇게 최근에 발표된 연구들에서 이 효과마저도 별로 없는 것으로 드러났기 때문에 우리는 이제 관상동맥 혈관성혈술이란 치료법에 대해 다시 객관적인 평가를 내려야 할 시간이 되었다고 생각한다. 그런데도 주류 심장의학은 이런 사실을 알리지 않고 관상동맥에 스텐트를 넣는 것이 최선의 방법인양 아직도 강조하고 있다.

관상동맥 혈관성형술에 대한 환상이 무너지고 있다.

다시 급성 협심증 상황으로 돌아가 보자. 'RITA 3'연구 이후 또 다른 대규모 연구가 같은 주제로 진행된 것이 있다. 그것은 네덜란드의 암스테르담에서 시행된 'ICTUS' 란 연구다. 이 연구 역시 잘 기획된 연구로 정평을 받고 있다. 이 연구에서는 급성 심장질환을 가진 1200명의 환자를 침습적 치료 그룹과 보존적 약물 치료만 한 그룹으로 나눠 비교하였다. 그 결과 연구 시행 후 1년, 3년, 5년의 생존율이 두 그룹에서 차이가 없이 똑 같았다. **이 말은 풍선확장술과 스텐트 삽입과 같은 중재술을 불안정형 협심통증이나** "NSTEMI" **같은 급성 심장질환 시기에 시행하였음에도 생존율을 증가시키는데 어떤 기여도 하지 못했다는 점을 말해주는 결과라 할 수 있다**. 그리고 풍선확장술과 스텐트를 삽입한 중재 그룹에서 도리어 심장발작의 발생율이 훨씬 더 높게 나왔다. 이 그룹에서 심장 발작의 약 10% 정도까지는 중재시술 그 자체로 인해 발생한 것으로 추정되고 있다. 좁아진 혈관벽에 존재하는 죽상 플레이크를 높은 압력으로 눌러서

편평하도록 찌그러뜨리는 행위가 결코 아무런 위험이 없는 행위가 아니라는 점을 여기서도 분명하게 보여준다. 그런 행위는 분명 혈관벽에 손상을 주는 행위이지 특별한 이익을 안겨주는 구원의 손길과도 같은 행위가 아니라는 점을 알 수 있는 것이다.

그렇지만 환자의 입장과 달리 심장 전문의들의 입장에서 보면 심장 카테터 시술로 풍선확장술 후 스텐트를 삽입하는 행위는 그 자체가 많은 경제적 이득을 안겨주는 행위에 속한다. 만약 이런 행위가 그들에게 여러 이익을 가져다주지 않는다면 중재술은 일치감치 오래 전에 역사 속 쓰레기 더미 속으로 던져졌을 것이다. 그러나 이들은 현대 주류 심장의학 분야에서 심장 전문의들의 권위와 이익은 물론 관련 업계의 이해도 같이 대변해 주기 때문에 아직도 살아남아 각광을 받고 있다. 진단 과정이 더욱 어렵고 치료 방법이 복잡할수록 병원과 의사는 더 많은 수익을 얻을 수 있다는 점은 삼척동자도 다 아는 사실이다. 그래서 불안정형 협심증과 'NSTEMI' 진단이 갑자기 많이 늘어나고 있는 것도 이런 관점에서 충분히 이해가 되며 현재 이와 같은 심장 카테터 시술이 심장병 환자들에게 통과의례처럼 널리 성행하며 인기를 끄는 것도 바로 그런 연유에서 원인을 찾아볼 수 있다. (참고: 이런 이유로 NSTEMI 심근경색 환자들에게 진정한 심근경색이 아니라서 진단 보험료를 지급할 수 없다고 하여 소비자와 병원 그리고 보험회사들 사이에 지급 분쟁이 자주 발생하고 있다.)

그럼 다시 이 글의 맨 처음에서 제기한 "과연 관상동맥의 혈관성형술(풍선확장술 후 스텐트 삽입)의 결과로 인해 급성 관상동맥 협착증의 문제가 어느 정도까지 해결될 수 있는가?" 라는 질문으로 돌아가 보자. 우리는 이제 이 질문에 대한 답을 해야 할 차례다. 현재까지 나타난 심장 카테터 시술의 결과는 내가 이 책에서 주장하는 심장발작의 '심근 일차원인론'의 개념과는 서로 양립하거나 조정될 수 있는 관계는 아니다. 그래서 우리는 이런 연구들을 통해 위 질문에 대한 확실한 결론을 도출해 내야 한다.

아래 사진은 심장 카테터 시술을 하면서 스텐트를 삽입하기 전과 후를 비교한 것이다. (자료 출처: http://heartattacknew.com) 풍선확장술 후 스텐트를 삽입하고 나서 관상동맥의 좁은 협착 부위가 사라졌음을 눈으로 확인할 수 있다. 그러나 중재시술로 인해 혈액 순환에 있어서 아무런 변화도 일어나지 않았음을 알 수 있다. 협착이 있는 부위의 말단 관상동맥 부분에는 이미 중재시술을 하기 전부터 혈액이 잘 차고 있음을 보여준다. 그리고 스텐트를 삽입하였다고 해서 혈류가 더욱 개선되었다는 소견은 보이지 않고 있다. 다만 좁아진 협착 부위가 스텐트로 인해 넓어져 보인다는 점 말고는 별 다른 차이가 없는 상태라 할 수 있다. 그래서 **우리가 바로 이런 눈속임에 그대로 넘어가 이를 매우 잘 된 시술, 효과적인 시술, 또는 성공한 시술인 것처럼 믿고 있다는 점을 깨달아야 한다**.

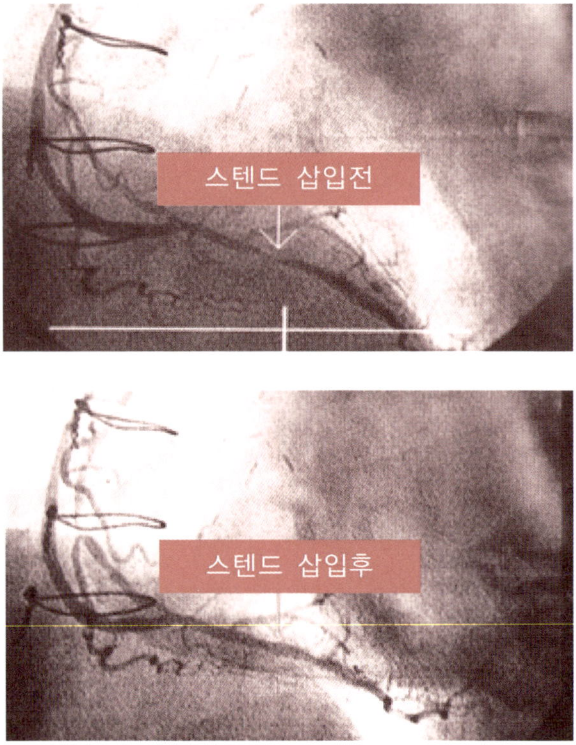

그림. 2. 관상동맥 협착이 있는 부위에 스텐트를 삽입하기 전과 후의 사진 비교

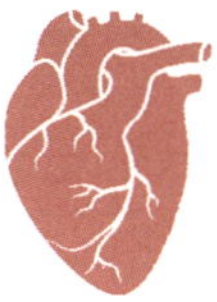

콜레스테롤 합성을 억제시키는 스타틴 계열의 약물들 (일명 고지혈증약), 정말 유용한가?

부록3

스타틴 계열의 약물은 콜레스테롤 합성을 억제시키는 약으로 일명 고지혈증약으로 널리 알려져 있다. 그런데 많은 사람들이 이 약이 심장병을 예방해 준다고 생각하며 이를 복용하고 있다. 콜레스테롤이 혈관벽에 플레이크를 만드는 주범이기 때문에 그 레벨을 낮춰야 한다는 근거에서 그렇게 하는 것이다. 심지어 이 약을 먹으면 피가 끈적거리지 않고 묽어진다고 잘못 생각하며 이를 신봉하는 사람들도 있다.

그럼 정말 스타틴이란 약물이 심장발작을 예방시켜 주는가?

각종 연구에서 이 약물이 혈중 콜레스테롤 레벨을 낮춰주는 것은 맞지만 그렇다고 심장병 발생의 위험을 줄여주는 것은 아니라는 사실을 분명히 밝히고 있다. 다만 이미 심장발작을 경험한 사람에서 이차 심장발작이 일어나는 것을 막는데 약간의 매우 미약한 효과가 있는 것으로 발표되고 있다. 이 약물의 NNT(number needed to treat)는 63~200 정도로 이 약물을 복용하는 사람 중에 63~ 200명 중 한 명만이 이 약물로 인해 효과를 보고 나머지 62~199명은 아무런 이득도 없이 이 약물을 복용하고 있다는 뜻이다. **그렇다면 이렇게 효과가 낮은 약을 먹으면서 자신이 심장병에 걸리지 않을 것이라고 자위하는 행동이 과연 정당한 것인가**? 물론 최종 선택은 본인이 하는 것이겠지만 스타틴 약물의 부작용까지 고려한다면 정말 신중히 이를 판단할 필요가 있다고 생각한다.

설사 스타틴을 복용한 환자들이 비록 순환계 합병증이 조금 준다고 하더라도 궁극적인 총사망률 측면에서는 전혀 개선이 이루어지지 않고 있음을 보여주는 연구들도 많이 있다. 그런데도 각종 학회에서는 아주 미약한 차이라도 스타틴이 효과가 있음을 강조하는 내용을 꾸준히 발표하여 많은 사람들의 눈과 귀를 세뇌시키고 있다. **그것도 통계를 절대치가 아닌 상대치로 바꿔서 과장시킨 채로 말이다. 그런 정도의 미약한 효과를 얻기 위해 스타틴을 사용한다면 다른 자연 치유 방법으로도 충분히 그 이상의 효과를 얻을 수 있음을 알아야 한다**.

게다가 콜레스테롤을 저하시키는 스타틴의 부작용은 매우 크고 많은데도 일절 그것에 대한 언급은 하지 않고 있다. 스타틴은 세포에서 특히 간세포에서 콜레스테롤의 합성을 억제시키며 세포에서 에너지 생산을 방해하고 노화를 촉진시키는 일을 한다. 그래서 여러 세포에서 성장과 분열 과정에 영향을 미치기 때문에 대사과정 전반은 물론 암 발생에도 영향을 줄 수 있는 위험한 약물이다. 그러므로 이 약물을 복용하고 있는 한 각종 부작용을 피할 수 없다는 점을 알아야 한다.

콜레스테롤은 생존에 필요한 물질이고 오히려 부족하면 더 문제가 된다.

콜레스테롤은 몸안에서 여러 가지 중요한 작용을 한다. 우선 모든 세포의 세포막에 없어서는 안 될 구성 물질이다. 만약 콜레스테롤이 없다면 세포는 그 형태를 유지하지 못하게 될 것이다. 특히 신경세포의 피막(sheath)을 구성하여 절연 작용을 하는데 매우 중요한 역할을 한다. 뇌는 무게의 20%가 콜레스테롤로 되어 있다. 그래서 뇌와 신경 기능이 콜레스테롤에 많이 의존한다는 사실을 알고 있어야 한다. 또한 콜레스테롤은 몸에서 만들어지는 스테로이드성 호르몬의 원료가 된다. 그래서 모든 부신 호르몬과 남녀 성호르몬을 만드는데도 필요하고 지방을 소화하는데 필수적인 담즙을 만드는데도 필요하다. 이 밖에 콜레스테롤은 염증성 독소들을 중화시키는 작용도 하고 자유기를 청소해주는 역할도 담당한다. 특히 슈퍼옥사이드 래디칼들이 파괴적인 공격을 하는 것으로부터 세포와 개체를 보호시켜 주는 작용을 한다. 그러므로 이렇게 중요한 콜레스테롤을 일부러 낮추려고 하는 이유를 나는 도저히 이해할 수 없다. 아마도 이것을 낮추는 약이 있어서 그것을 팔기 위한 전략으로 콜레스테롤에 온갖 누명을 다 뒤집어 씌운 것이 숨은 이유가 아닐까 생각한다.

이렇게 과학적 진실이 밝혀지자 제약업계와 그들과 함께 이익공동체를 형성하는 일부 의사들은 이번에는 총콜레스테롤이 아니라 LDL콜레스테롤이 문제라고 슬쩍 딴 이야기를 한다. 엄밀히 말해 LDL은 지단백이지 콜레스테롤이 아니다. LDL은 콜레스테롤을 운반해주는 운반체임에도 불구하고 이를 콜레스테롤과 같다고 주장하며 스타틴을 사용하라고 강요하고 있다. 그래서 많은 사람들이 HDL은 좋은 콜레스테롤이고 LDL은 나쁜 콜레스테롤로 생각하게 만들어 놓았다. 분명히 말하지만 HDL과 LDL은 지방을 운반시키는 역할을 담당하는 지단백질들이다. 그래서 이들은 각자 하는 역할에 있어 차이가 있을 뿐 좋고 나쁜 것의 개념에 해당되지 않는다. HDL은 사용하고 남은 콜레스테롤을 재활용하게 도와주고 자유기들이 산화 스트레스 공격을 할 때 이를 막아주는 작용을 한다. 반면 LDL은 간에서 생산된 콜레스테롤을 필요한 곳으로 운반시켜 산화 스트레스로 인한 자유기 손상을 메워주는 역할을 한다. 그래서 산화 스트레스가 많은 곳으로 들어가는 것이 LDL이고 이것이 슈퍼옥사이드 래디칼 등에 의해 산화될 위험성을 많이 안고 있기 때문에 그렇게 나쁘다고 부르는 것이다. 즉, LDL이 염증 장소로 들어가서 산화되어 산화 LDL(oxidized LDL)이 되면 그 때부터는 이것이 산화 염증불을 더욱 부채질하는 과정에 참여하기 때문에 그런 오해가 생긴 것이라 생각된다. 그러므로 엄밀히 말해 염증의 원인이 문제인 것이지 LDL이나 산화 LDL이 염증을 일으킨 범인은 아니라는 점을 구분해서 알고 있어야 한다. 그래서 이제부터는 LDL이나 산화LDL(oxidized LDL)이 문제라는 생각을 버리고 이렇게 LDL을 산화시키는 염증의 진짜 원인들이 나쁘다고 생각해야 한다. 혈관벽에 염증을 유발시키는 진짜 원인으로는 세균 감염, 흡연, 중금속, 화학 독소, 영양소(비타민 C, E, 리진, 프롤린 등)의 부족 등이 있다. 최근에 혈관내피세포층에 균열이 있고 기능이 저하되어 있는 사람들에서 구강 속에 존재하는 세균(예: Porphyromonas gingivalis)이 혈액 속으로 들어가 균열이 있는 혈관내피세포에 들러붙어 염증 반응을 일으키면 그곳의 혈관내피세포들로부터 염증성 소낭포(endothelial microvesicles)들이 많이 방출되어 주변 또는 다른 곳으로 혈관염증을 확산시킨다는 기전이 발표되었다. 그러므로 더 이상 주류 심장의학에서 말하는 콜레스테롤 범인론에 현혹되지 말고 혈관 염증을 일으키는 진짜 원인들을 찾아 없애는데 관심을 가져야 한다.

더구나 내가 이 책에서 주장하듯 심장병의 근본적인 발생 원인을 관상동맥이 아니라 심근 레벨에서 찾아야 한다는 **'심근 일차원인설'의 관점에서 보아도 콜레스테롤과 LDL콜레스테롤은 심근 속 작은 혈관 네트워크의 기능저하 및 수축 작용과는 아무런 관련이 없다. 그래서 콜레스테롤을 떨어뜨리는 약을 먹을 이유가 전혀 없는데도 현대 주류의학에서는 약효도 미미한 스타틴을 복용하면 심장발작을 예방할 수 있다고 거짓 선전을 하고 있다. 내 생각으로는 그들이 주장하는 스타틴의 효과가 있다고 하더라도 그것은 부교감신경 강화법이나 산화질소 증대법 그리고 포도당 대신 케톤이나 지방**

산을 주연료로 사용하도록 만들어주는 양생 식사법의 효과에 비하면 아주 미미하다고 생각한다. 그런데도 스타틴이 항염증 효과가 있다고 우기고 있으니 정작 항염증 효과가 있는 다른 방법들을 알고 있는 나로서는 기가 찰 뿐이다. **여러분이 만약 스타틴의 항염증 효과를 얻길 원한다면 그보다 훨씬 효과가 뛰어난 항염증 식단이나 자연 치유법이 있다는 사실을 알고 다시 한번 신중하게 생각해 보길 바란다**.

다시 스타틴 이야기로 돌아가보자. 스타틴이 콜레스테롤의 합성을 방해하면서 동시에 코엔자임 큐텐, 비타민 K2, 돌리콜(dolichol)의 합성도 저해하는 약물이기 때문에 이 점을 충분히 고려해보면 스타틴은 심장병과 순환계, 각종 내분비계와 대사 작용 등 그 어느 측면에서도 유익할 수 없다는 것이 내 결론이다. 특히 **스타틴을 복용하면 골격근은 물론 심근 기능도 많이 약화된다**. 이는 심장발작을 '심근 일차원인론'으로 생각하는 나의 관점에서 보면 완전 미친 짓이라 할 수 있다. 심장발작을 예방하기 위한 약이라면서 도리어 심장 근육 대사에 무리를 주고 그것을 약화시키고 있으니 참으로 잘못되어도 한참 잘못된 것이고 그 효과를 짜맞추려고 억지로 애쓰는 모습이 안타까울 정도다. 공정한 연구 결과들을 보면 콜레스테롤 레벨은 심장 상태에 영향을 주지 않는 독립적 별개 요건임이 이미 다 밝혀져 있다. 그리고 사망률도 콜레스테롤 레벨이 낮은 경우가 높은 경우에 비해 더 높고 특히 암과 감염증으로 사망할 가능성이 높아지는 것으로 알려져 있다.

그렇지만 아직도 일부 주류 심장의학에서는 스타틴이 심장과 순환계에 항염증 효과와 산화질소(NO) 생산 자극효과 등으로 유익한 영향을 미칠 수 있다는 주장을 계속하고 있다. 앞에서도 말했듯이 나는 이런 효과가 있다고 해도 그것이 너무 미약하고 일시적이라서 약값만도 못하다고 생각하기 때문에 차라리 스타틴 대신 이 책에 적혀 있는 다른 자연적인 예방법들을 실천하는 것이 훨씬 효과적이라고 주장하는 것이다. 특히 심근을 보호해야 하는 우리의 관점에서 바라본다면 스타틴은 득보다 해가 많은 약물이라는 점을 절대 잊어서는 안 된다.

그럼 어떻게 해서 사람들이 콜레스테롤에 대한 이런 잘못된 이야기에 속아 넘어가고 있는가? 그것은 전적으로 제약회사들의 농간과 그에 놀아난 일부 어용 의사들의 책임이 매우 크다고 할 수 있다. 이들은 막대한 자금을 내세워 학회, 언론 그리고 일반 의사들을 세뇌시키는 선전전을 벌이고 있다. 관상동맥을 좁게 만드는 플레이크 속에 콜레스테롤이 들어 있으니 이것의 레벨을 낮춰야 관상동맥 협착이 생기지 않게 된다고 하는 잘못된 논리를 내세워 사람들에게 혼동을 주고 있다. 앞에서 말했듯 콜레스테롤이 플레이크 속에 있게 된 이유는 혈관벽의 염증으로 혈관이 터지는 것을 막기 위해 콜레스테롤이 달려와 땜질을 해 주었기 때문이다.

따라서 주류 심장의학이 주장하는 콜레스테롤과 관련된 죽상동맥경화증 이야기는 원인과 결과를 뒤바꿔 놓은 매우 잘못된 이야기인 것이다. 그래서 이를 바로잡을 경우 콜레스테롤과 죽상 플레이크 사이에는 관련성이 매우 낮고 있다해도 그것은 유전적으로 특별한 성향을 가진 극히 일부 사람들에게만 해당된다. 따라서 콜레스테롤 레벨이 증가하면 심장발작의 위험도 증가한다는 주장은 논리적으로도 삼단 논법을 잘못 적용한 것이고 실제적 연구를 통해서도 근거가 미약한 가설로 밝혀졌다. 그래서 이 가설은 사람들의 불안심리를 이용하여 스타틴이란 약을 팔아먹기 위한 마케팅 농간이 만들어낸 상업적 선전 문구(copywriting)에 지나지 않는다는 점을 잘 알아야 한다. 그리고 이는 마치 독재자들의 선전 선동과 언어 혼란 전략과 매우 흡사하다.

많은 사람들이 스타틴 약값이 의료보험으로 처리되기 때문에 얼마 안 되는 줄 알고 있지만 실제로는 매우 비싼 약이다. 그래서 언제나 제약회사 매출 순위 중에서 1,2위를 다투는 블록버스터급 약물이란 점도 알고 있어야 한다. 그러면 왜 그렇게 많은 제약회사들이 이 약을 만들고 또 많은 의사들이 여러분에게 이 약을 처방하는지 그 이유를 짐작할 수 있을 것이다.

다시 한번 콜레스테롤 문제에 관해 나의 주장을 요약하면 **콜레스테롤은 매우 소중한 물질로 이를 약물을 사용하여 강제로 낮출 필요가 없고 만약 그 레벨이 높다고 하면 무슨 이유 때문에 콜레스테롤 수치가 증가하게 되었는지 살펴보고 그 원인을 찾아 문제를 근본적으로 해결하는 것이 올바른 대처 방법이라고 생각한다. 특히 나처럼 심장발작의 원인이 관상동맥보다 심근에 있다고 생각할 경우에는 심근을 보호하기 위해 오히려 콜레스테롤이 필요하고 그것**

을 낮추는 스타틴이란 약물이 매우 위험한 물질이라는 점을 다시 강조하지 않을 수 없다.

(참고: 콜레스테롤과 심장발작에 관한 이야기를 좀더 알고 싶으신 분들에게는 본인의 다른 저서 두 권을 권해드린다. "**콜레스테롤과 포화지방에 대한 오해풀기**"**와** "**콜레스테롤은 적이 아니다.**")

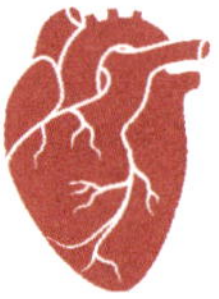

아스피린 복용이 필요한가?

부록4

아스피린은 혈액 속의 혈소판 응집을 억제시켜 주는 작용을 한다. 이 말은 혈관이 손상을 받았을 때 혈액 속에 순환중인 혈소판(platelets" 또는 "thrombocytes")들이 활성화되어 손상된 곳을 메워줌으로써 더 이상 출혈이 일어나지 않게 막아주는 치유 과정을 방해하는 작용을 한다는 뜻이다.

그럼 왜 이런 정상적인 생리 작용을 방해하는 물질을 심장발작 환자들에게 사용하는가? 그것은 혈소판의 응집(platelet aggregation)으로 혈류를 막는 혈전(thrombosis)이 생기는 것을 막겠다는 의도에서 그렇게 하는 것이다. 따라서 심장발작을 경험하였거나 또는 심장발작이 생길 위험성이 높은 사람들에게는 혈전증 방지를 위해 아스피린을 저용량(하루 100mg 정도)으로 투여하고 이와 더불어 다른 기전의 혈전 용해제도 함께 투여하는 것을 흔히 목격할 수 있다.

그럼 정말 관상동맥 속에 생긴 혈전이 심장발작의 일차적인 주요 유발요인이 되는가? 만약 그렇다면 아스피린을 사용하는 것이 정말 핵심적인 예방 대책이 될 것이다. 그러나 이 질문에 대한 답은 그리 단순하지 않다. 초창기에는 아스피린이 심장에 미치는 영향이 혈소판 응집 문제와는 다른 이유에서 강조되었다. 1972년 한 동물 실험에서 아스피린이 관상동맥 속의 혈전 형성에 어떤 영향을 미치는지 살펴보았다. 그랬더니 아스피린이 관상동맥의 혈전 생성을 예방하지 못한다는 결과를 발표하였다. 대신에 아스피린을 투여한 동물들에서 관상동맥의 혈류 차단으로 인해 생명을 위협할 정도의 치명적인 부정맥이 발생하는 건수가 훨씬 적었다는 관찰 결과를 발표하였다. 이 말은 아스피린이 심장을 보호하는 효과가 실제 주장과 달리 혈소판 응집의 억제 작용과는 다른 곳에 있음을 시사해주는 소견이라 할 수 있다.

그러므로 아스피린이 심장을 보호해주는 효과에 대해서는 좀 더 명확한 분석과 설명이 필요할 것 같다. **아스피린은 혈관벽에서 산화질소**(NO) **생성을 자극한다**. 그러므로 혈관벽의 세포 속에 “cGMP”의 생산도 증가시킨다. 산화질소(NO)가 화살처럼 빠른 속도로 혈관벽을 통과할 때 심장 근육 세포 속에서는 cGMP가 함께 활성화된다. 이 기전과 동시에 아스피린은 심장 근육 세포들을 자유기들에 의한 산화 공격으로부터 보호해주는 작용을 한다. 따라서 **아스피린은 산화질소**(NO)-cGMP **축을 강화시키는 작용을 하는 약물이라 할**

수 있다. 이 축을 강화시키면 부교감신경을 강화시키는 셈이 되어 심장 근육을 보호하게 된다. 그러므로 이런 관점에서 아스피린의 심장 보호 효과를 다시 들여다보면 **아스피린이 혈전이 생기는 것을 억제하기 때문에 심장 보호 효과가 있다고 설명하는 것은 어폐가 있고 오히려 아스피린이 혈관벽에서 산화스트레스를 줄여주고 부교감신경의 톤을 증가시켜 주기 때문에 효과가 있다고 말하는 것이 더 합리적인 설명이라 생각된다**. 그래서 나는 다음과 같이 아스피린에 대한 관점을 바꾸는 것이 좋겠다고 생각한다. 즉, 아스피린은 **혈전 생성을 막아주는 효과보다 혈관벽에서 산화 스트레스를 줄여주는 효과가 더 크다**.

지금부터 100년전쯤 아스피린이 진통제로서 많은 각광을 받으면서 도입되었다. 그 후 이 약은 다양한 약리 작용을 통해 인체의 여러 장소에서 다양한 효과를 발휘하는 것으로 알려져 있다. 간, 신장, 폐, 심장, 뇌 등에서 그것이 미치는 효과가 다양하다는 사실이 밝혀졌다. 그래서 세포 레벨에서 나타나는 아스피린 효과가 앞서 언급한 산화질소(NO)의 생성을 자극하는 것만큼이나 몸에 유익하지 않는 경우도 얼마든지 있을 수 있음이 드러났다. 다시 말해 **아스피린이 일부 세포에게는 독소로 작용할 가능성이 얼마든지 있다는 사실이다**. 실제 아스피린은 세포호흡을 방해하여 에너지 저장체인 인산염(phosphates)의 생산을 막는 작용을 하기도 한다. 이 밖에 여러 가지 합병증을 일으킬 수 있다. (참고: 아래 그림)

대규모 연구에 따르면 심장발작 후에 규칙적으로 아스피린을 복용하는 것의 치료 효과를 보니 이 약물의 NNT는 150 정도인 것으로 드러났다. 즉 심장발작 후에 아스피린을 복용하는 사람 중에 150명 중에 한 명만이 추가 심장발작이 일어나는 것을 예방할 수 있었다는 뜻이다. (참고: 노인들을 대상으로 한 다른 연구에서는 아스피린이 심혈관계 질환을 예방하는 효과가 NNT 385정도인 것으로 발표되었다.) **이 정도의 효과는 매우 미미한 것으로 과연 규칙적으로 아스피린을 복용할 가치가 있는지 의문을 갖게 하는 결과가 아닐 수 없다. 더구나 아스피린의 복용이 아무런 부작용도 일으키지 않는다면 모르는데 아래 그림에서 보는 바와 같이 많은 부작용을 일으킬 수 있다.** 그런데도 이런 것들을 감수하면서까지 아스피린을 복용하는 것이 과연 타당한 일인지 나는 여러분께 진지하게 묻고 싶다.

그럼 혹시 여러분 중에는 아스피린이 가지고 있는 최대 장점인 세포 레벨에서 산화질소(NO)-cGMP 축을 강화시키는 효과 때문에 그래도 이를 복용하는 것이 낫지 않겠는가 라며 반문하는 사람이 틀림없이 있을 것이다. 그렇지만 **이 효과는 미미한 편이라서 아스피린보다 내가 이 책에서 언급한 양생 항염 및 항산화식단을 통해 얻는 것이 훨씬 더 크다는 점을 꼭 말해주고 싶다.** 그래서 나는 아스피린을 정기적으로 그것도 평생 복용하라고 권하는 다른 의사들의 의견에 반대한다. 나는 그들이 환자에게 양생 항염 및 항산화식단을 권할 줄 모르기 때문에 그런 소리를 한다고 생각한다.

그러나 최근 다른 연구에서는 아스피린이 심장병이 아닌 뇌졸중 예방에는 도움을 주는 것으로 결과를 밝히고 있다. 그래서 여러분들이 이런 여러 점들을 모두 고려하여 어떤 선택을 하는 것이 본인에게 유리할지 자신의 담당의사와 신중하게 상의하여 판단하길 바란다. (**참고**: 나는 개인적으로 양생 항염 및 항산화식단을 모르거나 안다고 해도 이를 실천할 수 없는 불쌍한 사람들에게는 선별적으로 아스피린을 복용하는 것을 막지 않고 있다.)

아스피린 효과 논란

1. 혈소판 응집 효과는 있으나 모든 혈전을 막을 수 있는 정도로 강하지 않다.
   (심장발작 환자 중에는 혈전이 발견되지 않는 환자들도 있다.-50% 정도)
2. 산화질소(NO)-cGMP축을 강화시키는 효과가 있으나 초기에만 그렇고 시간이 지나면 급격히 떨어진다.
3. 진통 소염 작용은 주로 급성 케이스 때 큰 비중을 차지하고 만성 심혈관계 질환에서는 그 역할이 거의 없는 편이다.
4. 다른 독성 부작용을 일으킬 위험성이 있다. (참고: 그림)

아스피린 복용의 부작용

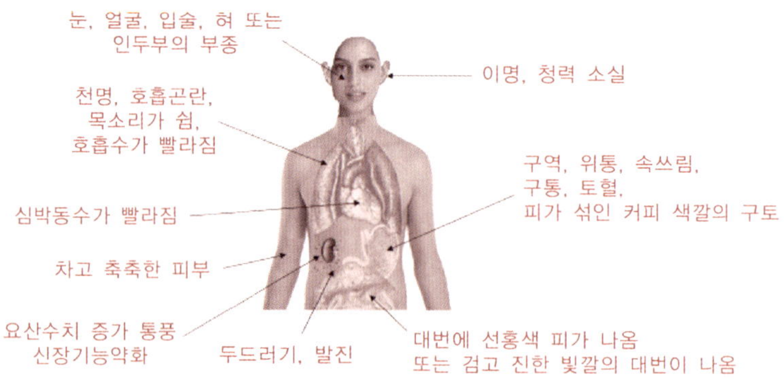

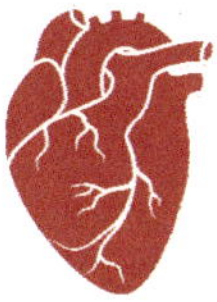

심근에 좋은 약초 와베인

부록5

와베인(Ouabain)은 심장에 좋은 약물인데도 현재 별로 알려져 있지 못하다. 그 이유는 주류 심장의학에서 관상동맥 협착 부위의 풍선확장술과 스텐트 삽입을 강조하고 약물도 제약회사가 만든 니트로 제제, ACE억제제 등을 더 우선시하기 때문이다.

와베인은 적도 아프리카에서 주로 발견되는 열대 칡 식물의 씨앗에서 추출한다. 와베인은 생화학적으로 **강심성 스테로이드**(cardiotonic steroids)에 속한다. 그래서 심장의 작용에 도움을 주는 작용을 한다. 이런 종류의 물질들로는 몇 가지가 있는데 그 중에서 가장 대표적인 것이 디지탈리스("digitalis")와 스트로판투스("strophanthus") 그리고 인도 아유르베다 의학에서 사용하는 터미날리아 아주나("terminalia arjuna")가 그런 것들이다. 와베인은 이중에서 스트로판투스 속에 속하는 식물에서 추출된다. 스트로판투스 식물은 덩굴 식물로 그 독성이 강해서 과거에는 아프리카 원주민들이 화살독으로 사용하던 물질이었다. 그러다가 약150년전 영국의 리빙스턴 박사가 이끄는 탐험 대원들 중 한사람인 식물학자 존 커크(John Kirk)가 우연한 기회에 이 화살독의 심장 보호 효과를 발견하게 되었다. 그는 열병으로 심장이 빠르게 뛰고 있었는데 실수로 화살독이 묻은 칫솔을 사용한 결과 자신의 맥박이 갑자기 내려가는 것을 발견한 것이다. 그후 와베인은 유럽에서 심장을 보호하는 효과가 있다고 알려지면서 심장병에 널리 사용되었다. 특히 독일에서 1940년대부터 약 50년간 디지털리스와 함께 심장병 치료제로 명성을 얻었다. 그러나 1990년대 ACE 억제제가 나오면서부터 그것에 밀려 와베인 사용이 많이 줄어들었다. 그러나 아직도 유럽에서는 여전히 와베인을 심장병 치료에 사용하는 의사들이 몇 명 남아 있다.

이 독의 유효 성분은 strophanthine-G로 나중에 아프리카산 나무인 “acokanthera ouabaio”에서 처음으로 추출되었다. 그래서 영국에서는 이를 와베인(ouabain)으로 불렀고 독일에서는 식물의 속명을 따서 스트로판틴(strophanthin)으로 불렀다.

와베인의 효과는 심장발작의 빈도를 줄여주는 데 있다. 이는 과학적으로 입증되었고 실제 임상에서도 이런 효과를 늘 목격할 수 있다. 그래서 **심장이 약해진 사람은 이 약초에 의해 협심통증이 사라지고 호흡이 편해지며 신체적 수행 능력도 증가되는 혜택을 얻을 수 있다. 또한 심전도 상에서 전형적인 심근 허혈 소견들도 사라지**

는 효과를 볼 수 있다. 이는 와베인이 심근 대사 부담을 줄여주고 심실 수축력을 증가시켜 주기 때문에 그런 것이다. 그래서 와베인의 효과가 심장발작 때 사용하는 기존의 약물들(니트로 제제, 칼슘 차단제, 베타차단제)의 효과를 능가하거나 또는 그에 버금가는 것으로 알려져 있다. 이런 이유로 나는 심장이 약해서 오는 환자들에게 와베인을 권하고 있다. 물론 그 목적은 심장발작을 예방하기 위함이다. 그리고 이미 심장발작을 경험한 환자들에게도 와베인을 권한다. 이는 추가 심장발작을 예방하기 위함이다. 그 결과 많은 사람들이 몇 일 안에 가슴이 가벼워지고 기분도 좋아지며 두려움에서 벗어나 신체 활동도 늘리는 것을 목격할 수 있었다. 그래서 나는 이 약초가 심장발작을 경험하고 있는 환자들에게 안정감을 증가시켜 주는 매우 중요한 약초라고 생각한다.

뿐만 아니라 와베인은 심장발작의 발생을 사전에 예방하는 효과도 지니고 있다. 또한 혈압을 낮춰주는 효과도 있다. 유럽 의사들의 경험에 의하면 심장발작으로 심부전증에 빠진 사람들도 와베인을 장기적으로 복용하면 생존율을 증가시킬 수 있고 일상 생활에서의 활력도 높일 수 있다고 말하고 있다. **그러나 반드시 여러분께 언급해 둘 사항이 있다. 그것은 바로 와베인이 모든 심장병 치료에 효과적인 마법의 약은 아니라는 사실이다. 와베인은 심장병 중에 심장판막질환, 심장 근육의 염증성 질환, 기타 선천성 심장질환에는 효과가 없다. 와베인은 허혈성 협심통증과 심장발작의 경우에만 효과가 있으며 특히 이를 예방하는데 더 많은 효과가 있다. 그리고 심장**

발작 후의 사망률 감소에도 효과가 있다. 실제 독일과 이탈리아 밀라노에서 시행된 연구들에서도 협심통증이나 심장이 많이 약해진 환자들에게 와베인을 복용시킨 결과 통증이 사라지고 신체적 수행능력이 많이 향상되는 긍정적인 효과가 나타났음을 보여주고 있다.

그러나 현대 주류 심장의학에서는 와베인 캡슐이 흡수가 잘 안되어서 효과가 없으며 다른 형태의 것도 심장발작 환자에게는 손상을 주고 심장발작을 예방하는데도 별 효과가 없다고 주장하며 그것의 사용을 무시하고 있다. 대신에 니트로 제제를 비롯하여 ACE 억제제, 베타차단제 등을 많이 사용하고 있다. 그 이유는 와베인 효과에 버금가는 제약회사의 처방 약물들이 있기 때문에 그런 것이다.

그렇지만 나는 장기적으로 자연적인 심근 치유 효과를 목적으로 할 때에는 처방 약물보다 와베인이 훨씬 안전하고 효과적이라 생각한다.

일부 의사들이 와베인이 심근에 손상을 준다는 헛소문을 퍼뜨리며 제약회사들의 앞잡이 노릇을 하고 있지만 그것에 속아 넘어가서는 안 된다. 왜냐하면 그들의 주장이 틀렸기 때문이다. 그 이유를 살펴보면 다음과 같다.

디지탈리스 같은 강심성 스테로이드는 세포막에서 나트륨 펌프라고 하는 이온 통로를 차단하는 작용을 하여 심장 근육의 수축력을 향상시키는 작용을 한다. 모든 근육은 수축하고 신경 자극이 전달될 때마다 나트륨은 세포안으로 빨리 들어왔다가 다시 빨리 세포 밖으로 나가야 한다. 그래야만 세포가 다시 정상적으로 기능을 할 수 있다. 그런데 세포막의 나트륨 펌프 기능이 마비되면 세포 속의 나트륨 레벨이 인위적으로 증가되고 그것과 더불어 세포 속의 칼슘 레벨도 증가하여 심장 근육의 수축력이 높아지게 된다. 그래서 디지탈리스는 근본적으로 심장의 산소 소모량을 증가시키는 위험한(?) 기전을 지닌 약물이라 할 수 있다. 그래서 의사들이 협심통증이나 심장발작이 심근 세포의 산소 부족과 관련이 있기 때문에 강심성 스테로이드는 일반적으로 협심통증을 치료하는데 적합하지 않다고 말하는 이유인 것이다. 그리고 같은 맥락에서 와베인도 강심성 스테로이드에 속하니까 디지탈리스와 같다고 보아 협심통증이나 심장발작의 치료에 적합하지 않을 것이란 추정하에 그런 말을 하고 있다.

그러나 강심성 스테로이드에는 결정적인 차이점이 있다. 와베인은 물에 잘 녹아서 단지 세포의 표면에서만 작용을 한다. 반면 디지탈리스 물질은 지방에 잘 녹아서 세포막을 통과하여 세포 속으로 들어가서 작용을 한다. 이와 같은 두가지 강심성 스테로이드의 차이로 말미암아 와베인은 소량으로 사용할 경우에는 디지털리스처럼 세포막의 나트륨 펌프를 차단하지 않는다. 오히려 그것을 자극하여 세포 환경을 개선시키는데 기여한다. 반면 디지탈리스는 정상적인 용량에서 나트륨 펌프를 차단하는 작용을 한다. 그래서 우리는 **와베인이 산소 소모량을 증가시키지 않은 채 심장의 수행 능력(수축력)을 증가시키는 작용을 한다는 점을 분명히 알아야 한다**. 그리고 또한 심장 대사가 아드레날린에 의해 가중될 때에도 와베인은 심장의 산소 소모량을 줄여주는 역할을 한다는 사실도 함께 알고 있어야 한다. 심장발작이 진행되는 상황은 심근의 산소 소비량이 많이 증가되는 상황이기 때문에 와베인이 이런 상황에서 산소 소비를 절약시켜주는 효과를 발휘한다면 심장발작이 일어나는 것을 막고 예방시켜주는 작용을 하는 셈이 되는 것이다.

이 밖에 와베인의 작용기전에는 어떤 것이 있는가?

와베인의 주된 작용 모드는 부교감신경을 자극하고 교감신경을 억제시키는 것이다. 1930년대 초반에 독일의 약리학자인 그레멜스(H. Gremels)는 와베인이 수 분내로 심장에 대한 부교감신경의 효과를 크게 증가시켜준다고 말했다. (최대 1,000배 이상으로) 그러면 상대적으로 교감신경의 효과는 줄어들게 된다. 이는 아주 소량의 와베인으로도 가능하고 효과가 완전하다고 발표하였다. 1980년대에 와서는 와베인과 디지탈리스를 소량으로 사용한 경우에 부교감신경을 자극하고 교감신경을 억제시킨다는 사실이 더욱 분명하게 밝혀졌다. 그러나 중등도 용량에서는 이런 효과가 줄어들고 고용량에서는(나트륨 펌프를 마비시킬 정도의) 이런 효과가 뒤바꾸어서 교감신경이 자극을 받게 된다는 사실이 드러났다. 그러므로 와베인은 낮은 저용량으로 사용해야만 한다는 사실을 확실히 알 수 있게 되었다. 그리고 와베인은 아주 빠르게 흡수되어 신속하게 작용하고 빠르게 몸에서 사라지는 반면 디지탈리스는 이보다 훨씬 천천히 작용하고 체내에 머무는 시간도 길다는 차이점도 밝혀졌다. 따라서 디지탈리스 경우 약물을 오래 복용하면 그것이 체내에 축적되어 고용량 효과가 나타나게 되는 이유도 알 수 있게 되었다.

원래 부교감신경의 말단에서는 아세틸콜린(Ach)이란 신경전달물질이 분비된다. 그래서 심장을 지배하는 부교감신경(미주신경)의 분지에서도 아세틸콜린(Ach)이 나온다. 와베인은 부교감신경의 말단에서 아세틸콜린(Ach)이 분비되어 나오는 것을 자극하는 효과도 가지고 있다. 그래서 부교감신경이 심장에 신속하게 작용할 수 있도록 만들어 주는 역할을 하고 동시에 심장 세포들을 보호하는 여러 복잡한 신호전달 과정을 활성화시키는데도 관여한다.

앞서 협심통증과 심장발작의 발생시에는 부교감신경의 기능이 많이 감소되어 있다고 말했다. 특히 만성적으로 심장이 약해져 있는 사람의 경우에는 이 점이 뚜렷하고 이런 사람들에서 자칫 부정맥이라도 나타나면 언제든지 급사할 위험성을 안고 있다고 강조했다. 이런 점에서 부교감신경을 자극하고 지원하는 와베인은 심장병 환자들에게는 자연이 준 천혜의 선물이라고 할 수 있다.

와베인을 저용량으로 구강 점막이나 장 점막을 통해 흡수되게 하면 여러 이점을 누릴 수 있다. 우선 심장 근육세포 속의 에너지 저장량이 늘어나게 된다. 특히 심장발작 동안에 심장 대사가 매우 높아지는 것을 줄여줘서 심근이 산성화되고 추가로 손상 받는 것을 예방해 줄 수 있다. 또한 마음의 평안함과 균형을 찾고 몸이 이완되는 것을 촉진시킬 수 있다. 그래서 진정 효과가 강화된다. 이런 모든 작용을 통해 와베인은 심장발작이 일어나는 것을 예방하는데 말로 표현할 수 없을 정도로 크고 소중한 역할을 한다고 할 수 있다.

최근 20여년 동안 새로운 사실이 밝혀졌다. 그것은 와베인이 우리 몸 속에서 생산되고 있다는 사실이다. **와베인은 부신과 뇌 속에서 정상적으로 생산되는 호르몬 중의 하나라는 사실이 밝혀진 것이다. 호르몬은 혈액을 통해 전신에 대사 신호를 전달하는 작용을 한다.** 그래서 아주 적은 양으로도 큰 영향을 끼칠 수 있다. 바로 이런 기전 때문에 우리가 와베인을 아주 낮은 농도로 사용하고 또 그런 농도에서만 치료 효과를 발휘하게 되는 이유를 알게 된 것이다. 이처럼 우리가 와베인을 아주 소량으로 잘 사용한다면 불필요하게 인공으로 합성한 비자연적인 약물들을 굳이 사용할 필요 없이 허혈성 심장질환을 잘 다스릴 수 있다.

와베인의 작용 기전

1. **저용량으로 사용할 경우 부교감신경을 자극한다. 그래서 마음의 평안함과 몸 속 작은 혈관들의 이완을 촉진시켜준다.**
2. **심근세포의 대사부담을 줄여준다. 세포막의 나트륨 펌프를 차단하지 않기 때문에 심근세포의 산소 소모량을 증가시키지 않는다. 그러면서 심근 수축력을 향상시켜준다. 즉, 에너지 저장량을 늘려주는 것이다.**

그래서 심장 근육을 보호하고 심장발작이 일어나는 것을 예방하고 치료하는 효과를 지니고 있다.
(참고: 와베인은 우리 몸에서 정상적으로 생산되는 호르몬이다. 그러므로 소량으로만 사용해야 한다.)

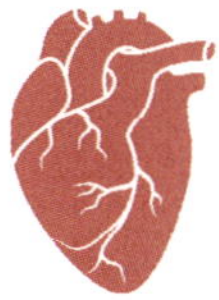

부교감신경 기능저하를 찾아내는 방법: 자율신경 기능검사 (심박수 변이도 포함)

부록6

심장발작을 경험한 환자들에서(보통 3/4에서) 부교감신경이 만성적으로 저하되어 있다는 특징을 발견할 수 있다. 그럼 이것을 어떻게 찾아내는가? 바로 자율신경기능 검사를 통해 가능하다. 그 속에는 심박수 변이도(HRV) 검사가 가장 큰 중심을 차지하고 있다.

심박수 변이도(HRV; Heart Rate Variability)란 무엇인가?

심장 박동수는 항상 일정하거나 규칙적이지 않다. 박동과 박동사이에 수밀리초(milliseconds) 단위로 변화가 있다. 심장 박동이 혈액순환의 페이스메이커(리듬 조절자)라는 점을 이해한다면 이런 변화가 있을 수 있음을 자연스레 수긍할 수 있을 것이다.

심장 박동수 변화 즉, 심장의 페이스메이커 작용에 영향을 미치는 요인에는 여러 가지가 있을 수 있다. 그러나 평상시에 가장 크게 작용하는 요소가 호흡 작용이다. 일반적으로 숨을 들이마시면 맥박수가 빨라지고 숨을 내쉬면 맥박수가 느려진다. 그리고 **이런 리듬 변화는 전적으로 부교감신경에 의해 조절된다**. 그래서 부교감신경이 심장에 영향을 미치고 그것을 조절하는 기능이 강하면 강할수록 숨을 들이쉴 때와 내쉴 때의 차이가 커진다. 그래서 **건강한 사람일수록 심박수 변이도가 크고 질병이 있거나 스트레스를 받는 사람들은 심박수 변이도가 많이 줄어들어 있다**.

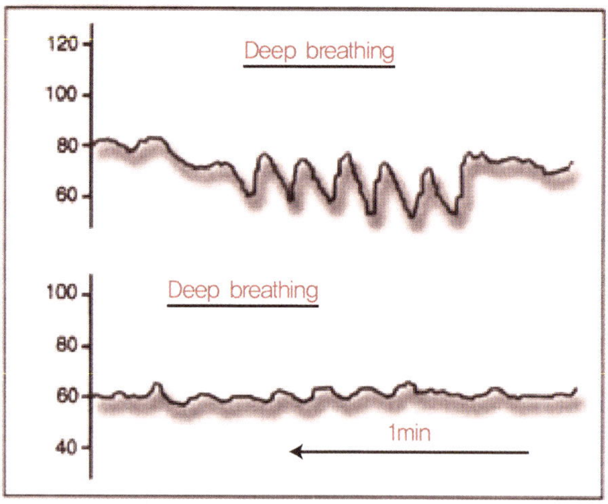

그림. 1. 건강한 사람은 심호흡을 하면 들숨과 날숨에 따라 심박수 변이도가 크게 변한다. 이는 부교감신경의 톤이 건강하다는 것을 의미한다. (위) 반면 스트레스 상태에 있거나 질병으로 부교감신경의 기능저하가 있는 사람에서는 심호흡을 해도 심박수 변화가 크게 생기지 않는다. (아래)

이 밖에 낮과 밤의 시간 변화 등도 심박수에 변화를 초래할 수 있다. 그래서 컴퓨터를 사용한 수학적 방법으로 심박수의 변동성을 측정하여 그 사람의 부교감신경의 활동성을 정확하게 계산하는 것이 심박수 변이도(HRV) 검사다. 물론 이 방법으로 교감신경의 기능도 대략 평가해볼 수 있다.

심박수 변이를 분석하는 기술적인 방법으로는 2가지가 있다. 하나는 시간 범위분석(time domain analysis)이고 다른 방법은 주파수 범위분석(frequency domain analysis)이다. 각 병원에서는 '**자율신경기능검사**'란 이름으로 시행하고 있다. 이것은 약 2-5분 동안 편안하게 숨을 쉬면서 심박수 변이를 측정하는 검사법이다. 좀 더 복잡한 경우에는 장시간에 걸쳐 심박수의 변화를 정확하게 측정해 볼 수도 있다.

HRV 분석방법

(1) Time Domain Analysis(시간 범위 분석)
기록 시간 동안의 R-R interval변화 정도를 통계 처리하는 방법
Mean HRT, SDNN, RMS-SD

(2) Frequency Domain Analysis(주파수 범위 분석)
R-R interval의 변화를 각 주파수 대역별 파형으로 분리하여 분석하는 방법
TP, VLF, LF, HF, norm HF, norm LF, LF/HF ratio

심박수 변이도로 심장발작의 발생 위험을 예측할 수 있는가?

현대 주류 심장의학에서는 심장발작의 위험을 예측하기 위해 관상동맥 조영술을 사용하는 것이 가장 정확하다고 말하고 있다. 그러나 이는 심장에 카테터를 삽입해야 하는 매우 침습적인 방법이고 심근 전체에 존재하는 풍부한 작은 혈관 네트워크의 상태를 보여주지 못하고 시야와 생각의 틀을 관상동맥에만 머물게 하는 방법이라서 자칫 심장발작에 대해 잘못된 선입관을 갖게 만들 수 있는 문제점을 지니고 있다. 그래서 나는 **'심근 일차원인설'에 입각하여 자율신경의 기능 특히 부교감신경의 기능을 평가하는 심박수 변이도(HRV) 검사를 실시하는 것이 훨씬 합리적이라고 생각한다**. 그리고 이는 혈장 콜레스테롤 수치보다 훨씬 정확하다.

그럼 심박수 변이도(HRV)가 심장발작의 위험성을 예측하는데 얼마나 많은 도움을 주는지 알아보자.

독일에서 나온 여러 연구에서 심장발작시 첫 2주 동안의 부교감신경의 기능 약화와 그 환자의 운명과는 상당히 밀접한 관련이 있다는 점을 밝히고 있다. 이로써 우리는 급성 심근경색후 몇 일 이내로 부교감신경의 기능 결함이 심하면 심할수록 환자가 생존할 기회가 많이 줄어들고 이후 몇 년 안에 다시 심장발작이나 부정맥으로 사망할 위험성이 더욱 증가하게 된다는 사실을 알 수 있다.

영국 런던의 성조지 병원(St. Georges' Hospital)에서는 환자들을3그룹으로 나눠 24시간 심전도와 심박수 변이도를 모니터링 한 후 다음과 같은 연구 결과를 발표하였다. 첫 번째 그룹은 불안정형 협심증, 두 번째 그룹은 급성 심근경색 환자 그리고 마지막 세 번째 그룹은 건강한 정상인들로 대조 그룹이었다. 각 그룹당 인원은 50명씩이었다. 불안정형 협심증은 안정을 취하고 있는 상태인데도 흉통이 저절로 발생되는 경우로 언제든지 심장발작이 올 수 있는 그런 상태라고 정의하였다. 연구 결과 불안정형 협심증 그룹과 심근경색 발생 그룹에서는 대조군에 비해 심박수 변이도(HRV)가 매우 감소되어 있다는 사실이 밝혀졌다. 그 다음날 좀 더 오래 심전도를 기록하는 장치를 통해 불안정형 협심증 그룹에 속하는 환자들의 심박수 변이도(HRV)를 추가로 측정 분석하였다. 이들 중 일부에서 심박수 변이도가 상당히 개선된 소그룹이 있었다. 이 말은 이들에게서 부교감신경의 활동성이 개선되었음을 뜻하는 것이다. 이들은 심전도 소견은 물론 임상적으로도 흉통 같은 증상들이 훨씬 개선되고 사라진 상태였다. 반면 심근경색의 위험이 완전히 사라지지 않아서 아직도 흉통과 심전도상의 허혈성 소견을 보이는 환자들의 경우에는 여전히 심박수 변이도(HRV)의 몇 항목들이 저하된 상태로 머물러 있음을 보여주었다. 더구나 이들에서는 첫날보다도 그것이 평균적으로 더 낮게 나타났다. 다시 말해 부교감신경의 차단 효과가 완전히 또는 부분적으로 개선되지 않은 상태라고 판단할 수 있었던 것이다. 그래서 우리는 심박수 변이도 검사를 통해 이처럼 **곧 심근경색이 일어날 수 있는 긴급한 상황에서도 추후 발생할 심근경색의 위험을 예측해 볼 수 있다는 사실을 기억해 둘 필요가 있다. 그리고 이 검사는 심장발작의 발생에 있어서 부교감신경의 차단**

즉, 기능 소실이 얼마나 중요한 역할을 하는지 새삼 우리에게 그 의미를 알려주는 소중한 검사라 할 수 있다.

다른 두 개의 대규모 역학 조사에서도 이 검사의 유용성에 관해 흥미로운 점을 밝히고 있다. 건강한 사람들에서 2분 동안 심박수 변이도(HRV)를 측정하였다. 그리고 이후 몇 년 동안 이것의 변화를 추적하였다. 그 결과 이들이 향후 몇 년 안에 심장발작에 걸리거나 이것으로 사망할 가능성이 그 이전에 기록한 부교감신경의 활동 레벨과 상당히 관련되어 있다는 사실을 찾아낼 수 있었다. 즉, 그 이전의 짧은 검사 기록에서 부교감신경의 기능 결함이 분명하게 드러난 사람일수록 이후 몇 년 안에 심장발작에 걸릴 위험성이 더 큰 것으로 나타난 것이다. 따라서 우리는 심박수 변이도를 심장발작을 사전에 예방하는 유용한 수단으로 활용해 볼 수도 있다.

(참고: 부교감신경의 세기, 에너지 상태, 젊음의 강도 등은 영원히 고정된 것이 아니다. 나이를 먹으면 이들이 약해지고 앉아서 생활하는 태도를 많이 해도 역시 부교감신경의 기능은 크게 떨어진다. 그 반대의 경우도 마찬가지다. 부교감신경의 약함이나 차단 상태가 있다고 하더라도 이것이 자연적으로 영원히 고정된 상태로 머물러 있는 것도 아니란 점도 알아야 한다. 그러므로 **심장병 환자들은 자신의 부교감신경의 기능을 되살리기 위해 많은 일을 부지런히 해야 한다. 그렇게 하면 부교감신경의 기능 회복과 재생이 일어나게 된다. 부교감신경의 약화가 평생 짊어지고 가야할 숙명인 것도 아니다. 오히려 여러분 스스로가 이를 극복하고 키워야 할 도전 과제란 점을 깨달을 필요가 있다**)

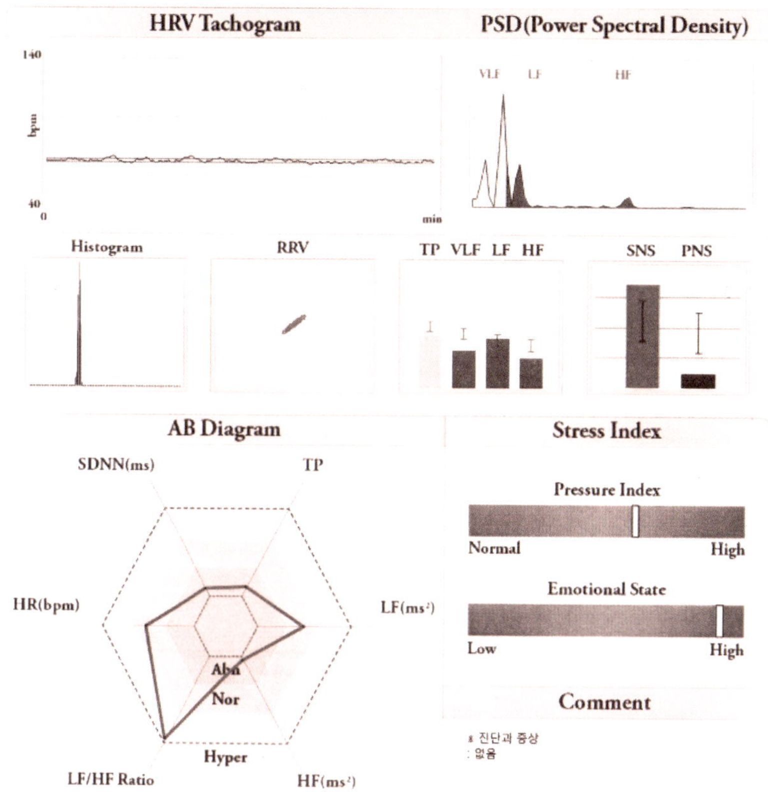

Time Domain Analysis		Frequency Domain Analysis				Others	
MHR(bpm)	70	TP(ms²)	220.88 / 5.40	LFNorm(n.u.)	87.61	SRD	1.02
SDNN(ms)	13.90	VLF(ms²)	47.04 / 3.85	HFNorm(n.u.)	12.39	ApEn	1.06
RMSSD(ms)	9.91	LF(ms²)	152.29 / 5.03	LF/HF Ratio	7.07		
PSI	238.75	HF(ms²)	21.54 / 3.07	Ectopic Beat	0		

그림. 2. 자율신경 기능 검사 결과지

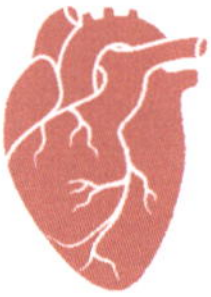

심장발작의 예견 지표들

부록7

내가 생각하기에 심장발작을 예견하는데 좋은 지표로 사용할 수 있는 것을 들라면 다음과 같은 것이 있다.

1. 심박수 변이도(HBV) 검사
2. 인슐린 저항성 검사: 대사증후군 관련 각종 지표들(공복시 혈당 및 인슐린 수치, LDL 입자수 등)
3. 만성 염증 지표들: hs-CRP, 호모시스테인, 산화(oxidized) LDL 등
4. 혈장 페리틴 레벨

이중에서 많은 사람들이 잘 모르고 있는 것이 4번째 철 레벨과 GGT 항목이다.

철은 헤모글로빈을 만들 때 필요한 요소이긴 하지만 우리 몸에 철이 너무 많으면 각종 산화적 염증 반응이 잘 일어날 수 있는 환

경을 조성한다는 사실을 아는 사람은 드물다. 철은 미토콘드리아에서 ATP를 만들 때도 필요하다. 이 때 진짜 비타민 C 복합체(아스코르빅산이 아님)가 있으면 산화된 철(Fe3+)이 환원되어 Fe2+로 재활용될 수 있지만 그렇지 못한 경우에는 과산화수소와 반응하여 수산기 또는 하이드록시 래디칼(•OH)을 만들게 된다. 하이드록시 래디칼(수산기)은 산소 유래 자유기(ROS) 중에서 가장 독성이 강한 것으로 만약 몸 속에 철이 많을 경우 또는 진짜 비타민 C복합체가 부족할 경우 이들이 많이 양산되어 세포 속의 여러 분자들을 파괴시키는 작용을 한다. 그래서 몸에 철이 불필요하게 많을 경우 각종 만성 퇴행성질환과 암, 노화가 빨리 진행된다. 가장 대표적인 것이 알츠하이머 치매 때 뇌조직에서 발견되는 베타 아밀로이드 플레이크다. 이것도 실은 산화된 철이 배출되지 못하고 몸에 남아서 형성된 것이다.

그러나 안타깝게도 현재 자신의 몸에 철이 얼마나 있는지 여부를 정확하게 알 수 있는 방법이 없다. 그 대신에 세포가 필요 없는 철을 밖으로 내다 버리는 운반 역할을 하는 페리틴이란 단백질의 혈중 레벨을 보고 그것을 대충 짐작해 볼 수 있을 뿐이다. 많은 사람들이 페리틴을 몸 속 철을 저장하는 단백질로 알고 있으나 이는 아주 잘못된 정보다. **페리틴의 진짜 역할은 몸에서 불필요한 철을 세포밖으로 운반시켜주는 작용을 하는 것이다. 따라서 이상적으로는 페리틴 레벨이 제로여야 한다.** 그렇지만 실제 이런 경우는 거의 없고 가능한 페리틴 레벨을 낮게 유지할수록 좋다. 페리틴 레벨이 높으면 미토콘드리아에서 철의 재활용이 잘 안되고 있다는 뜻이 된다. 그래서 에너지 대사 과정이 영향을 받아서 인슐린 저항성, 당뇨, 고혈압, 심혈관질환, 치매 등의 발생율이 크게 증가한다.

스칸디나비아에서 나온 한 연구에서는 페리틴 레벨의 증가가 심장발작의 발생 위험을 2-3배 증가시킨다고 말하고 있고 다른 연구에서는 5배 높인다고 밝히고 있다. 이와 비슷한 다른 연구에서도 페리틴 레벨이 높으면 심장발작의 위험이 두배 증가한다고 말하면서 페리틴 레벨이 1%씩 증가할 때마다 심장발작의 발생율은 4% 증가한다고 주장하고 있다. 그래서 페리틴 레벨의 증가가 흡연 다음으로 심장발작에 영향을 주는 요인에 해당된다는 결과를 내놓아 충격을 주고 있다. 이 밖에 캐나다에서 나온 연구에서는 페리틴 레벨이 아닌 혈청 철 레벨을 심장발작의 위험과 관련이 있는 지표라고 주장하였다. 이들은 페리틴이 몸 속 철 상태를 완전하게 대변하는 지표가 아니라서 대신 혈청 철 수치를 사용하여 조사하였다고 설명하고 있다. 그 결과를 보면 혈청 철 수치가 높은 사람은 남자에서는 2배, 여자에서는 5배 정도 심장발작을 경험할 기회가 증가한다고 말하고 있다. 그러므로 우리는 **평소 페리틴과 철 레벨을 낮추려고 노력해야 한다**.

한편 페리틴으로부터 몸을 보호하는 작용을 간이 일부 맡고 있기 때문에 간에서 합성되는 효소인 GGT(gamma glutamyl transpeptidase) 수치를 보고 그 정도를 가늠해 볼 수 있다. 그래서 GGT 레벨이 낮으면 낮을수록 높은 페리틴 레벨로부터 몸을 보호해주는 작용을 한다는 것을 알 수 있다. 이 말을 다시 설명하면 여러분의 GGT 레벨이 낮은 상태라면 페리틴 레벨이 어느 정도 높다 하더라도 그것으로 인해 피해를 받지 않고 보호 받고 있다는 의미로 해석해 볼 수 있는 것이다. 물론 이런 상황이라 해도 이상적으로는 페리틴 레벨을 더 낮추는 것이 바람직하다. 반대로 페리틴 레벨이 낮은 상태인데 GGT 레벨이 증가되어 있다면 그것은 간 손상과 같은 문제가 있음을 시사하는 소견이므로 좀더 깊은 관심과 주의를 갖고 그 원인을 찾아볼 필요가 있다. 그래서 일반적으로는 페리틴과 GGT 레벨을 모두 다 같이 낮게 유지하는 것이 좋다고 기억하고 있으면 된다.

그럼 어떻게 페리틴(또는 철)과 GGT 효소 레벨을 낮출 수 있는가?

철 레벨이 높을 때 이를 낮추는 가장 쉬운 방법은 일년에 2-3 차례 헌혈을 하는 것이다. 이 밖에 규칙적으로 사우나를 하고 붉은 육류를 적게 먹는 것이 철 레벨을 낮추고 몸을 해독시키는데 많은 도움을 준다.

GGT 레벨을 낮추기 위해서는 글루타치온 레벨을 증가시키는 전략을 구사하면 된다. 왜냐하면 글루타치온 레벨이 떨어지면 GGT 레벨이 증가하기 때문이다. 유청 단백질, 가금류와 달걀 등에서 발견되는 시스테인이란 아미노산이 체내에서 글루타치온을 생산하는데 있어 중요한 역할을 한다. 붉은 육류는 시스테인을 많이 가지고 있지 않기 때문에 GGT를 올리기만 한다. 알코올도 그렇다. 그래서 붉은 고기와 술을 피하는 것이 좋다. 또한 비타민C, 식이섬유, 베타카로틴, 안토시아닌, 엽산 등이 풍부한 채소를 적어도 일주일에 10

접시 이상 섭취하는 것이 GGT 레벨을 낮추는데 도움을 준다. 그리고 GGT 레벨이 높을 때에는 전반적으로 '**몸속 대청소**' 및 해독 작업을 진행하는 것이 가장 좋은 방법이다. GGT 레벨이 증가되어 있다는 사실은 간이 스트레스를 받고 있다는 뜻이므로 간 청소를 통해 각종 독소들을 제거시키는 조치를 해주는 것이 좋다. 따라서 '**몸속 대청소**'를 하면 불필요한 철과 페리틴을 포함하여 각종 염증 물질들을 모두 몸 밖으로 몰아낼 수 있어서 간도 좋아지고 심장병 발생 위험도 줄일 수 있다. 그래서 나는 항상 '**몸속 대청소**'를 모든 사람들에게 권하고 있다.

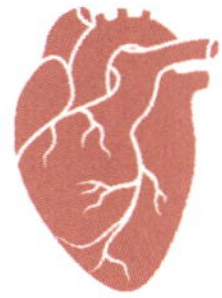

수면 부족과 심장발작의 관계: 수면-심장병 가설

부록8

2019년 연구에 따르면 잠을 충분히 못 자는 사람은 정상적인 수면을 하는 사람에 비해 죽상동맥경화증에 걸릴 위험이 27% 더 높다고 한다. 또 다른 연구에서도 유전적으로 불면증 소양이 있는 사람에게 허혈성 심장질환, 심부전증, 뇌졸중이 잘 발생한다고 밝히고 있다. 단 심방세동은 수면 부족과 관련성이 없었다.

이처럼 수면 부족과 불면증은 신체적 스트레스일 뿐 아니라 면역기능에도 많은 영향을 주어 고혈압, 심장병을 포함한 각종 만성질환을 일으키는데 크게 기여하는 요인으로 지목되고 있다.

그럼 수면 부족이 왜 심혈관계의 건강에 나쁜 영향을 미치는가? 다음과 같은 기전이 제시되었다.

- 시상하부-뇌하수체 연결 축의 기능저하를 일으킨다. 이는 심혈관질환 뿐 아니라 인슐린 저항성, 당뇨, 불안과 우울증 같은 만성 질환의 발생에도 영향을 준다.
- 교감신경의 활성을 증가시킨다. 그래서 코티졸과 아드레날린 같은 각성과 연관된 호르몬들의 레벨이 증가한다.
- 부교감신경의 기능과 톤을 저하시킨다. 그래서 자율신경의 조절 기능을 비정상적으로 만든다.
- 전신 염증 레벨을 증가시킨다. 그래서 CRP, TNF-α, IL-6 같은 염증성 사이토카인들의 레벨을 증가시킨다.
- 죽상동맥경화증 발생 요인을 증가시킨다.
- 인슐린 저항성 발생을 증가시킨다.

나이 들수록 많은 사람들이 수면 부족을 호소한다. 이는 뇌기능의 문제로만 축소해서 보면 안 된다. 심혈관계를 포함하여 전신 건강에도 상당한 영향을 미치는 신체적 스트레스로 간주해야 한다. 그래서 나는 수면 부족이 '**조용한 살인자**' 역할을 한다고 생각하고 있다. 그러므로 우리는 항상 긴장을 풀고 깊은 잠을 청하려는 노력을 낮에 일하는 시간에도 열심히 해야 한다. 낮 시간에 몸을 너무 흥분시키는 일을 자제하고 밤에 깊은 잠을 잘 준비를 해 두는 것이 좋다. 그리고 잠이 안 오는 것은 그만큼 몸에 정신 신체적으로 독소가 많이 쌓여 있다는 의미로 받아들이고 이를 제거하려는 노력을 해야 한다. 특히 정신적 독소나 트라우마는 상당한 시간과 노력을 가지고 접근해야 제거할 수 있다. 그래서 나는 그런 사람들에게 **감정의 응어리**를 제거하는 심리 치료를 따로 받아볼 것을 권하고 있다. 이는 정신적 '**몸속 대청소**'에 해당된다고 생각하면 된다. 아무튼 내가 말하는 양생 '**몸속 대청소**'를 하면 이와 같은 정신적 노폐물들도 다 같이 사라지기 때문에 몸이 정신 신체적으로 모두 좋아지게 된다.

그래서 수면 부족을 느끼는 사람은 먼저 '**몸속 대청소**'를 통해 몸 안에 쌓인 노폐물을 전부 덜어내고 뇌세포를 자극하는 요인들을 멀리함으로써 뇌신경세포들이 다시 건강하게 연결될 수 있도록 기회의 창문을 열어 주어야 한다. 그렇게 하면 뇌조직의 대사 기능도 개선되고 전신 혈관 속의 노폐물들과 죽상 플레이크들도 사라지게 되어 심장도 행복하게 만들 수 있다.

깊은 잠을 청하는 방법에 관해서는 본인의 다른 저서인 "**심혈관 질환의 예방 및 근본치료법**"이란 책의 제23장 '**양생 수면법**'에 자세히 적혀 있다.

참고문헌

참고문헌

정윤섭: 심혈관질환의 예방 및 근본치유법. 라온북 2016

정윤섭: 콜레스테롤과 포화지방에 대한 오해풀기. 라온북 2015

정윤섭: 콜레스테롤은 적이 아니다. 사실과 과학 시민 네트워크 2019

정윤섭: 건강한 지방을 먹자.이모션티피에스 2016

정윤섭: 탄수화물의 함정. 이모션북스 2017

Thomas Cowan: Human Heart Cosmic Heart. A Doctor's Quest to Understand, Treat, and Prevent Cardiovascular Disease. Chelesea Green Publishing, 2016

Baroldi G, Silver M: The Etiopathogenesis of Coronary Heart Disease: A Heretical Theory Based on Morphology. Eurekah.com, Landes,Bioscience, 2004. www.baroldi.com/public/baroldi.pdf

http://heartattacknew.com by Dr. Knut Sroka

Rihal CS, et al.: Indications for coronary artery bypass surgery and percutaneous coronary intervention in chronic stable angina. Circulation (2003), 108:2439-2445

DeWood MA, et al.: Prevalence of total coronary occlusion during the early hours of transmural myocardial infarction. N Engl J Med (1980), 303:897-902

DeWood MA,et al..: Coronary arteriographic findings soon after non-Q-wave myocardial infarction. N Engl J Med (1986), 315:417-423

Infarct Combat project website, www.infarctcombat.org

Fishbein MC, et al.: How big are coronary atherosclerotic plaques that rupture? Circulation (1996), 94:2662-2666

Airaksinen K, et al.: Impaired vagal heart control in coronary artery disease. Br Heart J (1987), 58:592-597

Kop WJ, et al: Changes in heart rate and heart rate variability before ambulatory ischemic events. J Am Coll Cardiol (2001), 38:742-749

Sroka K, et al.: Heart Rate Variability in Myocardial Ischemia During Daily Life. J Electrocardiol (1997), 30:45-56

Collinson PO, et al.: Multicenter evaluation of the diagnostic value of cardiac troponin T, CK-MB mass, and myoglobin for assessing patients with suspected acute coronary syndromes in routine clinical practice. Heart (2003), 89:280-286

RITA-2 trial participants: Coronary angioplasty versus medical therapy for angina: the second Randomised Intervention Treatment of Angina (RITA-2) trial. Lancet (1997), 350:461-468

RITA-3 investigators: Interventional versus conservative treatment for patients with unstable angina and non-ST-elevation myocardial infarction: the British Heart Foundation RITA 3 randomised trial. Lancet (2002), 360:743-751

Fox KA, et al.: 5-year outcome of an interventional strategy in non-ST-elevation acute coronary syndrome: the British Heart Foundation RITA 3 randomised trial. Lancet (2005), 366:914-920

de Winter RJ, et al.: Invasive versus Conservative Treatment in Unstable Coronary Syndromes (ICTUS) Investigators. N Engl J Med (2005), 353:1095-1110

Rasha Al-Lamee: Objective Randomised Blinded Investigation With Optimal Medical Therapy of Angioplasty in Stable Angina ? ORBITA. https://www.acc.org/latest-in-cardiology/clinical-trials/2017/11/02/08/26/orbita

Rasha Al-Lamee., et.al: Percutaneous Coronary Intervention in Stable Angina(ORBITA): a Double-Blind Randomized Controlled Trial. The Lancet(2017), 391;31-40

Heart stents for stable angina show no benefit over placebo, study finds. BMJ?(2017), 359:j5076 https://www.bmj.com/content/359/bmj.j5076

Agostini PG, et al.: Long-Term Use of K-Strophantin in Advanced Congestive Heart Failure Due to Dilated Cardiomyopathy: A Double-Blind Crossover Evaluation Versus Digoxin. Clin Cardiol (1994), 17:536-541

Gorbe A, et al.: Role of cGMP-PKG signaling in the protection of neonatal rat cardiac myocytes subjected to simulated ischemia/reoxygenation. Basis Res Cardiol (2010), 105:643-645

Costa AD, et al.: cGMP signaling in pre- and post-conditioning: the role of mitochondria. Cardiovasc Res (2008), 77:344-352

Garlid KD, et al.: Cardioprotective signaling to mitochondria. J Moll Cell Cardiol (2009), 46:858-866

Burley DS, et al.: Cardioprotective actions of peptide hormones in myocardial ischemia. Heart Fail Rev (2007), 12:279-291

Epstein FH: Low serum cholesterol, cancer and other noncardiovascular disorders. Atherosclerosis (1992), 94:1-12

Weverling-Rijnsburger AWE, et al.: Total cholesterol and risk of mortality in the oldest. Lancet (1997), 358:351-355

Ignarro LJ, et al.: Nitric Oxide Donors and Cardiovascular Agents Modulating the Bioactivity of Nitric Oxide. Circ Res (2002), 90:21-28

Laufs U, et al.: Upregulation of Endothelial Nitric Oxide Synthase by HMG CoA Reductase Inhibitors. Circulation (1998), 97:1129-1135

Moschos CB, et al.: Effect of aspirin upon experimental coronary and non-coronary thrombosis and arrhythmia. Am Heart J (1972), 84:525-530

Teng CM, et al.: YC-1, a nitric oxide-independent activator of soluble guanylate cyclase, inhibits platelet-rich thrombosis in mice. Eur J Pharmacol (1997), 320:161-166

Grosser N, Schr?der H: Aspirin protects endothelial cell from oxidant damage via the nitric oxide-cGMP pathway. Arterioscler Thromb Vasc Biol (2003), 23:1345-1351

Antiplatelet Trialist' Collaboration: Collaborative overview of randomised trials of antiplatelet therapy-I: Prevention of death, myocardial infarction, and stroke by prolonged antiplatelet therapy in various categories of patients. Br Med J (1994), 308:81-106

Agostini PG, et al.: Long-Term Use of K-Strophantin in Advanced Congestive Heart Failure Due to Dilated Cardiomyopathy: A Double-Blind Crossover Evaluation Versus Digoxin. Clin Cardiol (1994), 17:536-541

Oselkin M, et al.: Low dose cardiotonic steroids increase sodium-potassium ATPase activity that protects hippocampal slice cultures from experimental ischemia. Neurosci Lett (2010), 473:67-71

DeMots H, et al.: Effects of Ouabain on Myocardial Oxygen Supply and Demand in Patients with Chronic Coronary Artery Disease. J Clin Invest (1976), 58:312-319

Hamlyn J, et al: Welcome to ouabain - a new steroid hormone. Lancet (1991), 338:543-544

Huang J, et al.: Heart rate variability depression in patients with unstable angina. Am Heart J (1995), 130:772-779

Liao D, et al.: Cardiac Autonomic Function and Incident Coronary heart Disease: A Population-based Case-Cohort Study. The ARIC Study. Am J Epidemiol (1997), 145:696-706

Tsuji H, et al.: Impact of Reduced Heart Rate Variability on Risk for Cardiac Events. Circulation (1996), 94:2850-2855

양생의원 **정윤섭** 박사의

몸속 대청소 시리즈

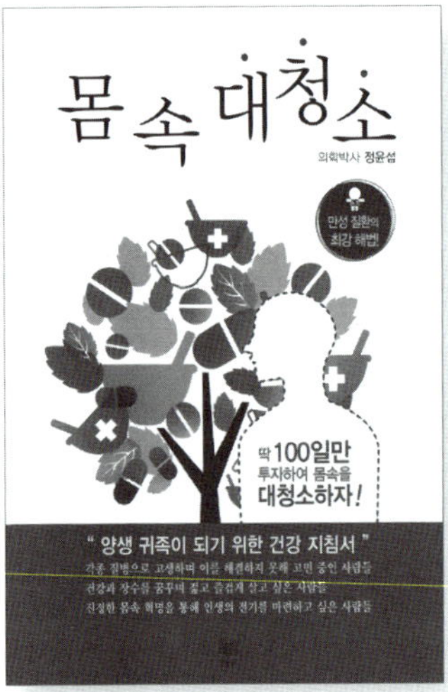

몸속 대청소

딱 100일만 투자하여
몸속을 대청소하자!

만병의 근원인 염증을 일으키는 유발요인은 당분, 트랜스지방, 산화된 지방, 화학첨가물 등과 같이 음식을 통해 들어가는 것이 가장 많다. 평소 이런 음식들을 주의해야 하지만 이렇게 할 수 없다면 특정 기간을 정해 놓고 주기적으로 염증 물질과 노폐물을 제거해주어야 한다.

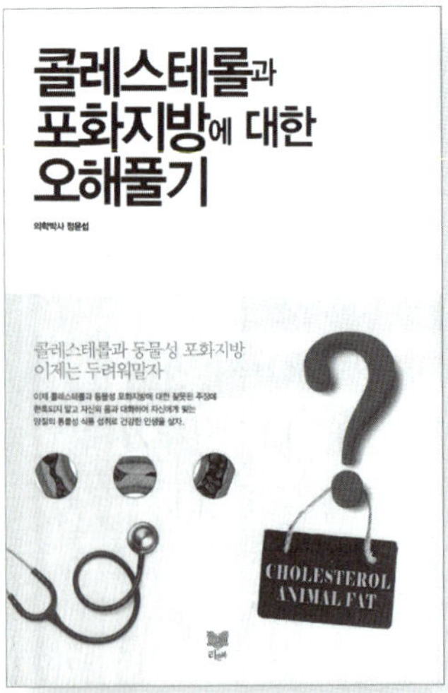

콜레스테롤과 포화지방에 대한 오해 풀기

콜레스테롤과 동물성 포화지방,
이제는 두려워 말자!

이제 콜레스테롤과 동물성 포화지방에 대한 잘못된 주장에 현혹되지 말고 자신의 몸과 대화하여 자신에게 맞는 양질의 동물성 식품 섭취로 건강한 인생을 살자.

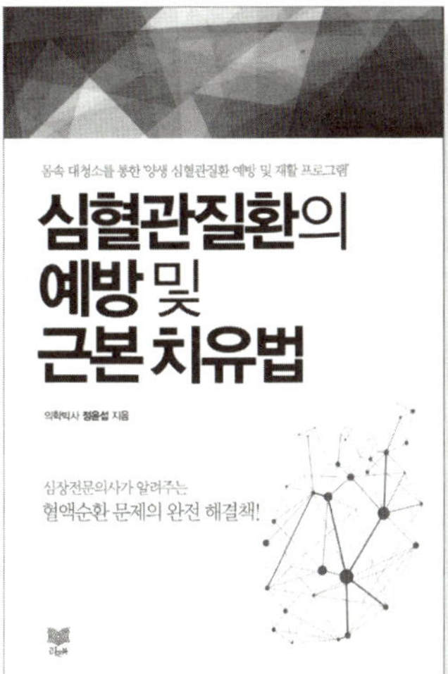

심혈관질환의 예방 및 근본 치유법

심장전문의사가 알려주는 혈액순환문제의 완전 해결책!

심장 발작, 뇌졸중은 하루아침에 오는 병이 아니다. 미리 준비하면 얼마든지 예방할 수 있다. 꼭 당하고 나서야 정신 차리시겠는가? 심혈관질환은 예방 가능한 질환이다. 또한 역전도 가능한 질환이다.

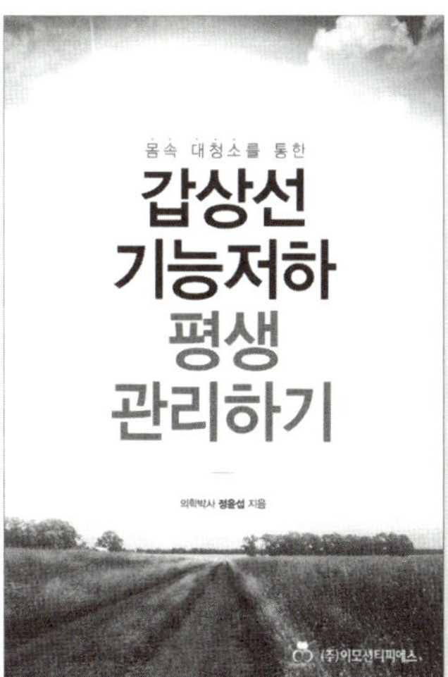

갑상선 기능저하 평생 관리하기

몸속 대청소를 통한 갑상선 기능저하 평생 관리하기

갑상선 기능저하 당신도 극복할 수 있다!
병원에서 갑상선 기능 검사가 정상이라고 해도 이를 믿지마라! 당신의 몸에서 나타나는 증상과 징후가 더욱 중요하다.

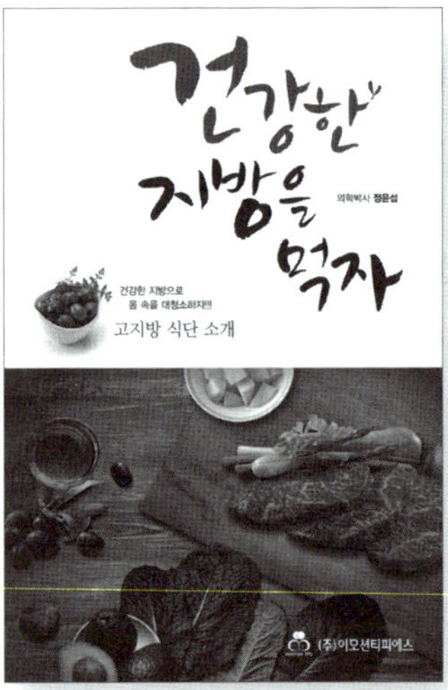

건강한
지방을 먹자

건강한 지방으로 몸 속을
대청소하자!

지방은 생명의 원천이다!
우리 몸은 유익한 지방을 섭취하길 열망하고 있다!
그러려면 건강한 지방과 나쁜 지방이 무엇인지 구분할 줄 알아야 한다.
양생의사 정윤섭 박사가 지방을 이용하여
몸을 청소하고 치유시키는 방법을 알려준다!

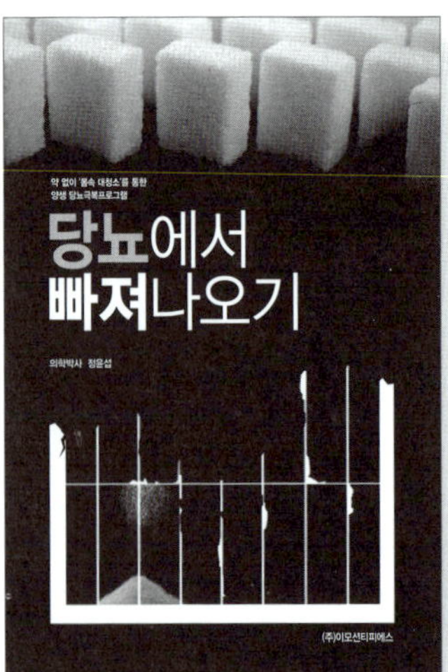

당뇨에서
빠져나오기

약 없이 '몸속 대청소' 를 통한
양생 당뇨극복프로그램

양생 의사 정윤섭 박사가 "몸속 대청소"를 통해
여러분을 당뇨에서 빠져 나와 새롭게 태어나는 법을 알려준다.
당뇨를 약으로 치료하겠다고 하는 것은 매우 어리석은 생각이다!
그것은 절대 이길 수 없는 게임을 하는 것과 같다.

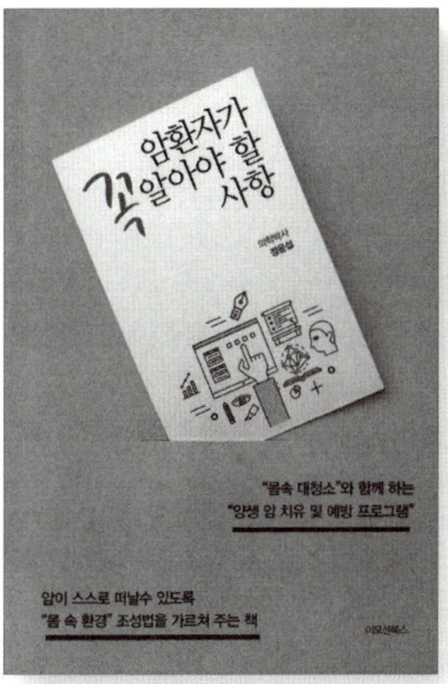

암환자가 꼭 알아야 할 사항

"몸속 대청소"와 함께 하는
"양생 암 치유 및 예방프로그램"

양생 통합의학적 접근법으로
새로운 개념의 암 치유법을 소개하는 책.
우선 100일만이라도 이 프로토콜을 실천해 보라.
그리고 판단하라.

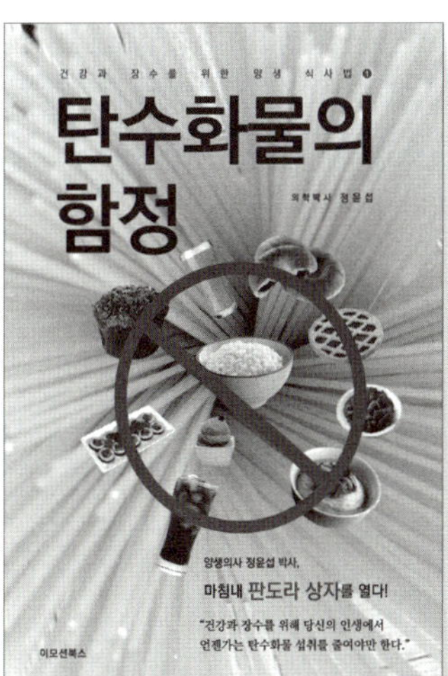

탄수화물의 함정

건강과 장수를 위한 양생 식사법 ①

탄수화물 과잉 섭취의 함정에서 빠져 나오는 실질적인
전략들을 알려주는 책
건강과 장수를 위한 양생 식사법의 기본을 알려주고 이
를 실천하도록 도와주는 책

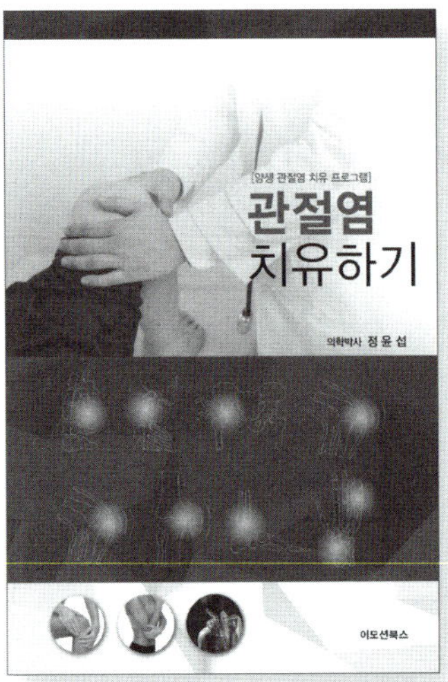

관절염 치유하기

양생 관절염 치유 프로그램

지긋지긋한 관절의 통증과 염증
약물이나 수술이 아닌 "몸속 환경"의 개선을 통해
자연스레 치유할 수 있다!

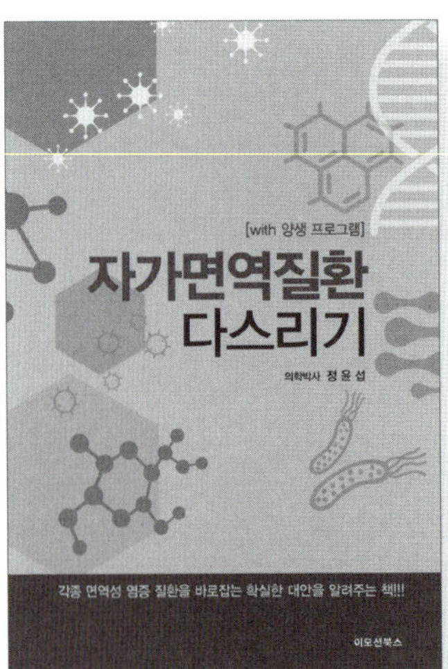

자가면역질환 다스리기

[with 양생 프로그램]

오늘날 자가면역질환이 대유행을 하고 있다.
자신이 왜 자가면역질환에 걸렸는지 알고 싶다면
그리고 그런 자가면역질환에서 벗어나고 싶다면
이 책에서 그 답을 찾을 수 있을 것이다.

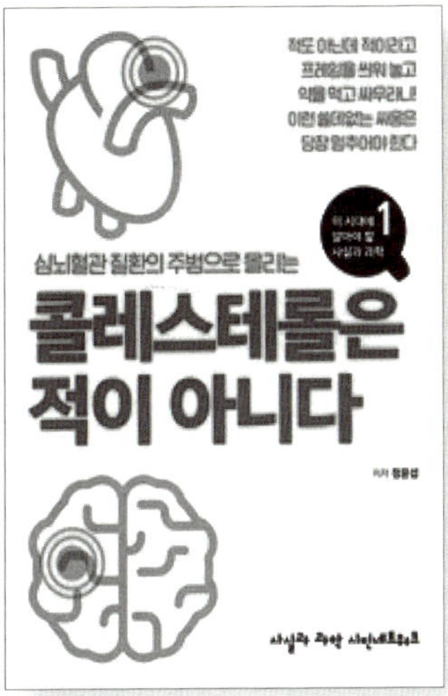

심뇌혈관 질환의 주범으로 몰리는

콜레스테롤은 적이 아니다

콜레스테롤은 몸을 보호하는 소중한 물질인데도 많은 사람들이 이를 두려워 멀리하려 하고 있다. 더구나 약을 사용하여 이를 낮추려 하고 있다. 이는 매우 잘못된 생각으로 친구를 적으로 간주하는 실수를 범하지 말아야 한다.